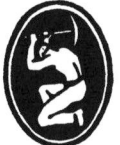

Deutsche Gesellschaft für Katastrophenmedizin e.V.

Geschäftsstelle:
Prof. Dr. K. Peter
Dr. R. Kirchhoff
Institut für Anästhesiologie
der Ludwig-Maximilians-Universität
Klinikum Großhadern
Marchioninistraße 15
D-8000 München 70

Katastrophenmedizin – Eine Standortbestimmung

2. Tagung der Deutschen Gesellschaft
für Katastrophenmedizin e.V.
in München am 3. und 4. November 1983

Herausgegeben von
G. Heberer, K. Peter und E. Ungeheuer

Zusammengestellt von
B. Günther und R. Kirchhoff

Mit 48 Tabellen und 18 Abbildungen

J. F. Bergmann Verlag München 1984

Prof. Dr. G. Heberer
Direktor der Chirurgischen Klinik und Poliklinik
der Ludwig-Maximilians-Universität München
Klinikum Großhadern
Marchioninistr. 15, D-8000 München 70

Prof. Dr. K. Peter
Direktor des Institutes für Anästhesiologie
der Ludwig-Maximilians-Universität München
Klinikum Großhadern
Marchioninistr. 15, D-8000 München 70

Prof. Dr. E. Ungeheuer
Direktor der Chirurgischen Klinik
am Nordwest-Krankenhaus
Steinbacher Hohl 2, D-6000 Frankfurt a. M. 90

Prof. Dr. B. Günther
Chirurgische Klinik und Poliklinik
der Ludwig-Maximilians-Universität München
Klinikum Großhadern
Marchioninistr. 15, D-8000 München 70

Dr. R. Kirchhoff
Radiologische Klinik und Poliklinik
der Ludwig-Maximilians-Universität München
Klinikum Großhadern
Marchioninistr. 15, D-8000 München 70

ISBN-13:978-3-8070-0346-7   e-ISBN-13:978-3-642-80512-7
DOI: 10.1007/978-3-642-80512-7

CIP-Kurztitelaufnahme der Deutschen Bibliothek
Katastrophenmedizin – Eine Standortbestimmung Tagung d. Dt. Ges. für Katastrophenmedizin e.V. – München: J. F. Bergmann
2. In München am 3. und 4. November 1983. – 1984.
ISBN-13:978-3-8070-0346-7

NE: Deutsche Gesellschaft für Katastrophenmedizin

Das Werk ist urheberrechtlich geschützt. Die dadurch begründeten Rechte, insbesondere die der Übersetzung, des Nachdrucks, der Entnahme von Abbildungen, der Funksendung, die Wiedergabe auf photomechanischem oder ähnlichem Wege und der Speicherung in Datenverarbeitungsanlagen, bleiben, auch bei nur auszugsweiser Verwertung, vorbehalten.

Die Vergütungsansprüche des § 54, Abs. 2 UrhG werden durch die „Verwertungsgesellschaft Wort", München, wahrgenommen.

© J. F. Bergmann Verlag, München 1984

Die Wiedergabe von Gebrauchsnamen, Handelsnamen, Warenbezeichnungen usw. in diesem Werk berechtigt auch ohne besondere Kennzeichnung nicht zu der Annahme, daß solche Namen im Sinne der Warenzeichen- und Markenschutz-Gesetzgebung als frei zu betrachten wären und daher von jedermann benutzt werden dürften.

Produkthaftung: Für Angaben über Dosierunganweisungen und Applikationsformen kann vom Verlag keine Gewähr übernommen werden. Derartige Angaben müssen vom jeweiligen Anwender im Einzelfall anhand anderer Literaturstellen auf ihre Richtigkeit überprüft werden.

Satz: Daten- und Lichtsatz-Service, Würzburg

Grußworte

Die 2. Tagung der Deutschen Gesellschaft für Katastrophenmedizin (3.–4. 11. 1983) stand unter der wissenschaftlichen Leitung von Prof. Dr. G. Heberer, Prof. Dr. K. Peter und Dr. H. J. Linde. Zu Beginn der Tagung übermittelten der Präsident Prof. Dr. G. Heberer, Dr. jur. F. Neubauer als Vertreter des Bayerischen Staatsministeriums des Innern, der Dekan der Medizinischen Fakultät der Ludwig-Maximilians-Universität, Spektabilis Prof. Dr. W. Spann, der Vertreter der Bayerischen Ärztekammer sowie der Präsident der Bundesärztekammer, Dr. K. Vilmar, Grußworte an die Teilnehmer der Tagung.

Der Präsident der Bundesärztekammer führte u. a. aus: Diese Tagung hat gerade heute über die wissenschaftliche Behandlung der verschiedenen Aspekte zur Katastrophenmedizin hinaus auch eine eminent politische Bedeutung. Sie zeigt in eindrucksvoller Weise, daß Wissenschaft heute in vielen Bereichen überhaupt nicht mehr apolitisch zu verstehen und zu betreiben ist. Das wird auch in der öffentlichen Diskussion in diesem Herbst deutlich, den viele vor dem Hintergrund des NATO-Doppelbeschlusses und der vorgesehenen Raketenstationierung in der Bundesrepublik als „heißen Herbst" gestalten wollen. Dabei wird besonders von den sogenannten „Ärzteinitiativen gegen den Atomtod" mit beredten Worten und mit oftmals allzu einseitiger Unterstützung durch die Medien die Unmöglichkeit ärztlicher Hilfe betont, Katastrophenmedizin als „Kriegsmedizin" bezeichnet und die Beschäftigung mit Katastrophenmedizin als gezielte Desinformations- und Verharmlosungs-Politik abqualifiziert. Es wird dabei unter Einengung der Diskussion auf die allerdings verheerenden Gefahren eines Atomkrieges versucht, den Anschein zu erwecken, als ob alle diejenigen, die sich mit der Vielzahl höchst unterschiedlicher Probleme der Katastrophenmedizin befassen, bewußt und leichtfertig nicht nur die Möglichkeiten nuklearer Auseinandersetzungen in Kauf nehmen, sondern durch Verharmlosungstaktik sogar einen aktiven Beitrag zur Vorbereitung eines Atomkrieges leisten wollen.

Es sei daher gerade an dieser Stelle nochmals betont, daß die deutsche Ärzteschaft seit mindestens einem Vierteljahrhundert vor den verheerenden Folgen atomarer Auseinandersetzungen im Megatonnenbereich warnt. Das ist belegt durch einen Beschluß des Deutschen Ärztetages von 1958, in dem der Ärztetag schon damals erneut Stellung zu den Atomgefahren genommen hat.

Es heißt dort:

„Der Deutsche Ärztetag warnt die Verantwortlichen in der ganzen Welt vor frevlerischem Mißbrauch der Atomenergie, der die Gesundheit und das Leben aller Menschen zerstören kann; er beschwört die verantwortlichen Politiker der ganzen Welt, die allen Menschen gemeinsam drohenden Gefahren abzuwenden und im Zusammenleben der Völker der Humanität und der Ehrfurcht vor dem Leben wieder Geltung zu verschaffen; er fordert daher die Ächtung aller Massenvernichtungswaffen, zu denen auch die bakteriologischen und chemischen Kampfmittel gehören."

Auch spätere Deutsche Ärztetage haben sich wierderholt diesem Thema gewidmet und eindeutig erklärt, daß die deutsche Ärzteschaft den Krieg und jede Art der offensiven Kriegsvorbereitung ablehnt. Andererseits haben Deutsche Ärztetage mit dem gleichen Nachdruck bekräftigt, daß es, den fundamentalen Prinzipien ärztlichen Handelns folgend, zur Verpflichtung eines jeden Ärztes gehört, sich in Katastrophenmedizin fortzubilden, weil zum vorsorglichen Schutz der Zivilbevölkerung auch die Vorbereitung aller Ärzte auf Gefahren jeglicher Katastrophen gehört. So ist z. B. selbst bei Verwüstung ganzer Landstriche eine ärztliche Hilfe in Randgebieten vorstellbar. Die Fortbildung in Katastrophenmedizin kann möglicherweise vergebens, jedoch niemals falsch sein. Es entspricht ethischen Grundnormen ärztlichen Handelns, Leben zu schützen und zu erhalten, unabhängig von den Gründen, die zur Schädigung der Gesundheit oder zu Bedrohung des Lebens geführt haben. Der Arzt darf bei der Ausübung seiner ärztlichen Pflichten auch keinen Unterschied machen, weder nach Religion, Nationalität, Rasse, noch nach Parteizugehörigkeit oder sozialer Stellung, wie es im Gelöbnis heißt, das der Berufsordnung für die deutschen Ärzte vorangestellt ist.

Die Beschäftigung mit den Problemen der Katastrophenmedizin darf jedoch nicht einseitig eingeengt werden auf den Fall einer atomaren Auseinandersetzung im Megatonnenbereich, in dem auch nach unserer Auffassung ärztliche Hilfe nicht mehr möglich sein wird.

Es gibt vielmehr eine Vielzahl anderer denkbarer Katastrophensituationen, auch ohne jede kriegerische Auseinandersetzung. Darauf muß gerade in unserem dichtbesiedelten und hochindustrialisierten Land immer wieder hingewiesen werden. Und leider haben wir auch derartige Katastrophenfälle in der Vergangenheit schon erleben müssen, wenn auch glücklicherweise selten. – Was aber manche gerade deshalb zu vergessen scheinen.

Der Katastrophenfall ist unter anderem dadurch charakterisiert, daß die Zahl der Hilfsbedürftigen in einem krassen Mißverhältnis zu der Zahl der zur Hilfe Befähigten steht. Für den Arzt kommt es in einer derartigen Situation darauf an, möglichst vielen Geschädigten und Verletzten auch mit dann möglicherweise nur begrenzt zur Verfügung stehenden Mitteln möglichst wirksam zu helfen, ein Überleben zu ermöglichen und gesundheitliche Schäden, soweit es irgend geht, abzuwehren oder zu mindern. Zweckmäßiges ärztliches Handeln setzt schon in Notsituationen bei der Versorgung eines einzelnen Menschen genaue Kenntnisse, die Vorbereitung aller an der Hilfeleistung beteiligten Personen und die Bereitstellung des benötigten Materials, also gute Organisation voraus, sowie die Fähigkeit, Prioritäten zu setzen und Entscheidungen darüber zu treffen, was zur Erhaltung des Lebens am dringendsten nötig ist. Das gilt natürlich in ganz besonderem Maße, wenn eine Vielzahl von Hilfsbedürftigen in Katastrophenfällen zu versorgen ist. Der Arzt wird dann nicht allen gleichzeitig helfen können, daher wird die Festlegung von Prioritäten erforderlich, um wenigstens möglichst vielen helfen zu können. Der Vorwurf, die dafür nötige „Sichtung" diene einer „Kriegsmedizin" oder sei sogar der „Selektion" in den nationalsozialistischen Konzentrationslagern vergleichbar, ist ebenso unbegründet wie bösartig. Dem Problem der Sichtung und der Entscheidung, wem zuerst geholfen werden muß, steht ein Arzt doch schon dann gegenüber, wenn er allein mehrere Verletzte z. B. bei einem

Verkehrsunfall auf einsamer Landstraße versorgen muß. Zur Festlegung der Prioritäten bei einem Massenanfall von Verletzten gehören neben den rein ärztlichen Behandlungsmaßnahmen auch Kenntnisse über die Transport- und Behandlungsmöglichkeiten außerhalb des Katastrophengebietes und über die zweckmäßige Organisation des Abtransportes und der weiteren Versorgung der Verletzten. Auf die vom Normalfall abweichenden Bedingungen ärztlichen Handelns in einer Katastrophensituation müssen wir uns daher durch Fortbildung vorbereiten. Dabei sollten möglichst alle vorstellbaren Katastrophenfälle durchdacht und aus dem Ablauf früherer Katastrophenfälle gelernt werden. Mangelt es schon an derartiger Fortbildung, hat allein diese Unterlassung möglicherweise für viele Menschen den sicheren Tod zur Folge, denen mit rechtzeitigen Überlegungen wirksame, lebensrettende Hilfe hätte zuteil werden können.

Die Vorbereitung auf Katastrophenfälle gehört also aus ethischen Gründen für den Arzt zu den Berufspflichten. Sie ist ein Akt der Humanität und hat überhaupt nichts mit der Vorbereitung kriegerischer oder gar atomarer Auseinandersetzungen zu tun.

Fortbildung in Katastrophenmedizin sollte andererseits auch niemanden in falscher Sicherheit wiegen. Gerade durch die Beschäftigung mit den vielen Facetten der Katastrophenmedizin wird in eindrucksvoller Weise erkennbar, wie schwierig oder wie begrenzt oftmals die Möglichkeiten zu wirksamer Hilfe sein können. Die Medizin kann aber schon normalerweise nicht in jedem Einzelfall die Folgen unvernünftiger, unsinniger, oder gar verbrecherischer Handlungen beheben. Um wieviel mehr gilt dies für Katastrophenfälle – wobei die Folgen politischer Fehlentscheidungen nicht auszunehmen sind. Es gehört daher auch zu den Aufgaben der Fortbildung in Katastrophenmedizin, diese Realitäten zu erkennen und ohne Polemik an einer sachlichen Aufklärung der Bevölkerung mitzuwirken. Dabei sollte jedoch kein Zweifel darüber entstehen, daß wir uns gerade wegen des Wissens um die Folgen von Katastrophen ebenso energisch für die Erhaltung des Friedens einsetzen werden wie für die Sicherung der Freiheit unseres Staates und seiner Bürger.

Inhalt

	Verzeichnis der Referenten und Vorsitzenden	XI
1	Einführung (G. Heberer)	1
2	Notfall- und Katastrophenmedizin: Aufgaben und Perspektiven (L. Koslowski)	3
3	Aktuelle Aspekte der kardiopulmonalen Wiederbelebung (K. Steinbereithner)	9
4	Volumenersatz – Kolloide oder Kristalloide? (K. Peter, H. Laubenthal)	23
5	Zerebrale Protektion – gegenwärtige Erfahrungen und Möglichkeiten (A. Baethmann)	33
6	Maßnahmen der Vereinten Nationen (UNO) und der Weltgesundheitsbehörde (WHO) bei Katastrophen (S. W. A. Gunn)	45
7	Katastrophenschutz in der Schweiz (R. Lanz)	51
8	Katastrophenschutz in Österreich (H. Leitner)	57
9	Katastrophenschutz in der Bundesrepublik Deutschland (P. W. Kolb)	63
10	Internationale Bemühungen zur Förderung der Katastrophenmedizin (H. Zöllick)	69
11	Katastrophenmedizin – aktuelle Aspekte und Kontroversen (E. Rebentisch)	77
12	Rechtliche Stellung des Arztes im Katastrophenfall (W. Weissauer)	83
13	Ethik ärztlichen Handelns bei Katastrophen – Moraltheologische Überlegungen (J. Gründel)	89
14	Der Schwerveletzte – Diagnostik und Klassifizierung (H. Tscherne, H.-J. Oestern, E. G. Suren)	99

15	Aufrechterhaltung vitaler Funktionen – lebensrettende Maßnahmen (K. van Ackern, E. Schmitz)	115
16	Primäre chirurgische Therapie (C. Burri, L. Kienzl)	121
17	Registrierung und Dokumentation (H. Contzen)	131
18	Medizinische Aufgaben beim Transport (E. G. Suren)	137
19	Zusammenarbeit der Rettungsdienste (P. Sefrin)	147
20	Bedeutung der Flugrettung (B. Domres, P. Dürner, H. P. Moecke)	153
21	Aufgaben niedergelassener Ärzte im Katastrophenfall (P. J. Birkenbach)	159
22	Zusammenarbeit ziviler und militärischer Rettungsdienste (K. W. Wedel)	167
23	Stationäre Versorgungsmöglichkeiten in Bayern im Katastrophenfall (R. Ecknigk)	173
24	Definitive Versorgung von Schwerverletzten im Krankenhaus: Diagnostik und klinisches Management (G. Muhr)	179
25	Prioritäten bei der interdisziplinären Versorgung von Schwerverletzten (K. L. Lauterjung, H. Dittmer)	185
26	Neurochirurgische Aspekte bei der definitiven Versorgung von Schwerverletzten im Krankenhaus (W. R. Lanksch)	191
27	Die Versorgung des Brandverletzten (P. R. Zellner)	197
28	Die Intensivpflege von Patienten mit schwerem Trauma (O. Norlander)	203
29	Die Versorgung mit Blut und Blutbestandteilen im Katastrophenfall (S. Seidl)	211

Verzeichnis der Referenten und Vorsitzenden

van Ackern, K. Prof. Dr., Institut für Anaesthesiologie, Ludwig-Maximilians-Universität München, Klinikum Großhadern, Marchioninistraße 15, D-8000 München 70

Baethmann, A. Prof. Dr., Institut für Chirurgische Forschung, Ludwig-Maximilians-Universität München, Klinikum Großhadern, Marchioninistraße 15, D-8000 München 70

Birkenbach, P. J. Dr., Arzt für Allgemeinmedizin, Lehrbeauftragter an der Medizinischen Fakultät der Universität des Saarlandes, Pickardstraße 1, D-6610 Lebach/Saar

Buchborn, D. E. Prof. Dr., Direktor der Medizinischen Klinik Innenstadt Ludwig-Maximilians-Universität München, Ziemssenstraße 1, D-8000 München 2

Burri, C. Prof. Dr., Department Chirurgie der Universität Ulm, Leiter der Abteilung für Unfallchirurgie, Plastische und Rekonstruktive Chirurgie, Steinhövelstraße 9, D-7900 Ulm

Contzen, H. Prof. Dr., Ärztlicher Direktor der BG-Unfallklinik, Friedberger Landstraße 430, D-6000 Frankfurt 60

Domres, B. Prof. Dr., Chirurgische Klinik Eberhard-Karls-Universität Tübingen, Calwer Straße 7, D-7400 Tübingen

Dürner, P. Dr., Deutsche Rettungsflugwacht Stuttgart e.V., Deutsche Zentrale für Luftrettung, Postfach 23 01 27, D-7000 Stuttgart 23 Flughafen

Ecknigk, R. Dr., Ministerialdirigent Bayerisches Staatsministerium für Arbeit und Sozialordnung, Hessestraße 104, D-8000 München 40

Gunn, S. W. W., MD Director Emergency Relief Operations, World Health Organisation (WHO), CH-1200 Geneva

Gründel, J. Prof. Dr., Institut für Moraltheologie und Christliche Sozialethik, Ludwig-Maximilians-Universität München, Geschwister-Scholl-Platz 1, D-8000 München 22

Heberer, G. Prof. Dr., Direktor der Chirurgischen Klinik und Poliklinik, Ludwig-Maximilians-Universität, Klinikum Großhadern, Marchioninistraße 15, D-8000 München 70

Hutschenreuter, K. Prof. Dr., Direktor des Instituts für Anaesthesiologie der Universität des Saarlandes, D-6650 Homburg/Saar

Kolb, P. W. Dr., Präsident Bundesamt für Zivilschutz, Deutschmeisterstraße 93, D-5300 Bonn-Bad Godesberg

Koslowski, L. Prof. Dr., Direktor der Chirurgischen Klinik, Eberhard-Karls-Universität Tübingen, Calwer Straße 7, D-7400 Tübingen

Lanksch, W. Prof. Dr., Neurochirurgische Klinik, Ludwig-Maximilians-Universität München, Klinikum Großhadern, Marchioninistraße 15, D-8000 München 70

Lanz, R. Prof. Dr., Chefarzt der Chirurgischen Abteilung, Regionalhospital Herisau, CH-9100 Herisau

Laubenthal, H. Priv.-Doz. Dr., Institut für Anaesthesiologie, Ludwig-Maximilians-Universität München, Klinikum Großhadern, Marchioninistraße 15, D-8000 München 70

Lauterjung, L. Priv.-Doz. Dr., Chirurgische Klinik und Poliklinik, Ludwig-Maximilians-Universität München, Klinikum Großhadern, Marchioninistraße 15, D-8000 München 70

Leitner, H. Dr., OMR Vizepräsident der Ärztekammer Kärnten, Lavanttal, A-9470 Sankt Paul

Marguth, F. Prof. Dr., Direktor der Neurochirurgischen Klinik, Ludwig-Maximilians-Universität München, Klinikum Großhadern, Marchioninistraße 15, D-8000 München 70

Moecke, H. P. Dr., Anaesthesieabteilung Allgemeines Krankenhaus Altona, D-2000 Hamburg-Altona

Muhr, G. Prof. Dr., Direktor der Chirurgischen Universitäts-Klinik, Berufsgenossenschaftliche Krankenanstalten „Bergmannsheil", Hundscheidtstraße 1, D-4630 Bochum 1

Norlander, O. Prof. Dr., Chairman of the Department of Anaesthesia, Karolinska Institutet, S-10401 Stockholm

Peter, K. Prof. Dr., Direktor des Instituts für Anaesthesiologie, Ludwig-Maximilians-Universität München, Klinikum Großhadern, Marchioninistraße 15, D-8000 München 70

Rebentisch, E. Prof. Dr., Ganghofer Straße 4, D-8024 Deisenhofen

Rügheimer, E. Prof. Dr., Direktor des Instituts für Anaesthesiologie der Universität Erlangen-Nürnberg, Maximiliansplatz, D-8520 Erlangen

Schweiberer, L. Prof. Dr., Direktor der Chirurgischen Klinik Innenstadt, Ludwig-Maximilians-Universität München, Nußbaumstraße 20, D-8000 München 2

Sefrin, P. Priv.-Doz. Dr., Institut für Anaesthesiologie der Universität Würzburg, Josef-Schneider-Straße 2, D-8700 Würzburg

Seidl, S. Prof. Dr., Blutspendedienst des Roten Kreuzes, Sandhofstraße 1, D-6000 Frankfurt a. M.

Spann, W. Prof. Dr., Dekan der Medizinischen Fakultät, Ludwig-Maximilians-Universität München, Goethestraße 29/III, D-8000 München 2

Steinbereithner, K. Prof. Dr., Leiter der Experimentellen Abteilung, Universitäts-Klinik für Anaesthesiologie und Allgemeine Intensivmedizin, Spitalgasse 23, A-1090 Wien

Suren, E. G. Priv.-Doz. Dr., Chirurgische Klinik, Medizinische Hochschule Hannover, Konstanty-Gutschow-Str. 8, D-3000 Hannover 61

Tscherne, H. Prof. Dr., Direktor der Unfallchirurgischen Klinik der Medizinischen Hochschule Hannover, Konstanty-Gutschow-Str. 8, D-3000 Hannover 61

Ungeheuer, E. Prof. Dr., Direktor der Chirurgischen Klinik am Nordwest-Krankenhaus, Steinbacher Hohl 2, D-6000 Frankfurt a. M. 90

Vilmar, K. Dr., Präsident der Bundesärztekammer, Haedenkampstraße 1, D-5000 Köln 41

Wedel, K. W. Dr., Admiralarzt, Josef-Kuth-Straße 7, D-5300 Bonn-Buschdorf

Weissauer, W. Dr. jur., Dr. med. h.c., Ministerialdirigent Bayerisches Justizministerium, Karlsplatz, D-8000 München 2

Weller, S. Prof. Dr., Ärztlicher Direktor der BG-Unfallklinik, Rosenauer Weg 95, D-7400 Tübingen

Zellner, R. Prof. Dr., Chefarzt der Abteilung für Verbrennungen, plastische und Handchirurgie, BG-Unfallklinik, Ludwig-Guttmannstraße 13, D-6700 Ludwigshafen-Oggersheim

Zöllick, H. Dr., Ministerialrat Bundesministerium für Jugend, Familie und Gesundheit, D-5300 Bonn

1 Einführung

(G. Heberer)

Die Politisierung aller Bereiche unseres Lebens betrifft auch die Medizin, ganz besonders die in der Bundesrepublik unverantwortlich vernachlässigte Katastrophenmedizin. Ich glaube, daß die Zeit gekommen ist, der Katastrophenmedizin „sine ira et studio" den richtigen Platz und Stellenwert in unserem ärztlichen Denken einzuräumen und absichtlichen oder unabsichtlichen Fehlinterpretationen unseres ärztlichen Auftrages im Zusammenhang mit der Katastrophenmedizin entgegenzutreten. Politisierung und Emotionalisierung haben in der Vergangenheit niemals Fortschritte in der ärztlichen Leistung bewirkt.

In ungleich höherem Maße wie bei der Notfallmedizin, wird die Überlebensprognose von Katastrophenopfern von Organisation, Art und Geschwindigkeit der Sofortmaßnahmen, Transportmöglichkeiten und Leistungsfähigkeit der Krankenhäuser bestimmt. Katastrophenmedizin ist Massenmedizin. Sie hat die Aufgabe, das Bestmögliche für die größte Zahl zur rechten Zeit am rechten Ort zu tun. Daraus geht hervor, daß unter Katastrophenbedingungen eben nicht mehr das Optimum für jeden einzelnen Verletzten geleistet werden kann, sondern das Bestmögliche für die größte Zahl. Katastrophenmedizin muß großräumig, überregional, längerfristig arbeiten. Sie benötigt zahlreiche Behandlungseinrichtungen und mehrere Behandlungsstufen auf verschiedenen Ebenen. Deshalb bedarf sie einer straffen, den Behandlungseinrichtungen und -stufen übergeordnete ärztliche Leitung, um erste Laienhilfe, erste ärztliche Hilfe, Transport, fachärztliche und Krankenhausbehandlung möglichst effektiv einsetzen, d.h. koordinieren zu können. Damit verlangt die optimale Versorgung von Katastrophenopfern vom Arzt neben den Kenntnissen der organisatorisch-technischen Seite auch eine entsprechende medizinische Aus- und Fortbildung. Nur die elektiv, am einzelnen Patienten erworbenen Kenntnisse können auch unter Katastrophenbedingungen erbracht werden.

Entscheidendes Element und Integrationspunkt aller Bemühungen, möglichst vielen Katastrophenopfern die bestmögliche Hilfe zu gewährleisten, ist die Triage: Beurteilung und Eingliederung von Katastrophenopfern in Dringlichkeitskategorien für Behandlung und Transport. Da die Triage neben den aus der Individualmedizin bekannten diagnostischen und therapeutischen Indikationen die Erkenntnisse der Organisation, des Einsatzes von Helfern und technischer Hilfsmittel beinhaltet, außerdem kontinuierlich durch die sich ändernden äußeren Ereignisse beeinflußt wird, ist sie die Aufgabe des Erfahrensten. Sie verlangt vom ärztlichen Einsatz ein Höchstmaß an notfallmedizinischer Erfahrung, Entschlußkraft, Flexibilität in der Beurteilung der Lage und im Einsatz vorhandener Mittel.

Ausbildung in Katastrophenmedizin ist problematisch und vielschichtig. So setzt sie bereits die Bereitschaft und das Interesse der Bevölkerung an „erster Hilfe" voraus. Vom Arzt verlangt die Katastrophenmedizin, verstanden als interdisziplinäre Notfallmedizin, eine vielseitige, praxisnahe Ausbildung. Diese sollte bereits schon mit der Ausbildung der klinischen Studenten beginnen. Krankenhäuser müssen sich organisatorisch und ausrüstungsmäßig auf einen Katastrophenfall vorbereiten, um gegebenenfalls eine unvorhergesehene große Zahl von Patienten angemessen versorgen zu können.

Die 2. Tagung der Deutschen Gesellschaft für Katastrophenmedizin hat sich mit aktuellen Aspekten und Kontroversen der Katastrophenmedizin auseinandergesetzt. Die nationalen und internationalen Referenten gaben einen Überblick über den derzeitigen Stand der Katastrophenmedizin. Staatspolitisch-rechtliche, standespolitische und moraltheologische Gesichtspunkte der Deutschen Gesellschaft für Katastrophenmedizin wurden vorgestellt. In einer besonderen Sitzung mit anschließender Panel-Diskussion wurde der derzeitige Stand der Schockbehandlung, Reanimation und zerebralen Protektion besprochen. Leitthema der 2. Tagung war die Versorgung Verunfallter am Katastrophenort, auf dem Transport und in der Klinik. Spezielle Probleme wie die Akutversorgung und definitive Behandlung von Verbrennungsopfern wurden ebenso behandelt wie die Priorität in Diagnostik und Therapie bei der definitiven Versorgung Schwerverletzter im Krankenhaus.

2 Notfall- und Katastrophenmedizin: Aufgaben und Perspektiven

(L. Koslowski)

Eugene Jonesco hat einmal bemerkt, ein Übermaß an Politik und Übertreibung des Sports seien charakteristisch für unsere gegenwärtige Zivilisation.

Das Übermaß an Politisierung aller Bereiche unseres Gemeinschaftslebens betrifft auch und gerade die Medizin, in Sonderheit die Katastrophenmedizin. Hier erleben wir, wie sich politische Ideologien eines Feldes zu bemächtigen suchen, das rein humanitäre Züge trägt – ein Bereich, in dem es darauf ankommt, Hilfe für eine große Zahl von in akute Not geratene Menschen bereitzustellen und anzuwenden.

Nun gibt es bereits eine große Zahl von Hilfsorganisationen und Rettungsdiensten, es gibt das Notarztsystem und die Hilfe durch Laien, die in Erster Hilfe ausgebildet sind. Es gibt die Katastrophenschutzbehörden der Länder und den Zivilschutz des Bundes. War es dann notwendig, dieser manchmal verwirrenden Vielfalt eine weitere Organisation, nämlich die Gesellschaft für Katastrophenmedizin, hinzuzufügen? Die Beantwortung dieser Frage ergibt sich aus den nachstehenden Ausführungen.

Wenn ich mich nun den Aufgaben und Perspektiven der Notfall- und Katastrophenmedizin zuwende, so bedarf es zunächst klarer Definitionen.

Notfallmedizin ist Individualmedizin. Sie muß eine optimale Versorgung jedes einzelnen Verletzten oder Kranken gewährleisten – abgesehen vom kurzfristigen Massenanfall von Verletzten bei Großunfällen.

Notfallmedizinische Einsätze sind örtlich und zeitlich begrenzt. Sie sind ein an die Unfallstelle vorgeschobener Klinikdienst und arbeiten in unmittelbarer Verbindung mit einem Krankenhaus.

Katastrophenmedizin ist Massenmedizin. Sie hat die Aufgabe, das Bestmögliche für die größte Zahl zur rechten Zeit am richtigen Ort zu tun. Daraus geht hervor, daß unter Katastrophenbedingungen eben nicht mehr das Optimum für jeden einzelnen angestrebt werden kann und darf, sondern das Bestmögliche für die größte Zahl.

Katastrophenmedizin muß großräumig, überregional, längerfristig arbeiten. Sie benötigt zahlreiche Behandlungseinrichtungen und mehrere Behandlungsstufen oder -ebenen. Deshalb bedarf sie einer straffen, den Behandlungseinrichtungen und -stufen übergeordneten ärztlichen Leitung, um erste Laienhilfe, erste ärztliche Hilfe, Transport, fachärztliche und Krankenhausbehandlung möglichst effektiv einzusetzen, das heißt zu koordinieren.

Notfallmedizin arbeitet immer mit Fachkräften, das heißt gut ausgebildeten Rettungssanitätern und Ärzten. Materielle und personelle Ausstattung sind in der Regel optimal oder zumindest ausreichend.

In der Katastrophenmedizin dominiert im Katastrophengebiet die Laienhilfe. Ärztlicher Einsatz ist erst am Rande, außerhalb des Katastrophengebietes, möglich. Im Gegensatz zum gut ausgebildeten Notarzt werden die bei Katastrophen eingesetzten Ärzte den fachlichen Anforderungen nur teilweise oder gar nicht genügen können. Sie sind aber zu selbständigem Handeln, das heißt zu schweren Entscheidungen gezwungen, da sie sich nicht, wie der Notarzt, auf ein Krankenhaus stützen können.

Ein weiterer Unterschied zwischen Notfall- und Katastrophenmedizin liegt im Zwang zur Sichtung. Während sie bei Notfällen nur selten und bei einer relativ kleinen Zahl von Unfallopfern notwendig ist, stellt die Triage bei Katastrophen die Regel dar.

Auf die Behauptung, Triage sei ethisch verwerflich, soll hier nicht eingegangen werden. Spätere Zeiten werden jedoch darüber nur den Kopf schütteln. Seit es Katastrophen und Großunfälle gibt, ist die Sichtung der Opfer eine zutiefst humane Aufgabe und wird es auch bleiben.

Ein weiterer Unterschied zwischen Notfall- und Katastrophenmedizin betrifft den Abtransport Schwerverletzter. Bei Notfällen erfolgt er unter fachkundiger Begleitung so schnell wie möglich in einem gut ausgestatteten Transportmittel zum Krankenhaus.

In Katastrophenfällen wird sich der Abtransport infolge Mangels an Transportmitteln verzögern. Es muß auf Behelfsfahrzeuge zurückgegriffen werden und es wird an Begleitpersonal fehlen.

Faßt man diese Unterschiede zwischen Notfall- und Katastrophenmedizin, bei deren Darstellung ich mich auf eine Ausarbeitung von Rebentisch gestützt habe, zusammen, so ergibt sich folgendes:

Einer optimalen Individualmedizin im Notfall steht eine behelfsmäßige, das heißt improvisierte Massenmedizin im Katastrophenfall gegenüber. Bei Katastrophen wird es an vielem fehlen, was im Notfall selbstverständlich ist – an Ausbildung, Erfahrung und Übung bei Rettungssanitätern und Ärzten, an Verbandmaterial, Schienen, Infusionslösungen und Transportmitteln und – last not least – an organisatorischer Führung, an Koordination, an Hauptverantwortlichen. Es ist deshalb nicht wahr, daß die etablierte Notfallmedizin auch für den Katastrophenfall ausreichen wird, und es ist unrealistisch, zu glauben, daß eine Katastrophe nicht eintreten kann, weil sie nicht sein darf.

Wenden wir uns nun dem Ist-Stand der Notfallmedizin in der Bundesrepublik zu. In unserer Republik nehmen jährlich etwa 1,2 Mio. Bürger die Rettungsdienste in Anspruch: 150 000 Schwerverletzte im Straßenverkehr, 80 000 Arbeitsunfallopfer, 200 000 Schwerverletzte bei häuslichen und anderen Unfällen, 50 000 Getötete, 770 000 akut Erkrankte (Sefrin).

Technische Ausrüstung und Organisation der Notfallmedizin können als optimal bezeichnet werden. Wir haben ein gut funktionierendes Meldesystem mit Notrufsäulen an den Autobahnen und an vielen Bundesstraßen, wir haben die Rettungsleitstellen.

Notarztwagen und Rettungshubschrauber operieren im Rendezvous-System, flächendeckend, mit dem Ziel, den Arzt möglichst schnell zum Unfall-Patienten zu bringen.

Bei Wiederbelebungsfällen vergehen zwischen Alarm und Beginn der Reanimation durchschnittlich 10 min.

Keineswegs optimal hingegen ist die Ausbildung der Bevölkerung, der Rettungssanitäter und der Notärzte.

Aufgabe des Notarztes ist die Erstversorgung und Fortsetzung der Behandlung bis ins nächstgelegene Krankenhaus, nicht aber beispielsweise die Entscheidung über eine Replantation.

Die Deutsche Interdisziplinäre Vereinigung für Intensivmedizin, abgekürzt DIVI, hat in ihrer Sektion „Rettungswesen" im November 1982 die Ausbildungsziele für den Notarzt zu definieren begonnen. Dieser Katalog ist noch nicht abgeschlossen. Seine Vervollständigung erscheint dringlich.

Wie steht es mit der Ausbildung der Rettungssanitäter? Sie sind ausschließlich und hauptberuflich im Rettungswesen tätige, vorwiegend im Außendienst eingesetzte, auf dem Gebiet der erweiterten Ersten Hilfe und des Transportes von Notfall-Patienten besonders geschulte Helfer. Sie beherrschen die nichtärztlichen Rettungsmaßnahmen und wenden diese selbständig an oder arbeiten gemeinsam mit dem Notarzt.

Als Vorbereitung auf diese vielseitigen Aufgaben reicht die derzeitige Grundausbildung von 520 h Theorie und Praxis offensichtlich nicht aus. Systematische Fortbildung wird kaum betrieben. Allenfalls 10–20% der Rettungssanitäter nehmen daran teil (Hossli).

Es ist deshalb an der Zeit, ein klares Berufsbild für den Rettungssanitäter zu entwickeln, Prüfungsinhalte zu erarbeiten und nach der Grundausbildung von 520 h eine systematische Fortbildung von mindestens 30 h pro Jahr aufzubauen (Ahnefeld).

Aber auch die Ausbildung der Bevölkerung in Erster Hilfe liegt im argen, vor allem in der Herz-Lungen-Wiederbelebung. Das Allgemeinbewußtsein der Ersten Hilfe ist bei unseren Bürgern entwicklungsbedürftig.

Nun ist es sicher richtig, daß der Laienhelfer die Indikation zur Herz-Druck-Massage nicht stellen kann. Auch sind forensische und versicherungsrechtliche Fragen ungeklärt. Deshalb hält das Deutsche Rote Kreuz es für richtig, die Herz-Lungen-Wiederbelebung vorerst nicht in die Erste-Hilfe-Ausbildung zu integrieren (Daerr). Die Atemspende sollte jeder Erst-Helfer aber beherrschen. Wir müssen die Frage im Auge behalten, denn der bei der Reanimation entscheidende Faktor Zeit zwingt uns dazu.

Wenn ich versuche, in einer ersten Zusammenfassung das gegenwärtige Panorama der Notfallmedizin zu umreißen, so gelange ich zu folgenden Sätzen:

Auch in der Notfallmedizin sind technische Entwicklung und Organisationskunst der Reifung des menschlichen Bewußtseins vorausgeeilt. Wir haben einen Nachholbedarf an Verantwortungsgefühl und Bereitschaft zum persönlichen Einsatz in der Ersten Hilfe in der Bevölkerung, ferner ein Defizit an Ausbildung bei Notärzten und Rettungssanitätern.

Es muß jedermann klar sein, daß unsere derzeitige Notfallmedizin und unser Rettungswesen einem Katastropheneinsatz nicht gewachsen wären.

Damit komme ich zu den Perspektiven der Katastrophenmedizin: Ihre allgemeinen Gesetze habe ich bei der Gegenüberstellung zur Notfallmedizin bereits geschildert. Grundsatz-Diskussionen, zu denen wir Deutschen so sehr neigen, bringen uns nicht weiter. Unser freiheitlicher Rechtsstaat bejaht Katastrophen- und Zivilschutz, und die große Mehrheit der deutschen Ärzteschaft stimmt ihm zu.

Was wir jetzt brauchen, ist eine Bestandsaufnahme bereits getroffener Maßnahmen für die medizinische Versorgung unserer Bevölkerung im Katastrophenfall, und ein Katalog von Schritten, die wir in Zukunft gehen müssen. Der Bestandsaufnahme sind die Referate dieses Kongresses gewidmet, so daß ich mich auf die künftige Entwicklung, auf das noch zu Erreichende beschränken kann.

Hier sehe ich drei Schwerpunkte:

1. Den Ausbau der Koordination zwischen Katastrophenschutzbehörden und Ärzteschaft,
2. die Ausbildung der Studenten, Fortbildung der Ärzte in der Katastrophenmedizin und Vorbereitung der Krankenhäuser auf den Katastrophenfall,
3. die Entwicklung der Forschung in medizinischen Bereichen, die für den Katastrophenfall von besonderer Bedeutung sind.

In der Förderung dieser drei Schwerpunkte sehe ich auch die Aufgabe der Deutschen Gesellschaft für Katastrophenmedizin. Sie muß als neutrale

Instanz zwischen dem Übermut der Ämter, ich meine hier die Verwaltungen, und einer gewissen Selbstgerechtigkeit der Standesorganisation eine Brücke schlagen, die auf wissenschaftlichen Fundamenten ruht; sie muß konkrete Vorschläge zur Lösung aktueller Probleme machen.

Zunächst zur Koordination zwischen Verwaltungen und Ärzten: Hier scheint man nach dem Motto zu verfahren: Hannemann, geh Du voran, Du hast die längeren Hosen an! Die Masse der deutschen Ärzte wüßte im Katastrophenfall nicht, wo, wann und wie sie ihre Erfahrungen und Kenntnisse zur Verfügung stellen kann.

Alle Gespräche zwischen Länder-Ministerien und Ärztekammern bleiben im Unverbindlichen stecken. Niemand wagt zu sagen: So wird's gemacht! Die ärztliche Hauptverantwortung für die medizinische Versorgung von Katastrophenopfern ist ungeklärt. Wer leitet die Triage bei einem Großunfall oder gar einer Katastrophe? Ein chirurgischer Oberarzt aus dem nächstgelegenen Krankenhaus? Welche Kompetenzen besitzt er bei der Verteilung von Katastrophenopfern auf die aufnahmefähigen Krankenhäuser der Region? Wie werden die niedergelassenen Ärzte in die Katastrophenhilfe integriert? In Baden-Württemberg haben wir versucht, hierfür einen Organisationsrahmen zu entwickeln.

Hier helfen – bei unserer deutschen Mentalität – nur bindende, also gesetzliche Regelungen auf Bundes- und Länderebene.

Wie steht es mit der Integration der Krankenhäuser in den Katastrophenschutz? Es gibt bislang keine gesetzliche Verpflichtung der Krankenhäuser, einen Katastrophenplan aufzustellen. Ein entsprechendes Gesetz sollte sobald wie möglich von den Ländern erlassen werden. Einige Musterpläne von Krankenhäusern und Kliniken sind bereits bekannt. Man sollte solche Pläne aber nicht der Freiwilligkeit, dem guten Willen des Krankenhausträgers anheim stellen, denn dann geschieht erfahrungsgemäß gar nichts! Man argumentiere auch nicht mit den Kosten, die m. E. vom Krankenhausträger getragen werden müssen, so wie wir alle das Risiko eines Unfalles oder einer Katastrophe jederzeit tragen müssen.

Zum Katastrophenplan eines Krankenhauses gehören: Ein Alarmplan für das gesamte Personal mit Telefon- und Anschriftenverzeichnissen, die alle 6 Monate aktualisiert werden müssen, vor allem für den ärztlichen und Pflegebereich, ein Plan für die Vorbereitung der Räume zur Sichtung, zur chirurgischen Versorgung, zur Unterbringung der Katastrophenopfer auf der Station, Pläne für das Krankentransportsystem, die Informationszentrale, die Küche. Einzelheiten sind vielen von Ihnen bekannt und würden uns hier zu weit führen.

Es ist eine Illusion, einen Katastrophenplan für ein gesamtes Groß-Klinikum aufzustellen. Er sieht in einer Chirurgischen Klinik völlig anders aus als in einer Kinderklinik. Ein Katastrophenplan ist nur effektiv, wenn er geübt, also exerziert wird. Die praktische Übung fehlt fast gänzlich.

Zur Ausbildung der Studenten in der Katastrophenmedizin: Hier fehlt es den Fakultäten und Fachbereichen an Mut. Sie haben Angst vor Demonstrationen. Wie Sie wahrscheinlich wissen, gehört in der Schweiz die Katastrophenmedizin zu den Pflichtvorlesungen. Wir brauchen an jeder Medizinischen Fakultät einen Lehrbeauftragten für Katastrophenmedizin, einen engagierten Chirurgen oder Anästhesisten, vielleicht auch einige Lehrstühle in der Bundesrepublik.

Zur Aufgabe der Universitätskliniken gehört es, ein katastrophenmedizinisches Team, bestehend aus Chirurgen, Anästhesisten, Operationsschwestern und Anästhesie-Schwestern oder Pfleger vorzuhalten. Wer denn sonst könnte dies leisten? Mit Sicherheit doch kein Kreis- oder Stadtkrankenhaus. In Tübingen haben wir seit Jahren ein solches Team, das bisher vier katastrophenmedizinische Einsätze bewältigt hat, zweimal an der thailändisch-kambodschanischen Grenze im Auftrage des Internationalen Roten Kreuzes, wo ein chirurgisches Lazarett mit 150 Betten aufgebaut wurde, sodann beim Erdbeben in Algerien, wo innerhalb von 2 h ein einsatzfähiges Krankenhaus in einer halbfertigen Schule eingerichtet wurde, und im letzten Jahr im Libanon.

Die nationalen und internationalen Hilfs- und Rettungsorganisationen, insbesondere das Deutsche und das Internationale Rote Kreuz, sind auf solche katastrophenerfahrenen Teams angewiesen.

Schließlich zur katastrophenmedizinischen Forschung: Hier geht es ja nicht nur um Verbände und Schienen, um Wiederbelebung und Infusionen, sondern auch um Vergiftungen, um die Bekämpfung von Panik und Angst, um die Verhütung von Seuchen. Im Detail geht es um die Entwicklung sauerstofftransportierender Blutersatzmittel, um die Autotransfusion, um den Hautersatz bei ausgedehnten Verbrennungen, um Trinkwasser, um eiserne Rationen.

Wir alle hoffen, daß die Realität der Katastrophe uns nie einholen wird, daß dies alles Science-fiction bleibt – aber niemand weiß es.

Deshalb sei vor allem an die Politiker appelliert, den Mut auch zu unpopulären Gesetzen und Entscheidungen aufzubringen, die uns nicht nur die Freiheit von äußerem politischen Druck sichern, sondern auch die demoralisierende Existenzangst vor Katastrophen von unseren Bürgern nehmen.

3 Aktuelle Aspekte der kardiopulmonalen Wiederbelebung

(K. Steinbereithner)

Seit dem Erscheinen der redigierten Fassung der Richtlinien (Standards and Guidelines) der American Heart Association (AHA) für die kardiopulmonale Wiederbelebung im Jahre 1980 ist in der „Reanimatologie" unverkennbar eine deutliche Bewegung, wenn nicht Unruhe festzustellen. „Neue" klinische und experimentelle Daten in großer Zahl, die Technik der Herzmassage selbst, vor allem aber ihre Relation zur Beatmung betreffend,

Tabelle 1. „Neue Konzepte" der kardio-pulmonal-zerebralen Wiederbelebung

*A*temwege
  Frühintubation
  Aspirationsbehandlung
*B*eatmung
  Frühbeatmung, PEEP
  Jet-Insufflation
  Barotrauma (Pneumomediastinum) usw.
*C*irculation
  „Neue" kardiopulmonale Reanimation
  Beatmungs-Massage-Kombination
  Optimierung von Defibrillationsparametern
  (Impulsform, -stärke)
*D*rogen
  Alpha-Stimulation (Drogenauswahl)
  intrapulmonale (intraarterielle) Applikation
  Antifibrillantien, Ca-Antagonisten
  Einsatz künstlicher O_2-Träger
„*A*dvanced *L*ife *S*upport"
  Hirnprotektion
  Protektion anderer Organe (Herz)
  Metabolische Therapie
  Korrektur von Entgleisungen
  Hypothermie
  assistierter Kreislauf
  Schmerzbekämpfung nach Reanimation

haben manch eingefahrenes Denkkonzept in Frage gestellt (ähnliches gilt mutatis mutandis auch für die sog. „Hirnprotektion") und neue Entwicklungen angestoßen. – Diese an sich begrüßenswerte Unruhe führte aber auch zu Unsicherheit in Ausbildung und Lehre, die es zu steuern gilt. Unsere Ausführungen (die sich mehrfach auf in jüngster Zeit von Dick bzw. Dölp erarbeitete Übersichten stützen) möchten nun – notwendigerweise eher schlaglichtartig – zu einigen „neuen" Konzepten Stellung nehmen und versuchen, Gesichertes von evtl. *noch* Fragwürdigem kritisch zu trennen (vgl. Tabelle 1 nach Steinbereithner u. Bergmann).

1. Atemwege und Beatmung

Dem bekannten ABCD-Schema folgend, sei mit *respiratorischen* Fragen begonnen. Hier ist festzustellen, daß der *Aspirationsverhütung* in jüngster Zeit zunehmende Aufmerksamkeit geschenkt wird. Dabei konnte der Oesophagus-Obturatortubus in beiden Versionen (Donegan [21]; Gordon [23]) in Europa kaum Fuß fassen. Vielmehr wird trotz verschiedener Bedenken (Ahnefeld [2]) wohl zu Recht mehr und mehr die *Frühintubation* als „einzig sichere Maßnahme" (Dölp [19]; Sefrin u. Braun [49]) gefordert; daraus resultiert logischerweise auch der Wunsch nach entsprechender Ausbildung von Rettungssanitätern und anderem paramedizinischen Personal (Donegan [21]).

Auf diese Weise verlöre die wiederaufgeflammte Diskussion über die optimale *Methode der Freimachung der Atemwege* (hier Esmarch'scher Handgriff, hier Kopfüberstreckung mit Kinnhebung; vgl. Abb. 1 und Übersicht bei Donegan [21]) etwas an Schärfe, zumal die erzielbaren Atemzugsvolumina kaum differieren.

Auch die Empfehlungen bezüglich Vorgehens bei *bolusbedingter* Atemwegsverlegung sind eher kontrovers. Da keines der in Tabelle 2 aufgelisteten Verfahren, wie sich zeigte, absolut sichere Erfolgschancen bietet, mutet der „Streit der Schulen" (vgl. Redding [43]) ein wenig seltsam an; er war auch bisher der Verbreitung des Heimlich'schen Grundgedankens (Erzeugung eines forcierten Luftstoßes etwa durch den nach ihm benannten Handgriff) eher abträglich.

Die generelle Brauchbarkeit der von Klain et al. [26] als Alternative zur Koniotomie empfohlenen *transtrachealen Hochfrequenz-Jet-Beatmung* wurde zwar bisher noch nicht völlig eindeutig unter Beweis gestellt, erscheint aber jedem mit der Methode auch nur annähernd Vertrauten evident; zu Recht wurde sie daher bereits in die Neuauflage der Safar'schen Wiederbelebungsfibel 1981 [47] aufgenommen.

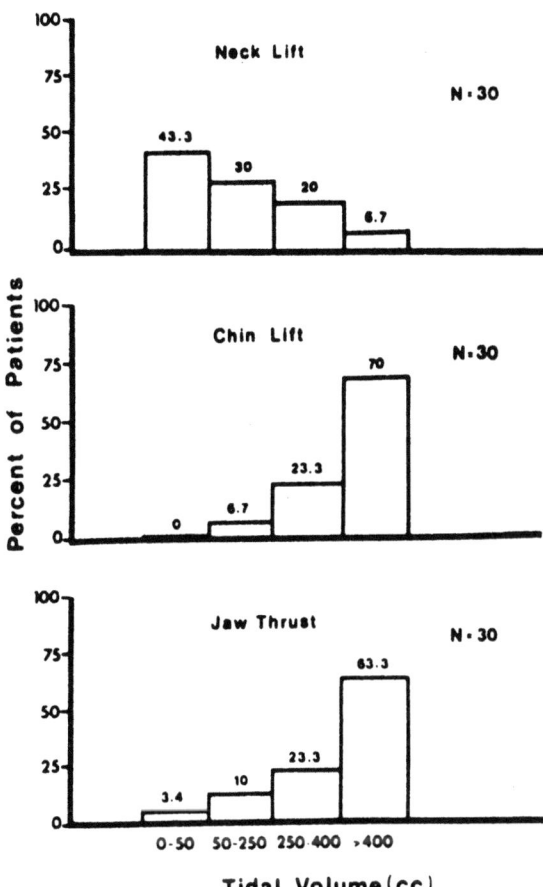

Abb. 1. Vergleich der erzielbaren Atemzugvolumina pro Beatmungsstoß (Verteilung in %) bei alleiniger Überstreckung des Halses, Kinnhebung oder Anwendung des Esmarch'schen Handgriffes (nach Donegan [21])

Ad B (Tabelle 1): Frühintubation ermöglicht auch *Frühbeatmung*, womit u.a. die frühzeitige Anwendung (evtl. bereits „vor Ort") von positivem endexspiratorischen Druck (PEEP) diskussionswürdig erscheint, selbst wenn man die später noch zu erörternden synergistischen Beatmungseffekte bei der Herzmassage außer Betracht läßt (vgl. Dick et al. [16]). Bisherige Erfahrungen konnten die befürchtete kardiozirkulatorische Verschlechterung unter PEEP, etwa beim Polytrauma oder beim postreanimatorischen Lungenoedem (Dohi [17]) nicht bestätigen; nach Laver et al. [29] u.a. ist

Tabelle 2. Maßnahmen bei totalem Luftwegsverschluß (Bolusobstruktion usw.) (Redding [43]; Ahnefeld [1]; Standards and Guidelines AHA [50]; Dölp [19] u.a.; CPR: cardiopulmonale Reanimation)

---

manuelle Ausräumung
 (CPR)
Schläge zwischen Schulterblätter
Heimlich-Handgriff
 abdomineller Preßstoß („thrust")
 thorakaler
(CPR)
instrumentelle Entfernung/Absaugung
transtracheale Jet-Ventilation (Klain et al. [26])
(Koniotomie)

---

vielmehr eine kardiale Nachlastsenkung mit Besserung der linksventrikulären Funktion durch PEEP zu erwarten. Der Diagnostik und *Sofortbehandlung* eines *Barotraumas* (Spannungspneumothorax usw.) kommt unter diesen Umständen – ungeachtet aller derzeit noch formulierten Bedenken (vgl. Dölp [19]) – auch im präklinischen Bereich wachsende Bedeutung zu.

2. Herz und Kreislauf

Eingangs möchten wir uns (ohne Anspruch auf Vollständigkeit) mit teilweise kontroversen *„mechanischen"* Aspekten der Herz-Kreislauf-Wiederbelebung auseinandersetzen.

Der *präkordiale Schlag* dürfte bald der Vergessenheit anheimfallen. Hatte die Möglichkeit der Provokation einer Asystolie (oder umgekehrt von Kammerflimmern; vgl. Redding [41]) schon bisher zu großer Vorsicht gemahnt, so hielt auch die letzte „Bastion", die eventuelle Überbrückung des Adams-Stokes-Anfalles, kritischer Testung durch Miller et al. [37] nicht stand.

Auch die verfrüht hochgejubelte *Fußdruckmassage* (Bilfield u. Regula [7]) dürfte ein ähnliches Schicksal ereilen, lassen sich doch kaum echte Vorteile (Tabelle 3) des Verfahrens herausarbeiten.

Ganz anders steht es um die *husteninduzierte Herzwiederbelebung:* Beobachtungen von Criley et al. [12] wonach akuter Kreislaufstillstand infolge Kammerflimmerns während Angiographie durch Hustenstöße korrigierbar war, ließen sich inzwischen an Tier und Mensch (Rosborough et al. [46];

Tabelle 3. Beurteilung der Fußdruckmethode (Sefrin u. Albert [48]; Donegan [20])

A. Vorteile
 1. Effektivität bei schwächeren Helfern (Kinder) größer
 2. Alternative bei langdauernder CPR
B. Nachteile
 1. Nur als 2-Helfer-Verfahren einsetzbar
 2. Im Rettungswagen nicht möglich, in Schocklage schwierig
 3. Häufiger (!) Ermüdung und Schmerzen
 4. evtl. ungenügende Thoraxentlastung
 5. Komplikationsrate ungeklärt
 6. Einheitlichkeit der Lehre in Frage gestellt

Cary et al. [9]) soweit experimentell absichern, daß eine systematische „Ausbildung" von Patienten mit rezidivierenden Kammerflimmerattacken erwogen wurde (Luce et al. [32]).

Wenden wir uns nun der eigentlichen (extrathorakalen) Herzmassage zu, so darf die Änderung des *Kompressions-Relaxationszeit-Verhältnisses* auf 1:1 und mehr als AHA-gebilligtes Allgemeingut gelten. Nach den Aussagen der Pioniergruppe um Taylor et al. [54] ist die Wirksamkeit externer Herzmassage von der Dauer der Kompressionsphase abhängig; optimale Flow- und Druckwerte ergeben sich, wenn die Druckphase 50–60% des Zyklus einnimmt. Hierbei ist die eigentliche *Massagefrequenz* (wenn überhaupt) nur von sehr untergeordneter Bedeutung: Die gegenwärtig geltende Empfehlung, Massagefrequenzen von 60 für zwei Helfer bzw. 80 bei einem Helfer mit gleich langer Druck- und Entlastungsphase einzuhalten (Dölp [18]), beruht vornehmlich auf der praktischen Erkenntnis, daß eine manuelle Herzkompression 40mal pro min solcherart technisch äußerst schwierig und ermüdend ist (Taylor et al. [54]); nur mittels maschineller Hilfen läßt sich diese niedrige Frequenz über längere Zeit aufrechterhalten.

Die eben diskutierten Erkenntnisse im Verein mit den Daten über die Rolle des intrathorakalen Druckes beim Hustenstoß aktualisierten bis 1962 zurückreichende Bemühungen von Weale u. Rothwell-Jackson [56], die bisherigen pathophysiologischen Vorstellungen zum Wirkungsmechanismus der CPR zu revidieren. Das Ergebnis umfangreicher experimenteller Untersuchungen (Übersicht bei Luce et al. [32]; Donegan [21]; Dick [15]) in dieser Richtung läßt sich wie folgt zusammenfassen:

a) Entgegen früheren Ansichten spielt die *Herzpumpe* (Entleerung durch Kompression zwischen Wirbelsäule und Brustbein) eine eher untergeordnete Rolle (etwa bei sehr großem Herzen oder besonderer Thoraxkonfiguration; vgl. Chandra et al. [10]).

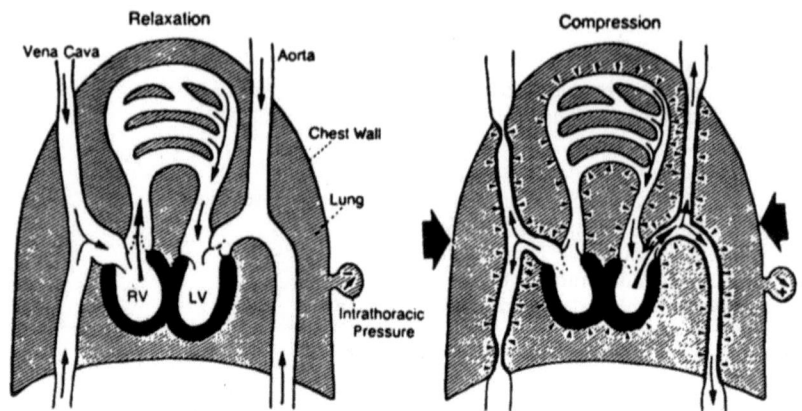

Abb. 2. Schematische Darstellung zur Funktion der sog. Thoraxpumpe bei CPR (nach Luce et al. [32]). Man beachte das unterschiedliche Verhalten von Arterien und venösem System

b) Von entscheidender Bedeutung ist hingegen die sog. *Thoraxpumpe*. Der intrathorakale Druckanstieg bei Kompression, dem alle Strukturen des Brustkorbs in gleicher Weise unterliegen, führt zur Entleerung des Lungengefäßbettes, das sich in der Relaxationsphase gefüllt hatte. Der Vorwärtsblutstrom resultiert nun daraus, daß Aorta und Carotis auch bei hohen Drücken offen bleiben, während das dünnwandige Venensystem fast völliger (V. jugularis), zumindest weitgehender (untere Hohlvene) Kompression unterliegt; zusätzlich können venöse Klappen den Aufbau des a-v-Druckgradienten fördern. Das Herz selbst funktioniert – bei offenen Klappen ohne wesentliche Größenänderung des Organs (Niemann et al. [38]) – somit nur als Durchlauforgan (Abb. 2).

Die Forschergruppe der John-Hopkins-Universität (Weisfeldt et al. [58]; Chandra et al. [10]) folgerte zu Recht aus dieser neuen Betrachtungsweise, daß die Wirksamkeit der Thoraxpumpe durch eine weitere Anhebung des intrathorakalen Druckes (etwa durch simultane Herzkompression und Beatmung mit und ohne abdominelle Kompression, Einsatz von PEEP usw.; vgl. Tabelle 4) zusätzlich gesteigert werden könne. Als sich diese Annahme sowohl am Versuchstier wie am Menschen bestätigen ließ (Chandra et al. [11]), gab dies Anlaß zu einer Fülle von Vergleichsstudien zwischen „klassischer" und „neuer" CPR. Die Ergebnisse waren jedoch alles andere als einheitlich; Dick [15] führt dies wohl zu Recht auf unterschiedliche Versuchsansätze, geometrisch abweichende Tiermodelle bzw. Speziesunterschiede (Redding [44]) zurück.

Tabelle 4. Maßnahmen zur Steigerung des intrathorakalen Druckes bei NCPR (Chandra et al. [10, 11]; Dick [15])

Simultane Kompression und Beatmung (oder unkoordinierte Beatmung)
PEEP
Erhöhter Dauerdruck (Lungenblähung) während Herzkompression
Kompression der abdominellen Aorta (dauernd oder intermittierend)

Tabelle 5. Cerebrale Effekte „neuer" CPR-Verfahren (Koehler et al. [27], Hund)

	Konventionelle CPR	Simultane Ventilation + Bauchkompression
Carotisdruck (CAP)	25 ± 2	60 ± 3
Intracranieller Druck (ICP)	20 ± 2	46 ± 2
Cerebraler Perfusionsdruck (CPP)	5 ± 0,4	14 ± 3
Hirndurchblutung (ml/min/100 g)	1 ± 0,7	9 ± 1,5

Die Hauptbedenken der meisten Autoren betrafen vor allem die zu beobachtende Erhöhung des intrakraniellen Druckes (s. z. B. Bircher u. Safar [8]). Die neuesten Ergebnisse der Weisfeldt-Gruppe [58] (Tabelle 5) zeigen allerdings, daß auch Hirndurchblutung und Perfusionsdruck ansteigen. Ähnliche Daten von Lindner et al. [30] sowie Erfahrungen von Berryman u. Phillips [6] beim Menschen sprechen sohin sehr für eine forcierte weitere klinische Überprüfung (wobei auch der Möglichkeit, die enorme körperliche Belastung bei diesen Verfahren mittels leicht einsetzbarer maschinell betriebener Geräte zu steuern (McDonald [33]) vermehrte Aufmerksamkeit gebührt). Einstweilen muß allerdings noch der Rat von Chandra et al. [11] beherzigt werden: „Derzeit können wir die Einbeziehung dieser Technik in die Routine der Wiederbelebung *nicht* empfehlen."

Weitere mechanische „Varietäten", wie etwa „inverse CPR" (Beginn mit Herzmassage, erst später von Beatmung gefolgt; vgl. Crul et al. [13]), Hochdruckbeatmung mit CO_2-Anreicherung (Babbs et al. [5]) oder die „wiederentdeckte" offene Herzmassage (Alifimoff et al. [3]; Safar [47]; Stephenson [53]) können derzeit trotz teilweise gut belegter Untersuchungsdaten nicht für Lehre und Praxis zum Einsatz kommen, da damit nur Verwirrung gestiftet würde.

Die Diskussion über das optimale Vorgehen bei *Defibrillation* erscheint gegenwärtig alles andere als abgeschlossen (vgl. Donegan [21]), der derzeitige Stand der Dinge läßt sich etwa so formulieren: Möglichst sofortiger Einsatz (evtl. Versuch auch bei Herzstillstand) innerhalb 2 min evtl. ohne Herzmassage; ab dieser Zeit Vorgehen wie bisher, doch sollte mit niedrigeren Energiewerten (200–300 Joule) begonnen werden.

3. Medikamentöse Therapie

Unter den zum lebensrettenden Soforteinsatz bei Kreislaufstillstand empfohlenen Medikamenten haben α-stimulierende Drogen, allen voran *Adrenalin* eine wahre Renaissance erlebt, während β-Stimulation nunmehr – wohl endgültig (?) – als kontraindiziert angesehen wird (Meuret et al. [35]). Wenn man sich vor Augen hält, daß Redding u. Pearson [45] bereits 1963 derartige Feststellungen machten (s. Tabelle 6), so ist dies eigentlich beschämend.

Der Haupteffekt von Adrenalin (Einzeldosen 0,5–1 mg) bzw. dem „moderneren" Dopamin (5–10 µg/kg/min, Dobutamin scheint nach Otto et al. [39] weniger geeignet) liegt bei den benötigten hohen Dosen neben einer Inotropieförderung in der peripheren Vasokonstriktion mit *Anhebung des diastolischen Druckes* (> 40 Torr) und verbesserter Coronardurchblutung (Gattiker [22]) auch hierauf, sowie auf den gleichartigen Effekt der Abdominalkompression hat Redding [42] bereits vor geraumer Zeit hingewiesen.

Als *Antiarrhythmikum* der Wahl gilt nach wie vor Lidocain (1–4 mg/kg/min nach 75 mg-Bolus), gefolgt von Procainamid (bis 1 g, Erhaltungsdosen wie Lidocain); in den USA spielt ferner, vor allem bei resistenten Kammerflimmerarrhythmien, Bretylium eine zunehmende Rolle. Inwieweit *Calcium-Antagonisten* in Hinblick auf ihre coronardilatierende und allgemein gefäßerweiternde, vielleicht auch antiarrhythmische (vgl. Meuret [34]) Wirkung – ohne Frequenzeffekt oder myokardiale Depression – in Zukunft, auch unter dem Aspekt der Hirnprotektion (Wauquier [55]), an Bedeutung gewinnen werden, bleibt abzuwarten.

Hinsichtlich *Applikationsort* wurden die Empfehlungen von Elam erfreulicherweise wieder aufgegriffen: *Endobronchiale* Applikation (was allerdings die Intubation der Trachea voraussetzt) führt nicht nur im Vergleich zur i.v.-Gabe zu rascherem Wirkungseintritt (Abb. 3A), der Effekt hält auch um ein Vielfaches länger an (vgl. Abb. 3B). Diese Feststellung gilt für die wichtigen Drogen Adrenalin, Lidocain und Atropin (jüngst von Laing u.

Tabelle 6. Zur medikamentösen Therapie des Herzstillstands (5 min Asphyxie, jeweils 10 Hunde; Redding u. Pearson [45])

Droge u. Dosis		Kammerflimmern	Erfolgreiche Reanimation
Adrenalin	0,001	2	10
Phenylephrin	0,01	1	9
Isoproterenol	0,0004	2	0
Metaraminol	0,01	1	9
Methoxamin	0,02	0	9

Aktuelle Aspekte der kardiopulmonalen Wiederbelebung 17

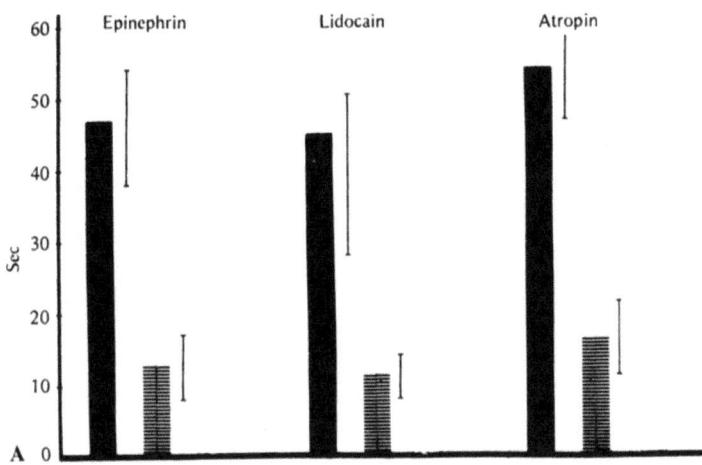

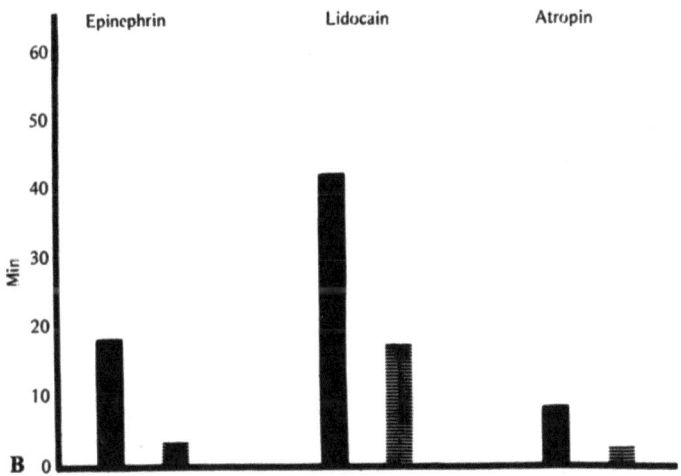

Abb. 3. A Zeit bis zum Wirkungseintritt (im EKG) bei intravenöser bzw. endobronchialer Zufuhr von Epinephrin, Lidocain und Atropin (volle Säulen: i.v. Gabe; quere Strichelung: endobronchiale Verabreichung). **B** Wirkdauer des Effektes bei intravenöser (quere Strichelung) und endobronchialer (volle Säulen) Applikation (nach Untersuchungen von Elam)

Redmond [28] als Erstdroge bei CPR gefordert), nicht aber für Puffersubstanzen wie TRIS und Bikarbonat.

Der sofortige *Einsatz von Puffersubstanzen*, vor allem „Blindpufferung" mit überhöhten Bicarbonatgaben wird in letzter Zeit mit größter Zurückhaltung beurteilt (Meuret u. Mussler [36]). Neben einer Hypercarbie (Rattenborg [40]) mit evtl. ungünstigen Hindurchblutungseffekten und Ausbildung einer intracerebralen Acidose fürchtet man (Tabelle 7) zunehmend den ne-

Tabelle 7. Gefahren erhöhter Bicarbonatzufuhr

Hypercarbie
Hypernatriämie
Hyperosmolalität
Metabolische Alkalose

---

gativen Einfluß einer metabolischen Alkalose (Meuret u. Mussler [36]; Dölp [18]) auf Herzrhythmus (therapieresistentes Flimmern), Hämodynamik und O_2-Transport. Initialdosen von 1 mval/kg sollten daher keinesfalls überschritten werden.

Der von Safar [47] nach geglückter Reanimation eindringlich geforderte „Advanced Life Support" ist bisher weitgehend ein utopisches Postulat geblieben, sieht man von der Acidosekorrektur und einigen Fortschritten auf dem Gebiet der Hirnprotektion ab. Doch gerade für die *cerebrale Reanimation* muß mit Dick [14] festgestellt werden: „Die Hypnotikaprophylaxe bei der Reanimation hat unter notfallmedizinischen Gesichtspunkten derzeit *keine* Berechtigung." Hier ist noch ein weites Feld forschend zu beackern.

Schlußbemerkungen

In diesem kurzen Exkurs versuchten wir zu zeigen, daß die „Reanimatologie" derzeit nicht eine Phase satten Wissens, vielmehr eine Zeit unruhigen Fragens durchläuft; ältere Untersuchungen gewinnen teilweise unerwartete Aktualität, manches „Neue" klingt zwar durchaus vielversprechend, hat aber mehrheitlich das Stadium der Klinik- oder gar Alltagsreife noch nicht erreicht. – Dürfen wir im Anschluß an diese Feststellung wieder in die „Niederungen des Alltags" hinuntersteigen?

Wir möchten es uns dabei versagen, die nicht selten entmutigenden Ergebnisse der Reanimation kritisch zu beleuchten. Einmal fehlen uns heute noch weitgehend die Grundlagen einer standardisierten Beurteilung, zum anderen sind eine Reihe von Zusatzfaktoren in unsere Überlegungen miteinzubeziehen. So konnten wir in einem jüngst präsentierten Erfahrungsbericht über CPR an Intensivbehandlungsstationen (Steinbereithner [51]) zeigen, daß Grundkrankheit und additive Organinsuffizienzen das Bild entscheidend prägen und in vielen Fällen ein Unterlassen der Reanimation beim Herzversagen als Endpunkt einer unaufhaltsamen Entwicklung nahelegen. – Hingegen scheint die unmittelbare wie die Langzeitprognose beim Herz-Kreislaufstillstand infolge Monoorganversagens außerordentlich günstig zu sein, vorausgesetzt, daß rechtzeitig, sachgemäß und effizient reanimiert wurde (Tabelle 8 läßt erkennen, daß in dieser Gruppe fast 60% folgenlos überlebten). Die Umfrage- und Testergebnisse zum Ausbildungsstand in Tabelle 9 sprechen aber hier eine deutliche, sehr deprimierende Sprache. Die von Zideman [59] jüngst in einem Editorial formulierte Frage: „Cardiopulmonary resuscitation: new methods or improved training?" soll daher als Aufruf zur Gewissensforschung – und zum Handeln – am Ende dieser Ausführungen stehen.

Tabelle 8. Langzeitergebnisse bei nach CPR zutransferierten Patienten (IBST. I Wien, 1.1.1978–28.2.1983)

Ursache des Kreislaufstillstandes	n	+	überlebt	
			neurol. Defekte	o. B.
Kreislaufinsuffizienz/Schock	17	6	1	10
Herzversagen	10	1	2	7
respiratorische Insuffizienz/ akute Hypoxie (technische Probleme)	13	6	1	7
	40	13 (32,5%)	4 (10%)	23 (57,5%)

Tabelle 9. Effizienz der CPR-Ausbildung („skill retention")

Autoren	N	Personenkreis	Prüfmodus	Ausbildungsstand Perfekt-Annehmbar (%)
Kivelä [25]	419	„Random Sample"	Rundfrage	33
Gulliford u. Douce [24]	27	Spitalspersonal	Test	25
Webb u. Lambrew [57]	35	Prakt. Ärzte	Test	22
Lowenstein et al. [31]	45	Spitalärzte	Test	29

Literatur

1. Ahnefeld FW (1980) Akute Obstruktion der Atemwege – was ist zu tun? Dtsch Med Wochenschr 105:809
2. Ahnefeld FW (1981) Kommentar zu den neuen Richtlinien der AHA. Notfallmedizin 7:689
3. Alifimoff J, Safar P, Bircher M, Stadjuhar K, Steinberg P, Sotosky M, Stezoski W, McNulty P (1983) Rationale for open-chest cardiopulmonary resuscitation (OCCPR). World Congress Emergency Disaster Medicine, Rome, May 24–27, 1983, p 120 [Abstr 3]
4. Babbs CF (1980) New versus old theories of blood flow during CPR. Crit Care Med 8:191
5. Babbs CF, Ralston SH, Voorhees WD (1983) Improved cardiac output during CPR with interposed abdominal compression. Ann Emerg Med 12:246
6. Berryman CR, Phillips GM (1983) Preliminary results from interposed abdominal compression – CPR in human. Ann Emerg Med 12:249
7. Bilfield LH, Regula GA (1978) A new technique for external heart compression. J Am Med Assoc 239:2468
8. Bircher N, Safar P (1981) Comparison of standard and „new" closed-chest CPR and open-chest CPR in dogs. Crit Care Med 9:384
9. Cary JM, Ross BK, Krugmiere R et al. (1978) Coughing causes systemic blood flow. Chest 74:332
10. Chandra N, Rudikoff M, Weisfeldt ML (1980) Simultaneous chest compression and ventilation at high airway pressure during cardiopulmonary resuscitation. Lancet 1:175
11. Chandra N, Snyder LD, Weisfeldt ML (1981) Abdominal binding during cardiopulmonary resuscitation in man. J Am Med Assoc 246:351
12. Criley JM, Blaufuss AH, Kissel GL (1976) Cough-induced cardiac compression: Self-administered form of cardiopulmonary resuscitation. J Am Med Ass 236:1246
13. Crul JF, Bart TJ, Meursing A, Zimmerman HE (1981) The ABC of CPR. World Congress Emergency Disaster Medicine Pittsburgh, p 199, [Abstr 2]
14. Dick W (1982) Pulmo-kardio-zerebrale Reanimation – Realität oder Zukunft? Notfallmedizin 8:1473
15. Dick W (1983) Kontroverse Aspekte der mechanischen kardiopulmonalen Reanimation. Anaesthesist [Suppl] 32:36
16. Dick W, Lotz P, Milewski C, Ohmann H, Spilker D (1980) PEEP-Beatmung bei der notfallmedizinischen Erstversorgung. Notfallmedizin 6:1231
17. Dohi S (1983) Postcardiopulmonary resuscitation pulmonary edema. Crit Care Med 11:434
18. Dölp R (1982) Kardiale und zerebrale Reanimation: Welche Maßnahmen müssen neu überdacht werden? Notfallmedizin 8:1478
19. Dölp R (1983) Der derzeitige Stand der kardiopulmonalen Wiederbelebung. Ref Kongr Ärztl Fortb Linz 30.6.–2.7.1983, Beitr Anaesth Intensivmed (im Druck)
20. Donegan JH (1979) The leg-heel vs the standard arm-hand method of external cardiac compression. Anesth Analg 58:170
21. Donegan JH (1981) New concepts in cardiopulmonary resuscitation. Anesth Analg 60:100
22. Gattiker RI (1983) Medikamentöse Unterstützung der kardialen Wiederbelebung. Anaesthesist [Suppl] 32:37

23. Gordon AS (1977) Improved esophageal obturator airway (EOA) and new esophageal gastric tube airway (EGTA). In: Safar P, Elam J (eds) Advances in cardiopulmonary resuscitation, Springer, New York Heidelberg Berlin, p 58 ff
24. Gulliford DE, Douce FH (1983) CPR. A study of skill retention with suggestions for improvement. J Cardiovasc Pulm Techn 11:23
25. Kivelä SL (1982) Resuscitation skills among the population. Acta Anaesth Scand 26:626
26. Klain M, Keszler H, Brader E (1981) High frequency jet ventilation in CPR. Crit Care Med 9:421
27. Koehler RC, Chandra N, Guerci AD, Traystman RJ, Rogers MC, Weisfeldt ML (1982) Cerebral blood flow during CPR in dogs. Crit Care Med 10:214
28. Laing G, Redmond A (1982) Cardiac arrest – a new concept. In: Wilson DH, Marsden AK (eds) Care of the acutely ill and injured. Wiley, Chichester New York Brisbane Toronto Singapore, p 157 ff
29. Laver MB, Strauss HW, Pohost GM (1979) Right and left ventricular geometry: Adjustments during acute respiratory failure. Crit Care Med 7:509
30. Lindner KL, Dick W, Bowdler I, Mehrkens HH, Lotz P (1983) Intermittent and simultaneous ventilation and chest compression with and without abdominal binding during cardiopulmonary resuscitation. World Congress Emergency Disaster Medicine, Rome, May 24–27, 1983, p 123 [Abstr 3]
31. Lowenstein SR, Libby LS, Mountain RD, Hansbrough JF, Hill DM, Scoggin CH (1981) Cardiopulmonary resuscitation by medical and surgical houseofficers. Lancet 2:679
32. Luce JM, Cary JM, Ross BK, Culver BH, Butler J (1980) New developments in cardiopulmonary resuscitation. J Am Med Assoc 244:1366
33. McDonald JL (1981) Systolic and mean arterial pressures during manual and mechanical CPR in humans. Crit Care Med 9:382
34. Meuret GH (1983) Calcium-antagonism – a new pharmacological principle in CPCR. World Congress Emergency Disaster Medicine, Rome, May 24–27, 1983, p 126 [Abstr 3]
35. Meuret GH, Lenders HG, Schindler HFO, Scholler KL (1983) Orciprenalin (Alupent) in der Reanimation nach Kreislaufstillstand? Anaesthesist 32:352
36. Meuret GH, Mussler M (1983) The immediate correction of acidosis is not necessary in CPCR, alkalosis has deleterious effects. World Congress Emergency Disaster Medicine, Rome, May 24–27, 1983, p 124 [Abstr 3]
37. Miller J, Tresch D, Horwitz L, Thompson BM, Abrahamian C, Darin JC (1983) The precordial thump – useful or detrimental? Ann Emerg Med 12:246
38. Niemann JT, Garner D, Rosborough J et al. (1979) The mechanism of blood flow in closed chest cardiopulmonary resuscitation. Circulation [Suppl 2] 60:74
39. Otto CW, Yakaitis RW, Redding JS, Blitt CD (1981) Comparison of dopamine, dobutamine, and epinephrine in CPR. Crit Care Med 9:640
40. Rattenborg CC (1977) Effect of bicarbonate and THAM on apneainduced hypercarbia. In: Safar P, Elam J (eds) Advances in cardiopulmonary resuscitation. Springer, New York Heidelberg Berlin, p 128 ff
41. Redding JS (1977a) Precordial thumping during cardiac resuscitation. In: Safar P, Elam J (eds) Advances in cardiopulmonary resuscitation. Springer, New York Heidelberg Berlin, p 87 ff
42. Redding JS (1977b) Drug therapy during cardiac arrest. In: Safar P, Elam J (eds) Advances in cardiopulmonary resuscitation. Springer, New York Heidelberg Berlin, p 113 ff

43. Redding JS (1980) The choking controversy. Crit Care Med 8:184
44. Redding JS, Haynes RR, Thomas RD (1981) „Old" and „new" CPR manually performed in dogs. Crit Care Med 9:386
45. Redding JS, Pearson JW (1963) Evaluation of drugs for cardiac resuscitation. Anesthesiology 24:203
46. Rosborough JP, Hausknecht M, Nieman JT, Criley JM (1981) Cough supported circulation. Crit Care Med 9:371
47. Safar P (1981) Cardiopulmonary cerebral resuscitation. AS Laerdal, Stavanger
48. Sefrin P, Albert M (1979) Herzdruckmassage durch Fußkompression. Anaesthesist 28:540
49. Sefrin P, Braun KF (1981) Wirkt sich die frühzeitige Intubation auf die Prognose von Notfallpatienten aus? Notfallmedizin 7:1324
50. Standards and guidelines for cardiopulmonary resuscitation (CPR) and emergency cardiac care (ECC) (1980). J Am Med Assoc 244:453
51. Steinbereithner K (1983) Grenzen der Reanimation – Unterlassung bzw. Abbruch der Behandlung. Anaesthesist [Suppl] 32:39
52. Steinbereithner K, Bergmann H (1983) Aufgaben der Anaesthesiologie in der Forschung für die Notfallmedizin. Anaesthesist [Suppl] 32:61
53. Stephenson HE (1980) Pathophysiological considerations that warrant open-chest cardiac resuscitation. Crit Care Med 8:185
54. Taylor GJ, Tucker WM, Greene HL, Rudikoff MT, Weisfeldt ML (1977) Importance of prolonged compression during cardiopulmonary resuscitation in man. N Engl J Med 296:1515
55. Wauquier A (1983) Möglichkeiten und Grenzen der Hirnreanimation. Anaesthesist [Suppl] 32:37
56. Weale FE, Rothwell-Jackson RL (1962) The efficiency of cardiac massage. Lancet 1:990
57. Webb DD, Lambrew CT (1978) Evaluation of physician skills in cardiopulmonary resuscitation. J Am Coll Emerg Phys 7:387
58. Weisfeldt ML, Chandra N, Tsitlik J (1981) Increased intrathoracic pressure – not direct heart compression – causes the rise in intrathoracic vascular pressures during CPR in dogs and pigs. Crit Care Med 9:377
59. Zideman DA (1983) Cardiopulmonary resuscitation: New methods or improved training? Anaesthesia 38:837

4 Volumenersatz – Kolloide oder Kristalloide?

(K. Peter, H. Laubenthal)

In der Therapie des traumatisierten, akut hypovolämischen Patienten nimmt der Ersatz des intravasalen Volumens eine zentrale Stellung ein. Es steht außer Frage, daß neben der Sicherung des intrapulmonalen Gasaustausches die rasche und vollständige Wiederherstellung des normalen intravasalen Blutvolumens die wichtigste therapeutische Maßnahme ist.

Beim ansonsten nicht wesentlich vorerkrankten Patienten kann als Folge einer traumatischen Blutung z. B. der Verlust von 25–35% der normalerweise in Zirkulation befindlichen Erythrozyten, von 50–60% der prokoagulatorischen Gerinnungsfaktoren des Plasmas und von etwa 75% der normalerweise im Kreislauf zirkulierenden Thrombozyten toleriert werden, ohne daß diese Blutbestandteile durch eine Transfusion ersetzt werden müßten. Der Verlust an Blutvolumen hingegen sollte möglichst schnell wieder vollständig ausgeglichen werden, wenn hypotoniebedingte Zentralisation, Mikrozirkulationsstörungen und daraus folgend anaerober Stoffwechsel, Azidose und regionale Hypoxie vermieden werden sollen. Dies haben die zahlreichen experimentellen und klinischen Arbeiten, insbesondere zur normovolämischen Hämodilution in den letzten Jahren eindeutig gezeigt [1, 3, 11–15, 18, 21, 23]. Bei einem erwachsenen Patienten mit nicht wesentlich eingeschränkter koronarer und kardialer Reserve kann also ein Blutverlust von 1000–2000 ml effektiv durch eine volumenwirksame erythrozytenfreie Flüssigkeit therapiert werden. Dies ist im Not- und Katastrophenfall von eminenter Bedeutung, da Blut und Blutbestandteile primär nicht oder nur begrenzt zur Verfügung stehen werden.

Für den primären Volumenersatz stehen kristalloide und kolloidale Lösungen zur Verfügung. Seit gut zwei Jahrzehnten wird im internationalen Schrifttum mit unverminderter Aktualität die Frage diskutiert, ob kristalloiden oder kolloidalen Lösungen für den primären Volumenersatz bei Hypovolämie der Vorzug zu geben sei. Zur Standortbestimmung in dieser Frage müssen mehrere Punkte erörtert werden:

Unterschiedliche Patienten- und Behandlungssituationen

Amerikanische Autoren diskutieren Volumenersatz beim Schock und Polytrauma und beim intraoperativen Volumenverlust und sogar beim intensivmedizinisch behandelten Patienten oft gleichwertig nebeneinander [3, 9, 16, 24].

Es besteht aber kein Zweifel, daß die Volumentherapie intraoperativ mit allen Möglichkeiten guter Überwachung von Kreislauf und Atmung (Herzfrequenz, arterieller Blutdruck, zentraler Venendruck, Pulmonalarteriendruck und pulmonalkapillärer Verschlußdruck, Bestimmung der Blutgase) in weiten Bereichen gut mit kristallinen Lösungen durchgeführt werden kann; im Bedarfsfall stehen dann Vollblut bzw. Erythrozytenkonzentrate ohne Zeitverlust zur Verfügung. Im hypovolämischen Schock unter Notfallbedingungen hingegen muß der Volumenersatz rasch und effektiv erfolgen, um möglichst schnell ein adäquates Blutvolumen sicherzustellen. Nur so kann die schockspezifische massive Störung der Homöostase beeinflußt und die Entwicklung der schockspezifischen Mikrozirkulationsstörungen verhindert, zumindest aber frühzeitig therapiert werden [3, 10–14, 23].

Hiermit keineswegs vergleichbar ist der Volumenersatz beim intensivmedizinisch behandelten Patienten, der eventuell noch ein „capillary-leak"-Syndrom bzw. ein akutes Atemnotsyndrom des Erwachsenen (ARDS) aufweist. Bei diesen Patienten ist die Therapie mit Kolloiden wegen des leichteren Übertritts dieser Substanzen aus dem Intravasalraum in das Interstitium problematisch. Jedenfalls ist die Diskussion um das günstigste Volumenersatzpräparat bei diesen Erkrankungen offen.

„Kolloide" oft synonym für Albumin

In der anglo-amerikanischen Literatur steht der Begriff „Kolloide" nahezu ausschließlich synonym für die natürlichen Kolloide Humanalbumin bzw. Plasmaprotein [3, 8, 9, 16, 24]. Künstliche Kolloide – Dextran, Gelatine, Hydroxyäthylstärke – sind dort im Gegensatz zu den europäischen Ländern weniger gebräuchlich.

Lösungen auf der Basis von Humanalbumin besitzen insbesondere als Volumenersatzmittel sehr gute Eigenschaften: Im Gegensatz zu den künstlichen Kolloiden hat Humanalbumin ein einheitliches Molekulargewicht von 69 000 Dalton, damit liegt es als monodisperse Lösung vor und die Gewichte aller Moleküle liegen einheitlich über der Nierenschwelle. Die Wasserbindungskapazität von Albumin beträgt 17 ml Wasser pro g Albumin. Bei einer 50%igen Lösung entspricht der Volumeneffekt etwa dem der infundierten Lösungsmenge.

Die natürlichen Kolloide Humanalbumin und Plasmaprotein sind jedoch im Vergleich zu kristalloiden wie künstlichen kolloidalen Lösungen nur begrenzt verfügbar und sehr viel teurer. Aus diesen Gründen sollten die natürlichen Kolloide auch nur bei Patienten angewendet werden, bei denen eine Hypovolämie und gleichzeitig eine präexistente Hypoproteinämie (Konzentration an Plasmaprotein unter 5 g%) vorliegt [3, 12, 14]. Auch dann sollten natürliche Kolloide nur mit Zurückhaltung eingesetzt werden, solange chirurgische Blutungen nicht unter Kontrolle gebracht sind.

Eine therapeutische Überlegenheit von Lösungen von Humanalbumin bzw. Plasmaprotein gegenüber künstlichen kolloidalen Lösungen in der primären Volumentherapie bei Patienten mit Hypovolämie ohne präexistente Hypoproteinämie ließ sich bislang nicht nachweisen.

Begrenzte Verfügbarkeit und hohe Kosten machen es verständlich, daß amerikanische Autoren Argumente suchen, um auf die natürlichen kolloidalen Lösungen beim primären Volumenersatz verzichten zu können. Dies erklärt viele Studien mit dieser Zielsetzung [8, 9, 16, 24].

Dennoch wird auch in den USA nicht völlig auf kolloidale Substanzen verzichtet, sondern das Behandlungsschema modifiziert: Die Patienten erhalten in der Regel zunächst Ringer's Laktat, recht bald danach Erythrozytenkonzentrate, meist gleichzeitig fresh-frozen-Plasma und schließlich, wenn erforderlich, Albuminlösungen [3, 9, 16]. Hypoproteinämien unter 5 g% bzw. Hypalbuminämien unter 3 g% werden also auch dort bei der sogenannten kolloidfreien Therapie in der Regel nicht erreicht [8, 9, 24].

Die vorstehenden Erläuterungen zeigen, warum die Kontroverse „Kristalloide oder Kolloide" aufgrund unterschiedlicher Ausgangssituationen der Diskussionsparteien oft zu Mißverständnissen und differenten Schlußfolgerungen führen mußte. Um diese Mißverständnisse zu vermeiden, sollte die Frage des Themas also genauer formuliert werden: „Sind für den primären" Volumenersatz beim Patienten im traumatisch-hypovolämischen Schock kristalloide oder künstliche kolloidale Lösungen zu bevorzugen?"

Einige wesentliche Gesichtspunkte zur Anwendung dieser Lösungen sind dazu zu erörtern.

1. Gültigkeit des Starling'schen Gesetzes

Die Kräfte, die die Flüssigkeitsbewegungen zwischen Intra- und Extravasalraum bestimmen, sind seit den Untersuchungen von Starling Ende des vorigen Jahrhunderts bekannt und unverändert gültig [22]. Von den hydrostatischen und onkotischen Drucken, die im Gefäßsystem und im Interstitium wirken, ermöglicht allein ein relativ hoher onkotischer Druck intravasal eine ausreichende Flüssigkeitsretention in den Gefäßen des Kreislaufs, bzw. allein dieser Druck kann den Übertritt von Flüssigkeit aus dem Interstitium in die Blutgefäße bewirken. Der onkotische Druck des Plasmas ist also der wesentliche Garant der intravaskulären Normovolämie.

Beim traumatisch-hypovolämischen Schock wird primär das intravaskuläre Blutvolumen stark vermindert. In dieser Phase des Schocks besteht noch keine überproportionale Verminderung der Extrazellulärflüssigkeit [14, 15, 23]. Erst im Verlaufe der Kompensation des Volumenverlustes, dann in Abhängigkeit von dessen Höhe und der Dauer des Schocks findet ein Einstrom interstitieller Flüssigkeit vor allem in den Intravasalraum statt. Auch der Intrazellulärraum und sogenannte dritte Räume werden auf Kosten des Interstitiums hydriert [10, 11, 14, 15]. Diese Verschiebung interstitieller Flüssigkeit hat aber zum Zeitpunkt der Primärtherapie in aller Regel noch keine Bedeutung. Eine Auffüllung des interstitiellen Raumes kann also in der Erstversorgungsphase nicht vorrangig sein. Entscheidend ist allein die Anhebung bzw. Normalisierung des Intravasalvolumens.

2. Bessere Volumeneffektivität durch Kolloide

In der primären Volumenersatztherapie sind kolloidale Lösungen den kristalloiden Lösungen hinsichtlich der Volumenwirksamkeit und der intravasalen Verweildauer eindeutig überlegen [3, 12, 14, 21]. Das beim Schockpatienten durch Verlust von Kolloidlösung (Plasma) und Erythrozyten eingetretene onkotische Defizit wird durch die onkotische Wirksamkeit und Wasserbindungsfähigkeit künstlicher Kolloide ausgeglichen. Vor allem die Untersuchungen zur induzierten normovolämischen Hämodilution haben bezüglich der Volumenwirksamkeit eine eindeutige Überlegenheit der langwirkenden künstlichen Kolloidlösungen – Dextran 60 bzw. 70 (Dextran mit einem Gewichtsmittel des Molekulargewichts von 60 000 bzw. 70 000 Dalton) und für Hydroxyäthylstärke 450/0,7 (Hydroxyäthylstärke mit einem Gewichtsmittel des Molekulargewichtes von 450 000 Dalton und einem Substitutionsgrad von 0,7) – gegenüber den kürzer wirksamen kolloidalen Lösungen – Gelatinepräparate, Hydroxyäthylstärke 40/0,5 und Dextran 40 – und den kristalloiden Lösungen gezeigt [12]. Ein ausreichend langer Volumeneffekt kann nur von Kolloiden erwartet werden, deren mittleres Molekulargewicht über der Nierenschwelle liegt und die eine enge molekulare Gewichtsverteilung aufweisen.

3. Verbesserung der Fluidität durch kolloidale Lösungen

Die zur Behebung der schockspezifischen Mikrozirkulationsstörungen erforderliche Verbesserung der Fluidität des Blutes wird durch die onkotisch aktiven Kolloide effektiver und in größerem Maße erreicht als durch große Mengen kolloidfreier Infusionslösungen [13–15, 23]. Aus rheologischer Sicht muß daher zur Aufrechterhaltung einer ausreichenden nutritiven Perfusion der Kapillaren die Anwendung von Kolloiden für die primäre Volumenersatztherapie gefordert werden.

4. Nebenwirkungen

An wesentlichen Nebenwirkungen der Infusionstherapie mit kristalloiden oder kolloidalen Lösungen sind bislang bekannt:

a) *Gerinnungsstörungen* können bei Infusionen sowohl kolloidaler wie kristalloider Lösungen in Abhängigkeit vom Verdünnungsgrad des Blutes auftreten. Bei Dextran ist eine Dosisbegrenzung von 1,5 g Dextran/kg Körpergewicht und Tag zu beachten (entspricht 1500 ml einer 6%igen Dextranlösung bei einem erwachsenen Patienten); wird mehr infundiert, so muß zunehmend mit einer Hemmung der Plättchenaggregabilität und einer Verminderung der Aktivität des Faktors VIII der plasmatischen Gerinnungsfaktoren gerechnet werden.

b) *Nierenfunktionsstörungen* wurden nach Infusion der 10%igen Lösung von Dextran 40 wiederholt berichtet [11]. Bei Beachtung der Wirkungsmechanismen dieses Präparates (hyperonkotische Lösung, relativ rasche Ausscheidung eines Teils der kleineren Moleküle über die Nieren) und aus diesem Grunde ausreichendem Angebot kristalloider Lösungen sollte diese Nebenwirkung immer zu vermeiden sein. Zudem ist Dextran 40 aufgrund seiner relativ kürzeren intravasalen Volumenwirksamkeit nicht das Kolloid der Wahl zum primären Volumenersatz.

c) Die im Vergleich zu anderen kolloidalen Lösungen relativ lange *intravasale Verweildauer* eines Teils der Moleküle der Hydroxyäthylstärke 450/0,7 und deren relativ *lange Speicherung* im retikulo-endothelialen System sind in ihrer klinischen Bedeutung noch nicht absehbar.

5. Unverträglichkeitsreaktionen

Unverträglichkeitsreaktionen wurden bei Infusion sowohl natürlicher wie künstlicher kolloidaler Lösungen in vergleichbarer Häufigkeit und sehr viel häufiger als bei Infusion kristalloider Lösungen berichtet. Die Häufigkeiten anaphylaktoider bzw. anaphylaktischer Reaktionen, die in den nach Art und Durchführung sehr unterschiedlichen Studien ermittelt wurden, variieren sehr stark von 0,001 bis 21,3 % [7, 19]. Die genaue Inzidenz der Unverträglichkeitsreaktionen bei Infusion von Kolloidlösungen kann daher auch heute noch nicht angegeben werden.

a) Ursachen der Unverträglichkeitsreaktionen bei Infusion *natürlicher kolloidaler Lösungen* sind die Bildung von Proteinaggregaten, die schädliche Wirkung von den Lösungen zur Stabilisation der Kolloiddispersion zugegebenen Substanzen und möglicherweise Immunisierungen [7, 19]. Bei Plasmaproteinlösungen wurden weiterhin schwere Hypotensionen beobachtet, ausgelöst durch Aktivierung des Hageman-Faktors und Bildung von Bradykinin [7, 19].

b) Die Pathomechanismen der Reaktionen bei Infusion der Lösungen von *Hydroxyäthylstärke* sind noch ungeklärt.

c) Bei Infusion von *Gelatinepräparaten* – harnstoffvernetzte Gelatine (Hämaccel) – konnte die Freisetzung von Histamin als wesentlichste Ursache der Unverträglichkeitsreaktionen nachgewiesen werden [7, 20]. Durch Vorgabe von Histaminrezeptor-Antagonisten – H_1- und H_2-Blockern – ließen sich diese Reaktionen offensichtlich weitgehend verhindern [20]. Da die Histaminrezeptor-Antagonisten ungefähr 20–30 min bis zum Beginn ihrer Wirkung benötigen, erscheint diese Prophylaxe zumindest für den Notfall nicht praktikabel.

d) Als Ursache vor allem der schweren Unverträglichkeitsreaktionen bei Infusion von *Dextranlösungen* ließ sich eine Immunkomplex-Anaphylaxie aufzeigen [5–7, 17]. Durch die intravenöse Vorinjektion von 20 ml monovalentem Haptendextran 15 % (Promit) konnten diese anaphylaktischen Reaktionen, vor allem die schweren, weitgehend verhindert werden [5, 6, 7, 17].

Bei Patienten im manifesten Schock kann zudem bei geplanter Infusion von Dextran aus zwei Gründen auf die Vorinjektion von Haptendextran verzichtet werden, wenn diese Prophylaxe die rasche Volumensubstitution behindern würde:

Zum einen behindert offensichtlich nach allen bislang bekannten Berichten zu Dextranunverträglichkeiten die adrenerge Stimulation des schockierten Patienten eine anaphylaktische Reaktion.

Zum zweiten können sich bei der notwendig raschen Infusion von Dextran bei Patienten im Schock wegen des hohen Überschusses an Antigen (Dextran) nur kleine Antigen-Antikörper-Komplexe ausbilden, sofern diese Patienten präformierte dextranreaktive Antikörper besitzen; eine anaphylaktische Reaktion aufgrund dieser kleinen Komplexe aber ist äußerst unwahrscheinlich [17].

Aus den genannten Gründen sind Unverträglichkeitsreaktionen bei Infusion von Dextran heute kein wesentliches Argument mehr gegen den Einsatz dieser Lösungen.

Folgerungen

Grundsätzlich kann ein adäquater Volumenersatz beim hypovolämischen, schockierten Patienten mit beiden Lösungen, d. h. sowohl mit kolloidalen als auch mit kristalloiden Lösungen, erreicht werden. Auch die immer wieder zitierten Studien von Virgilio, Moss und Lucas [8, 9, 16, 24] belegen jedoch nicht die Überlegenheit kristalloider Lösungen gegenüber den kolloidalen Lösungen bei der Therapie des hypovolämisch-hämorrhagischen Schocks. Virgilio et al. haben z. B. in ihrer vielzitierten Studie [24] keine Schocktherapie mit Kristalloiden durchgeführt, sondern eine normale Volumensubstitution bei elektiven, operativen Eingriffen. Alle Patienten verzeichneten deutliche Gewichtszunahmen. Die neuere Studie von Moss et al. [16] über 36 Patienten mit Trauma und Schock, die einer Laparotomie unterzogen werden mußten, enthält zu wenig Einzelangaben, um beurteilen zu können, ob in den randomisierten Patientengruppen die Zugabe kolloidaler Lösungen erforderlich war oder nicht. Alle Patienten hatten bereits zur Aufnahme in diese Studie fünf Einheiten gewaschener Erythrozytenkonzentrate erhalten; eine Überlegenheit einer Therapieform wurde nicht festgestellt; als wesentlicher Nachteil einer Therapie mit Albuminlösungen wurden deren hohe Kosten herausgestellt. In der Studie von Lucas et al. [9], die 94 verletzte Patienten einschloß, erhielten auch die Patienten, die nicht zusätzlich mit Albumin behandelt wurden, in den Transfusionen von Erythrozyten und fresh-frozen-Plasma ungefähr 300 g Albumin (entspricht 6000 ml einer 5%igen Albuminlösung); die ausgewiesenen Kreislaufdaten zeigen nicht, daß die Patinten der „Albumingruppe" die zusätzlichen 181 g Albumin (entsprechend 3600 ml 5%ige Albuminlösung) in den ersten 5 Tagen der Behandlung auch wirklich benötigt hätten.

Der Volumenersatz durch Kristalloidlösungen kann nur dann effektiv sein, wenn große Volumina kontinuierlich nachinfundiert werden. Kann der Kreislauf dabei durch invasives Monitoring nicht kontinuierlich überwacht werden, dann drohen als immanente Gefahren Überwässerung, Unterwässerung bzw. interstitielles Ödem. Bei einer Senkung des kolloidosmotischen Druckes durch Kristalloidtherapie resultiert zudem keine homogene, sondern eine selektive Verteilung der Elektrolytlösung in bestimmte Gewebe, z. B. Magen-Darmwand und Haut, mit konsekutiver überproportionaler Zunahme der extravaskulären Flüssigkeit [4]. Der Abstrom von Elektrolytlösung in den interstitiellen Raum führt so lange nicht zu einem pulmonalen interstitiellen Ödem, wie der Lymphabfluß über den Ductus thoracicus nicht überfordert wird.

Eine kritische Wertung der vorstehenden Erläuterungen zeigt, daß für den primären Volumenersatz der hypovolämischen, schockierten Patienten künstliche kolloidale Lösungen eindeutig zu favorisieren sind. Aufgrund ihres deutlichen Volumeneffektes und ihrer langanhaltenden intravasalen Verweildauer sind Lösungen von Dextran 60 bzw. 70 und von Hydroxyäthylstärke 450/0,7 bzw. Hydroxyäthylstärke 200/0,5 den anderen Kolloidpräparaten überlegen. Bei der Hydroxyäthylstärke 450/0,7 ist die lange Speicherung eines Teils dieser Substanz im retikulo-endothelialen System als Nachteil zu werten; Untersuchungen zur Speicherung von Hydroxyäthylstärke 200/0,5 liegen noch nicht vor. Die intravaskuläre Volumenwirksamkeit der Hydroxyäthylstärke 200/0,5 kann noch nicht abschließend beurteilt werden.

Für Dextran 60 bzw. 70 spricht hingegen dessen nachgewiesener antithrombotischer Effekt [2, 3, 12], der neben der hämodynamisch wirksamen Hämodilution zur Verbesserung der Blutfluidität und Belebung der schockspezifischen Mikrozirkulationsstörungen beiträgt.

Es erscheint wichtig, eindringlich darauf hinzuweisen, daß insbesondere unter den Bedingungen der Notfall- und Katastrophenmedizin eine primäre Volumenersatztherapie effizient und technisch einfach sein muß. Unter diesen Bedingungen kann es entscheidend sein, ob ein geschätzter Verlust von 2000 ml Blut durch 2000 ml kolloidaler Lösungen effektiv ersetzt werden kann oder ob 6000–8000 ml kristalloider Lösungen infundiert werden müssen. Zudem müssen kristalloide Lösungen unter ständiger Kontrolle und in größeren Mengen nachinfundiert werden.

Die Infusion kristalloider Lösungen ist ohnehin in Abhängigkeit von Verlust und laufendem Bedarf zusätzlich erforderlich.

Zusammenfassung

Beim akut hypovolämischen, schockierten Patienten ist zum primären Volumenersatz die Infusion kolloidaler, onkotisch wirksamer Lösungen der Infusion kristalloider Lösungen nach wie vor überlegen. Wichtigste Ziele bei der Primärtherapie des hypovolämischen Schocks sind die Wiederherstellung eines normalen intravasalen Blutvolumens, damit die Sicherung eines normalen Herzminutenvolumens, und durch diese Maßnahmen die Verhinderung schockspezifischer Mikrozirkulationsstörungen und die Sicherung einer Homöostase der Gesamtvolumina (Intra- wie Extrazellularräume) des Organismus. Natürliche kolloidale Lösungen sollten aufgrund ihrer hohen Kosten und ihrer begrenzten Verfügbarkeit nicht für den primären Volumenersatz verwendet werden. Ihr Einsatz ist nur dann gerechtfertigt, wenn neben der Hypovolämie eine präexistierende Hypoproteinämie besteht und traumatische oder chirurgische Blutungen möglichst unter Kontrolle gebracht sind.

Unter den künstlichen kolloidalen Lösungen sind die Lösungen von Dextran 60 bzw. 70 aufgrund ihrer sicheren und anhaltenden Volumenwirksamkeit, ihres thromboseprophylaktischen Effektes und der durch sie bewirkten Verbesserung des Blutflusses in den Kapillaren günstig. Neben der Gabe kolloidaler Lösungen ist die Infusion von kristalloiden Lösungen auch beim primären Volumenersatz zum Ausgleich stattgehabter Verluste und zur Deckung des laufenden Bedarfes unerläßlich.

Literatur

1. Demling RH, Manohar M, Will JA (1980) Response of the pulmonary microcirculation to fluid loading after hemorrhagic shock and resuscitation. Surgery 87:552–559
2. Gruber UF (1981) Thromboembolieprophylaxe mit Dextran; In: (H Vinazzer, Hrsg) Anaesthesiologie und Intensivmedizin. Springer, Berlin Heidelberg New York, Band 134, S 194–204
3. Gruber UF (1982) Nutzen und Gefahren der Volumentherapie. Internist 23:450–456
4. Larsson M, Ware I (1983) Effects of isotonic fluid load on plasma water and extracellular fluid volumes in the rats. Eur Surg Res 15:262–267
5. Laubenthal H, Gerber H, Richter W, Kraft D, Peter K, Gruber UF, Meßmer K (1982) Effektivität der Haptenhemmung zur Prophylaxe der Dextrananaphylaxie – Ergebnisse einer deutsch-schweizerischen multizentrischen Studie. Anästhesist 31:503–504
6. Laubenthal H, Meßmer K (1983) Haptendextran. Dtsch Med Wochenschr 108:997–998
7. Laubenthal H, Peter K, Meßmer K (1982) Unverträglichkeitsreaktionen auf kolloidale Plasmaersatzlösungen. Anästh Intensivmed 23:26–33
8. Lowe RJ, Moss GS, Jilek J, Levine HD (1979) Crystalloid versus colloid in the etiology of pulmonary failure after trauma – A randomized trial in man. Crit Care Med 7:107–112
9. Lucas CE, Ledgerwood AM, Higgins RF, Weaver DW (1980) Impaired pulmonary function after albumin resuscitation from shock. J Trauma 20:446–451
10. Lundsgaard-Hansen P, Pappova E (1981) Colloids versus cristalloids as volume substitutes: Clinical relevance of the serum oncotic pressure. Ann Clin Res [Suppl 33] 13:5–17
11. Lutz H (1980) Plasmaersatzmittel. 3. Aufl. Thieme, Stuttgart New York
12. Meßmer K (1983) Plasma substitutes and indications for their use. In: Tinker J, Rapin M (eds) Care of the critically ill patient. Springer, Berlin Heidelberg New York, pp 569–575
13. Meßmer K (1982) Rheologische Grundlagen der Schocktherapie. Internist 23:445–449
14. Meßmer K, Sunder-Plassmann L (1975) Schock. In: Lindenschmidt TO (Hrsg) Pathophysiologische Grundlagen der Chirurgie. 2. Aufl. Thieme, Stuttgart, S 159–196

15. Meßmer K, Sunder-Plassmann L, Klövekorn WP, Holper K (1972) Circulatory significance of hemodilution. Rheological changes and limitations. Adv Microcirc 4:1–77
16. Moss GS, Lowe RJ, Jilek J, Levine HD (1981) Colloid or crystalloid in the resuscitation of hemorrhagic shock: a controlled clinical trial. Surgery 89:434–438
17. Peter K, Laubenthal H, Gruber UF, Meßmer K (1984) Klinische Aspekte der Hemmung der Dextrananaphylaxie mit monovalentem Haptendextran. Maudrich, Wien (im Druck)
18. Risberg B, Miller E, Hughes J (1981) Comparison on the pulmonary effects of rapid infusion of a crystalloid and a colloid solution. Acta Chir Scand 147:613–618
19. Ring J (1978) Anaphylaktoide Reaktionen nach Infusion natürlicher und künstlicher Kolloide. Anaesthesiologie und Intensivmedizin, Band 111, Springer, Berlin Heidelberg New York
20. Schöning B, Lorenz W, Doenicke A (1982) Prophylaxis of anaphylactoid reactions to a polypeptidal plasma substitute by H_1- plus H_2-receptor antagonists: Synopsis of three randomized controlled trials. Klin Wochenschr 60:1048–1055
21. Shoemaker WC, Hauser CJ (1979) Critique of crystalloid versus colloid therapy in shock and shock lung. Crit Care Med 7:117–124
22. Starling EH (1896) On the absorption of fluids from the connective tissue spaces. J Physiol 19:312–326
23. Sunder-Plassmann L, Meßmer K (1972) Die Dynamik der Mikrozirkulation im Schock: Hämorheologische und hämodynamische Veränderungen. Z Prakt Anästh 7:95–106
24. Virgilio RW, Rice CL, Smith DE, James DR, Zarins CK, Hobelmann CF, Peters RM (1979) Crystalloid versus colloid resuscitation: Is one better? A randomized clinical study. Surgery 85:129–139

5 Zerebrale Protektion – gegenwärtige Erfahrungen und Möglichkeiten

(A. Baethmann)

Zerebrale Protektion ist: „... die Anwendung zeitlich begrenzter therapeutischer Maßnahmen zum Schutz des Gehirns vor durch Ischämie oder Oligämie, bzw. Anoxie oder Hypoxie verursachte Läsionen" [1]. Legt man den Begriff großzügig aus, wäre festzuhalten, daß eigentlich viele intensivmedizinische Maßnahmen diesem Zweck dienen, auch diejenigen, die nicht unmittelbar die Hirnfunktion schützen. Im engeren Sinne werden unter zerebraler Protektion jedoch pharmakologische Methoden verstanden, die eine Depression der elektrophysiologischen Hirntätigkeit zusammen mit einer Verminderung des metabolischen Umsatzes bewirken, um das Gehirn vor Schädigungen durch Ischämie oder andere Noxen zu bewahren. Der Nutzen der zerebralen Protektion erscheint besonders offenkundig als präventive Maßnahme, wo Störungen der Blut- und Sauerstoffversorgung des Gehirns vorhergesehen werden können. Dies ergibt folgende Indikationen (s. Tabelle 1):

Tabelle 1. Indikation für *zerebrale Protektion*

- Akute zerebrale Gefäßverschlüsse
- Akuter Herz-Kreislaufstillstand
- Subarachnoidalblutung
- Schweres Schädel-Hirntrauma
- Globale Hypoxie/Anoxie nach Ersticken oder Ertrinken

(nach JD Miller 1983)

Die Indikationen zeigen, daß zerebrale Protektion bei schwer Erkrankten zum Einsatz kommt, wo der weitere klinische Verlauf oft ungünstig oder zweifelhaft ist. Deshalb ist die Objektivierung des Nutzens der „zerebralen Protektion" in der Klinik außerordentlich schwierig und, streng genommen, ihr Erfolg bisher – von Einzelfällen abgesehen – nicht bewiesen [2–4]. Ein weiteres Problem ist, daß die Methoden der zerebralen Protektion, die im Experiment Wirkung zeigen, für den Patienten nicht ohne Risiko sind. Als Beispiel seien die Nebenwirkungen der Barbiturattherapie erwähnt. Es ist deshalb nicht verwunderlich, daß der initiale Enthusiasmus der zerebralen Protektion, der besonders der Barbiturattherapie entgegenschlug, einer nüchternen Skepsis gewichen ist.

Die Notwendigkeit für zerebrale Protektion sei an den pathophysiologischen Vorgängen beim schweren Schädel-Hirntrauma und der zerebralen Ischämie erörtert, deren Verhinderung das Ziel der Therapie sein sollte. Das schwere Schädel-Hirntrauma und die zerebrale Ischämie sind exemplarisch, weil ihr klinischer Ausgang – wenn die Patienten das Trauma, den initialen Insult überleben – häufig von Sekundärvorgängen bestimmt wird, die im Gegensatz zu den Primärläsionen im Prinzip durch medizinische Intervention beeinflußt werden können.

Die Situation beim schweren Schädel-Hirntrauma wird besonders eindringlich durch die Vermutung McKay's: „... 43% aller bei Verkehrsunfällen mit Schädel-Hirntrauma tödlich Verunglückten hätten bessere Chancen, wenn wirksame medizinische Hilfe innerhalb 10 min verfügbar wäre" illustriert [5]. D.h., bei einer großen Zahl von Patienten mit Schädel-Hirntrauma entscheidet nicht das Trauma, die Primärläsion selbst, sondern sich daran anschließende Störungen, z.B. der Atmung oder im intrakraniellen Raum ablaufende Prozesse das weitere Schicksal. Es sind Vorgänge, die bei rechtzeitiger Hilfe, bei besserer Kenntnis der Mechanismen und Verfügbarkeit wirksamerer Therapiemethoden vermeidbar wären. Zerebrale Protektion könnte hierbei eine wichtige Funktion übernehmen.

Neuropathologische Untersuchungen von Graham et al. [6] bei Patienten, die nach einem schweren Schädel-Hirntrauma verstorben sind, liefern wichtige Hinweise (Tabelle 2). Von 151 hatten 138, d.h. mehr als 90%, pathologisch-anatomische Veränderungen des Gehirns, die dafür sprechen, daß nach dem Trauma sekundär-ischämische oder -anoxische Komplika-

Tabelle 2. Zerebrale Ischämie bei schwerem Schädelhirntrauma mit tödlichem Ausgang (n = 151)

	[n]	[%]
Häufigkeit	138	91,4
– davon:		
• IKD ↗	119	78,8
• Hypoxische Episoden	113	74,8
• Intrakran. Hämatome	91	60,3
• Mittellinienshift	59	39,1
• Luzides Intervall	52	34,4
• Begleitverletzungen	50	33,1

(nach DI Graham et al. 1978)

tionen auftraten, die u. U. vermeidbar gewesen wären. Die wichtigsten Ursachen waren:

1. bei ca. 80% der Verstorbenen ein Anstieg des intrakraniellen Drucks, und
2. bei ca. 75% der Verstorbenen intermittierende hypoxische Episoden (Tabelle 2).

Wichtige Aspekte des zerebralen Sekundärschadens beim Schädel-Hirntrauma wie bei der zerebralen Ischämie entwickeln sich aus der primär entstandenen Gewebsnekrose (Primärläsion). Dies sind z. B. das perifokale Hirnödem, Mikrozirkulationsstörungen, sekundär-zytotoxische Zellschwellungen, die zusammengenommen über die intrakranielle Raumforderung zum Anstieg des intrakraniellen Drucks führen können und damit sekundär zur zerebralen Ischämie und zur Herniation des Gehirns im Tentoriumsschlitz oder Foramen magnum.

Die Manifestation dieser Prozesse wird – zumindest partiell – mit der Bildung toxischer Mediatorsubstanzen im und um das Nekroseareal in Zusammenhang gebracht. Toxische Mediatoren sind z. B. freie Fettsäuren, Prostaglandine, freie Radikale, Kinine usw., deren Konzentration im Fokus sprunghaft in die Höhe gehen kann [7–9].

Zerebrale Sekundärprozesse entwickeln sich mit einer gewissen zeitlichen Latenz, die kurz bemessen sein kann, aber bei guter Organisation von Nothilfe und weiterer klinischer Versorgung therapeutisch genutzt werden kann – oder auch ungenutzt verstreicht, wie die neuropathologische Studie von Graham et al. [6] zeigt.

Ein in diesem Zusammenhang wichtiges Ziel der zerebralen Protektion ist die Verbesserung der Ischämietoleranz

1. durch Verlängerung der kritischen Zeitspanne einer zerebralen Kreislaufunterbrechung, bevor es zur irreversiblen Schädigung kommt, und
2. durch Verminderung des minimalen Durchblutungsgrenzwertes, dessen Unterschreiten zur Entwicklung irreversibler Läsionen führt.

Bisher weniger klar jedoch ist, welche Rolle die zerebrale Protektion im bereits zur Verfügung stehenden therapeutischen Repertoire übernimmt. Die Akutversorgung, wie z. B. erste Hilfe, etwaige neurochirurgische Eingriffe, die weitere intensivmedizinische Betreuung, Beatmung, usw. erfüllen bereits wesentliche therapeutische Aufgaben, ohne sich mit dem ambitionierten Etikett „Zerebrale Protektion" zu schmücken.

Tabelle 3. Durch *zerebrale Protektion* beeinflußbare Pathomechanismen

- Zerebraler Hypermetabolismus, z. B. in der postischämischen Rezirkulationsphase
  → Adaption des Hirnstoffwechsels an Minderperfusion
- Intrakranieller Druckanstieg
  → Verbesserung des zerebralen Perfusionsdrucks
- Störungen der extra-intrazellulären Ionenverteilung, z. B. $K_e^+\uparrow$, $Ca_i^{++}\uparrow$
- Aktivierung bzw. Bildung toxischer Mediatoren, z. B. freie Fettsäuren, PGs, freie Radikale, etc.

(nach S Hoyer u. D Heuser 1983)

In Tabelle 3 sind Pathomechanismen des zerebralen Sekundärschadens angeführt, deren Suppression oder Abschwächung die zerebrale Protektion anstrebt; in Tabelle 4 derzeit diskutierte therapeutische Methoden. Ein wichtiger protektiver Mechanismus von Narkotika wie Barbituraten, Etomidate usw. ist die Dämpfung der zerebralen O_2- und Glukoseaufnahme ohne die ATP- und Phosphorkreatinkonzentrationen des Hirngewebes, das energetische Potential, zu vermindern [10]. Die Stoffwechseldämpfung ist wünschenswert zur Verhinderung des zerebralen Hypermetabolismus. Nach Durchblutungsstörungen des Gehirns wird ein z. T. beträchtlich erhöhter

Tabelle 4. Pharmakologie der *zerebralen Protektion*

- Narkotika, Anaesthetika
  - Barbiturate
  - Etomidate
  - Althesin
  - Gammahydroxybutyrat, Gammabutyrolacton
- Lokalanaesthetika
  - Lidocain
- Antiepileptika
  - Phenytoin
- Ca^{++}-Blocker
  - Entry-Blocker: Nifedipin, Nimodipin
  - Overload-Blocker: Flunarizin
  - Release-Blocker: Verapamil
  - Calmodulin Antagonisten: Trifluoperazin

Weitere Methoden:

- Steroide • Proteaseninhibitoren • Naloxon
- Phenothiazine: Chlorpromazin, Promethazin
- Nootrope Substanzen: Pirazetam, Naftidrofuryl, o. ä.

Stoffwechselumsatz des Gewebes beobachtet, wodurch erhöhte Anforderungen an die Durchblutung zur Sicherstellung der O_2- und Substratversorgung gestellt werden. Die Anforderungen werden jedoch in der postischämischen Phase durch die Durchblutung häufig nur unzureichend befriedigt [11–13]. Der initialen Hyperämie der postischämischen Phase folgt häufig eine mehr oder weniger ausgeprägte und anhaltende Mangeldurchblutung, oder die Hirndurchblutung ist in der postischämischen Phase a priori unzureichend [11, 12].

Barbiturate, Etomidate oder andere stoffwechseldämpfende Narkotika könnten die metabolischen Bedürfnisse des Gewebes an die Mangeldurchblutung der postischämischen Phase adaptieren.

Ein anderer, entscheidender Aspekt der zerebralen Protektion ist die Senkung des erhöhten intrakraniellen Drucks zur Verbesserung der Hirnperfusion. Hierfür haben sich Barbiturate, z. B. beim schweren Schädel-Hirntrauma als besonders wirkungsvoll erwiesen [14, 15]. Einige Untersucher vertreten die Meinung, daß die Senkung des erhöhten intrakraniellen Drucks die wichtigste Funktion der Barbiturattherapie ist. Das würde bedeuten, daß Barbiturate beim Schädel-Hirntrauma nur dann indiziert sind, wenn der intrakranielle Druck erhöht ist.

Kardiodepressive Nebenwirkungen von Barbituraten können jedoch durch Verringerung des Herzminutenvolumens und Abnahme des arteriellen Blutdrucks den Erfolg der intrakraniellen Drucksenkung in Frage stellen. Deshalb wird nach Substanzen gesucht, die ähnlich wie Barbiturate den Stoffwechsel hemmen und den intrakraniellen Druck senken, ohne jedoch den Blutdruck zu verändern.

Bedford et al. [16] haben die Wirkung von Thiopental mit der von Lidocain auf den intrakraniellen Druck und den arteriellen Blutdruck verglichen. Der Anstieg des intrakraniellen Drucks durch Schmerzreize während eines neurochirurgischen Eingriffs wurde durch Injektion beider Medikamente in gleichem Umfang gedämpft. Die Abnahme des arteriellen Blutdrucks fiel jedoch nach Gabe von Lidocain deutlich geringer aus als unter Thiopental [16]. Eine wichtige Funktion von Lidocain wird in der Verhinderung des K^+-Ausstroms in das Interstitium unter Mangelbedingungen, z. B. Ischämie gesehen. Ergebnisse von Astrup zeigen, daß Lidocain im Gegensatz zu Thiopental die Akkumulation von K^+-Ionen im Extrazellulärraum bei der zerebralen Ischämie verzögert [17]. Hinzu kommt eine noch ausgeprägtere Dämpfung des Energiestoffwechsels durch das Lokalanästhetikum. Astrup meint, daß Barbiturate nur den durch synaptische Tätigkeit stimulierten Hirnstoffwechsel hemmen. Lidocain verhindert darüberhinaus über die spezifisch-pharmakologische Blockade der Ionenkanäle Verschiebungen der Na^+-K^+-Verteilung zwischen Intra- und Extra-

Tabelle 5. Barbituratmechanismen im ZNS

- Prä- und postsynaptische Inhibition
- Hemmung des Elektronentransports in der Atmungskette
- Reduktion von Hirndurchblutung, O_2- und Glukoseverbrauch bei Konservierung der Energetik
- Hemmung von Glykolyse, Lipolyse und lysosom. Enzymen
- Reduktion der Catecholaminfreisetzung beim ischämischen Insult
- Inaktivierung freier Radikale
- Senken des intrakraniellen Drucks

---

zellulärraum bei Ischämie, deren Korrektur den Stoffwechsel zusätzlich belastet [17].

Neben ihrer metabolisch-inhibitorischen Wirkung entfalten Barbiturate jedoch im ZNS ein weites Spektrum von Mechanismen unter physiologischen wie pathophysiologischen Bedingungen, die ihre Bedeutung als eine der wichtigsten Methoden der zerebralen Protektion unterstreichen (s. Tabelle 5). Die Wirkung von Barbituraten beschränkt sich keineswegs nur auf die Hemmung der synaptischen Aktivität, sondern sie blockieren den Elektronenfluß in der Atmungskette, hemmen damit die Zellatmung und zwar unabhängig von der elektrophysiologischen Funktion. Barbiturate haben zudem inhibitorische Wirkungen auf die Glykolyse und Lipolyse, hemmen die Catecholaminfreisetzung, inaktivieren freie Radikale und lysosomale Enzyme – Wirkungen, die für die Entwicklung des zerebralen Sekundärschadens von Bedeutung sind (Übersicht s. Baethmann u. Grossmann [18]). Ob Lokalanästhetika wie Lidocain derart vielfältige Wirkungen haben, ist m. W. nicht bekannt.

In Abb. 1 ist die protektive Wirkung von Pentobarbital beim fokalen ischämischen Insult nach experimenteller Unterbindung der A. cerebri media gezeigt [19]. Die Graphik demonstriert rechts den Umfang ischämischer Infarkte unbehandelter Kontrolltiere, die deutliche Verkleinerung der Infarktausdehnung durch Pentobarbitalgabe 2 h nach Ligatur – und die weitere Verbesserung des therapeutischen Resultats nach Gabe von Pentobarbital 1 h vor der Gefäßunterbindung.

Neuere Ergebnisse beim globalen zerebralen Kreislaufstillstand lassen hingegen Zweifel an der Protektion durch Barbiturate aufkommen. Seinerzeit hatten Bleyaert et al. spektakuläres Aufsehen mit experimentellen Ergebnissen über die Barbituratbehandlung beim globalen ischämischen Insult erregt [20]. Die Autoren blockierten mit einer Halsmanschette bei Rhesusaffen die Hirndurchblutung für 16 min und injizierten sofort nach Freigabe

Zerebrale Protektion – gegenwärtige Erfahrungen und Möglichkeiten

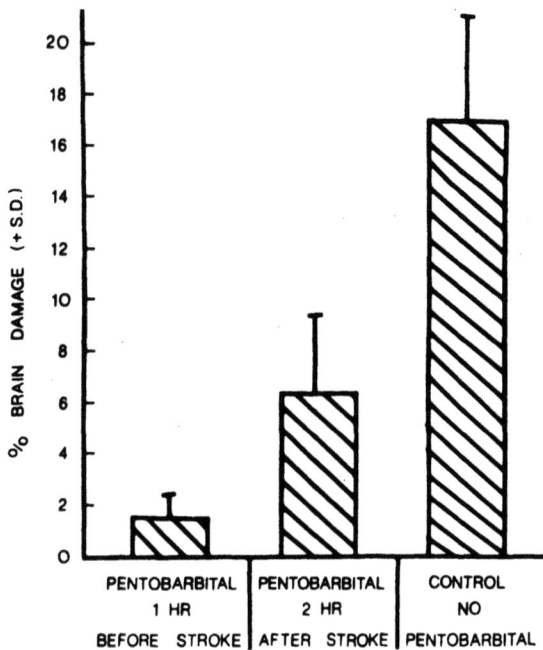

Abb. 1. Ausdehnung ischämischer Nekrosen (Anteil in % des Gesamthirns) bei Versuchstieren nach Unterbindung der linken A. cereb. media. Pentobarbital wurde entweder 1 h vor Unterbindung (li) bzw. 2 h nach Unterbindung in einer Dosis von 50 mg/kg injiziert (aus: Black et al. 1978)

der Zirkulation Thiopental in hohen Dosen. Im Gegensatz zu den schwer geschädigten Kontrollen überlebten die behandelten Versuchstiere mit nahezu vollständiger neurologischer Erholung [20].

Die Ergebnisse einer neueren Studie der Arbeitsgruppe aus Pittsburgh mit einer anderen Affenspezies zeigen hingegen keinen therapeutischen Vorteil von Thiopental gegenüber dem unbehandelten Kontrollkollektiv [21]. Experimentelle Untersuchungen von Todd et al. beim zerebralen Kreislaufstillstand durch induziertes Kammerflimmern kommen zum gleichen Resultat [22].

Es gibt derzeit zwar eindrucksvolle Fallberichte über Barbituratwirkungen aus der Klinik, jedoch nur wenige kontrollierte Studien. In Kürze ist mit Veröffentlichungen (a) einer Multizenterstudie über Barbiturate beim zerebralen Kreislaufstillstand, und (b) beim schweren Schädel-Hirntrauma zu rechnen [23, 24]. Agnoli berichtete 1979 über eine randomisierte Studie bei 35 Patienten mit Schlaganfall. Die Überlebensrate der mit Thiopental behandelten Patienten wurde um ein Drittel gegenüber der konventionell behandelten Kontrollgruppe verbessert [25].

Die Übersicht zerebroprotektiver Methoden (Tabelle 4) enthält neben Stoffwechsel-hemmenden Pharmaka eine Gruppe von Substanzen mit Wirkungen auf den Ca^{++}-Stoffwechsel. Es handelt sich um Ca^{++}-Entry, Ca^{++}-Overload, und Ca^{++}-Release-Blocker sowie um Calmodulin-Antagonisten. Nimodipin ist z. B. ein Ca^{++}-Entryblocker, Flunarizin ein Overload-Blocker, der die intrazelluläre Ca^{++}-Akkumulation unter pathologischen Bedingungen hemmen soll. Verapamil ist ein Release-Blocker, der die Freisetzung von Ca^{++}-Ionen aus intrazellulären Speichern hemmt (s. [26]). Trifluoperazin ist ein Calmodulin-Antagonist [27]. Wie seinerzeit Barbituraten gilt Ca^{++}-Antagonisten z. Zt. ein außergewöhnliches Interesse, das sich auch auf potentielle zerebroprotektive Eigenschaften bezieht.

Untersuchungen von Steen et al. zeigen, daß Nimodipin die Hirndurchblutung nach zerebralem Kreislaufstillstand verbessert. Nach 10-minütiger zerebraler Ischämie war in der postischämischen Rezirkulationsphase die Hirndurchblutung deutlich weniger vermindert als bei Kontrollen. Ebenso war die neurologische Erholung umfassender, während eine Beeinflussung des Hirnstoffwechsels nicht gefunden wurde [28].

Ergebnisse von Hossmann zeigen hingegen, daß der Ca^{++}-Overload-Blocker Flunarizin die Ca^{++}-Akkumulation im Gehirn nach zerebralem Kreislaufstillstand nicht verhindert, noch die funktionelle oder metabolische Erholung des Gehirns in der Rezirkulationsphase verbessert [29].

Es sieht daher so aus, daß Ca^{++}-Antagonisten bei der zerebralen Ischämie vor allem vasomotorische Aspekte beeinflussen, z. B. beim Vasospasmus nach Subarachnoidalblutung [30], während zytotoxische Ca^{++}-Mechanismen im untergehenden Gewebe offenbar nicht verhindert werden.

Wenngleich weitere, in der Übersicht (Tabelle 4) angegebene Verbindungen keine Stoffwechsel-depressiven Eigenschaften haben und damit nicht den zerebroprotektiven Substanzen im engeren Sinne zugerechnet werden, sollten Kortikosteroide, Proteaseninhibitoren, Phenothiazine, Naloxon u. ä. in diesem Zusammenhang nicht unerwähnt bleiben, weil auch diese Verbindungen wichtige Aspekte des zerebralen Sekundärschadens, nämlich die Bildung bzw. Wirkung von Mediatorsubstanzen (s. o.) beeinflussen. Die protektiven Mechanismen dieser Verbindungen im Sinne der eingangs gemachten Definition sind jedoch im einzelnen nicht geklärt. Z. Zt. ist ebenso unklar, ob nootrope Substanzen wie Piracetam oder andere eine zerebroprotektive Funktion bei akuten traumatischen oder ischämischen Läsionen haben. Es ist jedoch denkbar, daß die sekundäre Verschlechterung der Hirndurchblutung in der postischämischen Rezirkulationsphase durch nootrope Substanzen günstig beeinflußt wird.

Zusammenfassung

Zerebrale Protektion im engeren Sinne ist die Anwendung therapeutischer Maßnahmen zum Schutz des Gehirns vor Ischämie und Anoxie – im weiteren Sinne die Verhinderung oder Abschwächung des zerebralen Sekundärschadens nach einem primären Insult. Eine wichtige Voraussetzung für ihren erfolgreichen Einsatz ist die Verbesserung unserer bisher lückenhaften Kenntnisse über die Mechanismen des zerebralen Sekundärschadens. Die Komplexizität dieser Vorgänge spricht jedoch dafür, daß eine einzelne pharmakologische Substanz, eine Methode alleine als zerebrale Protektion vermutlich nicht ausreicht.

Die Schwierigkeiten der Übertragung erfolgversprechender Methoden aus dem Experiment in die Klinik mag mit ihren komplizierenden Zusatzbedingungen, wie vermeidbare oder unvermeidbare Verzögerung von erster Hilfe, Diagnosestellung und Beginn der endgültigen Therapie, sowie der komplexen Natur des traumatischen und ischämischen Insults zusammenhängen. Ein weiterer Grund für ein anscheinendes Versagen zerebroprotektiver Maßnahmen könnte auch darin zu sehen sein, daß die Primärläsion in manchen Fällen von vornherein keine therapeutischen Chancen läßt. Die zerebrale Protektion erscheint dort besonders aussichtsreich, wo sie präventiv bei vorhersehbaren Störungen der Hirndurchblutung und der zerebralen Sauerstoff-Versorgung eingesetzt werden kann. Die endgültige Anerkennung des Verfahrens wird solange auf sich warten lassen, bis sorgfältig durchgeführte kontrollierte Studien den klinischen Nutzen einwandfrei bestätigen.

Für die wertvolle Unterstützung bei der Anfertigung des Manuskripts danke ich Isolde Juna und Sylvia Schneider.

Literatur

1. Hoyer S, Heuser D (1983) Zerebrale Protektion. Bericht über ein Workshop. Essentialia 3:170–171
2. Miller JD (1983) Clinical trials of brain protection: Problems and solutions. In: Wiedemann K, Hoyer S (eds) Brain protection. Morphological, pathophysiological and clinical aspects. Springer, Berlin Heidelberg New York Tokyo, pp 95–99
3. Safar P (1982) Cerebral resuscitation: Current state of the art. Ann Emerg Med 11:162–165
4. Rockoff MA, Shapiro HM (1978) Barbiturates following cardiac arrest: Possible benefit or Pandora's box? Anesthesiology 49:385–387
5. McKay GM (1981) Zit. n.: Jennett B, Teasdale G (eds) Management in head injuries. FA Davis, Philadelphia, p 211

6. Graham DI, Adams JH, Doyle D (1978) Ischaemic brain damage in fatal non-missile head injuries. J Neurol Sci 39:213–234
7. Baethmann A, Oettinger W, Rothenfußer W, Kempski O, Unterberg A, Geiger R (1980) Brain edema factors: Current state with particular reference to plasma constituents and glutamate. Adv Neurol 28:171–195
8. Maier-Hauff K, Lange M, Schürer L, Guggenbichler C, Vogt W, Jacob K, Baethmann A (1984) Glutamate and free fatty acid concentrations in extracellular vasogenic edema fluid. In: Go KG, Baethmann A (eds) Recent progress in the study and therapy of brain edema. Plenum Press, New York, pp 183–192
9. Unterberg A, Maier-Hauff K, Wahl M, Schürer L, Lange M, Baethmann A (1984) Cerebral uptake and consumption of plasma-kiniogens in vasogenic brain edema; Recent findings of kinin-mechanisms. In: Go KG, Baethmann A (eds) Recent progress in the study and therapy of brain edema. Plenum Press, New York, pp 175–182
10. Siesjö BK, Carlsson C, Hägerdal M, Harp JR (1981) Effects of anaesthesia on cerebral metabolism. In: Gordon E (ed) A basis and practice of neuroanaesthesia. Elsevier/North-Holland Biomedical Press, Amsterdam New York, pp 99–138
11. Hossmann KA, Lechtape-Grüter H, Hossmann V (1973) The role of cerebral blood flow for the recovery of the brain after prolonged ischemia. Z Neurol 204:281–299
12. Takagi S, Cocito L, Hossmann KA (1977) Blood recirculation and pharmacological responsiveness of the cerebral vasculature following prolonged ischemia of cat brain. Stroke 8:707–712
13. Hossmann KA (1979) Stoffwechselstörungen beim ischämischen Koma. In: Ahnefeld FW, Bergmann H, Burri C, Dick W, Halmagyi M, Hossli G, Rügheimer E (Hrsg) Der bewußtlose Patient. Springer, Berlin Heidelberg New York, S 38–49
14. Shapiro HM, Galindo A, Wyte SR, Harris AB (1973) Rapid intraoperative reduction of intracranial pressure with thiopentone. Br J Anaesth 45:1057–1062
15. Miller JD (1979) Barbiturates and raised intracranial pressure. Ann Neurol 6:189–193
16. Bedford RF, Persing JA, Pobereskin L, Buttler A (1980) Lidocaine or thiopental for rapid control of intracranial hypertension? Anesth Analg 59:435–437
17. Astrup J (1983) Membrane stabilization and protection of the ischemic brain. In: Wiedemann K, Hoyer S (eds) Brain protection. Morphological pathophysiological and clinical aspects. Springer, Berlin Heidelberg New York Tokyo, pp 31–37
18. Baethmann A, Grossmann W (1984) Therapie des ischämischen Hirnödems. In: Paal G (Hrsg) Die Therapie der zerebralen Durchblutungsstörungen. Verlag Chemie, Weinheim (im Druck)
19. Black KL, Weidler DJ, Jallad NS, Sodeman TM, Abrams GD (1978) Delayed pentobarbital therapy of acute focal cerebral ischemia. Stroke 9:245–249
20. Bleyaert AL, Nemoto EM, Safar P, Stezoski W, Mickell JJ, Moossy J, Rao GR (1978) Thiopental amelioration of brain damage after global ischemia in monkeys. Anesthesiology 49:390–398
21. Gisvold SE, Safar P, Hendrickx H, Rao G, Moossy J, Alexander H (1984) Thiopental treatment after global brain ischemia in pigtailed monkeys. Anestesiology 60:88–96
22. Todd MM, Chadwick HS, Shapiro HM, Dunlop BJ, Marshall LF, Dueck R (1982) The neurologic effects of thiopental therapy following experimental cardiac arrest in cats. Anesthesiology 57:76–86

23. Safar P pers. Mitt.
24. Miller JD pers. Mitt.
25. Agnoli A, Palesse N, Ruggieri S, Leonardis G, Benzi G (1979) Barbiturate treatment in acute stroke. In: Goldstein M, Bolis L, Fieschi C, Gorini S, Millikan C (eds) Cerebrovascular disorders and stroke. Adv Neurol 25:269–274
26. Aktueller Bericht (1983) Kalzium-Antagonisten auf breiter Front im Vormarsch. Münch Med Wochenschr 125:18–23
27. Andersson A, Drakenberg T, Thulin E, Forsen S (1983) A 113-Cd and 1-H NMR study of the interaction of Calmodulin with D600, Trifluoperazine and some other hydrophobic drugs. Eur J Biochem 134:459–465
28. Steen PA, Newberg LA, Milde JH Michenfelder JD (1983) Nimodipine improves cerebral blood flow and neurologic recovery after complete cerebral ischemia in the dog. J Cereb Blood Flow Metabol 3:38–43
29. Hossmann KA, Paschen W, Csiba L (1983) Relationship between calcium accumulation and recovery of cat brain after prolonged cerebral ischemia. J Cereb Blood Flow Metabol 3:346–353
30. Allen GS, Ahn HS, Preziosi TJ, Battye R et al. (1983) Cerebral arterial spasm – A controlled trial of Nimodipine in patients with subarachnoid hemorrhage. New Engl J Med 308:619–624

6 Maßnahmen der Vereinten Nationen (UNO) und der Weltgesundheitsbehörde (WHO) bei Katastrophen

(S. W. A. Gunn)

Die Gründung der UNO erfolgte nach einer Katastrophe (Zweiter Weltkrieg) und um Katastrophen abzuwehren. Gleichgültig, ob diese Katastrophen „natürliche" Ursachen haben oder vom Menschen herbeigeführt sind, ist festzustellen, daß Katastrophen gar nicht selten sind, und daß ihre Häufigkeit und Schwere sogar zunimmt. Innerhalb der internationalen Gemeinschaften ist die UNO und ihre Unterorganisation nur eine von mehreren Hilfsorganisationen. Andere sind die Non-Governmental Organizations (NGO) und die Voluntary Agencies (VOLAGS). Eine Zusammenarbeit dieser Vereinigungen ist lebenswichtig, wenn internationale Maßnahmen Wirkungen zeigen sollten.

Dieser Beitrag befaßt sich nur mit der UNO, insbesondere mit der Bedeutung der Weltgesundheitsorganisation bei Katastrophenfällen sowie Maßnahmen zur Bereitschaft.

Historischer Hintergrund

Bei ihrer Gründung aus den Nachwirren des Zweiten Weltkriegs beschloß die UNO, daß ihre verschiedenen Unterorganisationen, die Fähigkeit besitzen müssen, Hilfe zu bringen sowie die Wiederholung der Katastrophe zu verhindern, welche die Welt gerade erlebt hatte. Verschiedene Bereiche, z. B. die United Nations Relief and Rehabilitation Agency (UNRRA), der United Nations International Children's Emergency Fund (UNICEF), und später die United Nations Relief and Works Agency for Palestenian Refugees in the Near East (UNRWA) wurden errichtet mit der Absicht, in Notsituationen schnell reagieren zu können, während andere, z. B. die Weltgesundheitsorganisation (WHO) und die Food and Agriculture Organization (FAO) Nothilfeprogramme und Konzepte innerhalb ihres Gesamtprogramms entwarfen.

In der zweiten Hälfte der 60er Jahre verbesserten sich weltweit die institutionalisierten Einrichtungen. Dennoch kann man auch jetzt nicht die Situation als zufriedenstellend oder angemessen bezeichnen. Politische Unruhen in Afrika während dieses Jahrzehnts zeigten die Schwäche der verschiedenen öffentlichen und privaten Organisationen in der Zusammenarbeit, und auf größere Anforderung auf durch den Menschen verursachte Notsituationen zu reagieren. Die Beteiligung der Vereinten Nationen mit ihren Organisationen wurde bei verschiedenen Katastrophen zunehmend größer. Dies manifestierte sich darin, daß der UN Economic and Social Council 1965 beschloß, dem Resident Representative der UNDP eine koordinierende Funktion für diesen Bereich zu übertragen. Diese Funktion hat sich als sehr nützlich erwiesen. Andere UNO-Organisationen haben ihren eigenen Vertreter, wie z. B. der Programmkoordinator der WHO.

Ungeachtet dieser Fortschritte blieb die mangelnde Einsatzfähigkeit der UNO als System auf Notsituationen angemessen zu reagieren, was 1971 durch den Generalsekretär folgende Beschreibung fand: „Die Vereinten Nationen sind in ihrer Gesamtheit – abgesehen von UNICEF und in gewisser Weise auch die WHO und die FAO/WFP – nicht entsprechend ausgerüstet, um Akuthilfe zu leisten."

1972 wurde das Büro des Koordinators of Disaster Relief (UNDRO) gegründet, und bis zu diesem Augenblick setzt die UNO ihre Anstrengungen fort, um die Leistungsfähigkeit dieser Organisation zu verbessern.

Inzwischen ist die Organisation – der Situation weltweit entsprechend – in Veränderungen begriffen. Diejenigen, die zunächst wenig mit Notfällen zu tun hatten, waren plötzlich an Hilfsmaßnahmen beteiligt, während zur Zeit diejenigen Organisationen, die ursprünglich für die direkte Hilfe konzipiert wurden, Langzeitprogramme entwickeln. Es wird zunehmend offenkundig, daß Nothilfeprobleme eines Landes und seine Entwicklung miteinander verknüpft sind und als Ganzes betrachtet werden müssen.

Internationale Hilfe in Notfällen

Um die in der Charta enthaltenen Ziele der Vereinten Nationen zu realisieren, gibt es die verschiedenen Agenturen und Organisationen, die in einem System zusammenarbeiten, jedoch ihren speziellen Bereich und Kompetenzen behalten. Z. B. ist es die Aufgabe der UNHCR, Flüchtlingen Schutz und Hilfe zu geben, der UNICEF, Müttern und Kindern zu helfen, der FAO und WFP, ausreichende Nahrungsmittel für die wachsende Bevölkerung der Welt sicherzustellen. Die UNEP befaßt sich mit der Umwelt und die UNESCO mit Erziehung sowie gesellschaftlichen und kulturellen Aspekten. Die WHO ist der mit Gesundheit befaßte Arm der UNO, während die World Meteorological Organization (WMO) und die International Telecommunications Union (ITU) ebenfalls wichtige Rollen im Rahmen von Katastrophen übernehmen müssen.

Außerhalb der UNO muß besonders die Rolle des Internationalen Roten Kreuzes gewürdigt werden, das einen Sonderstatus wegen seiner herausragenden Bedeutung bei Katastrophen oder kriegerischen Auseinandersetzungen hat. Es besteht aus dem Internationalen Kommittee des Roten Kreuzes (ICRC) und der Liga der Roten Kreuz-Gesellschaft (LORCS).

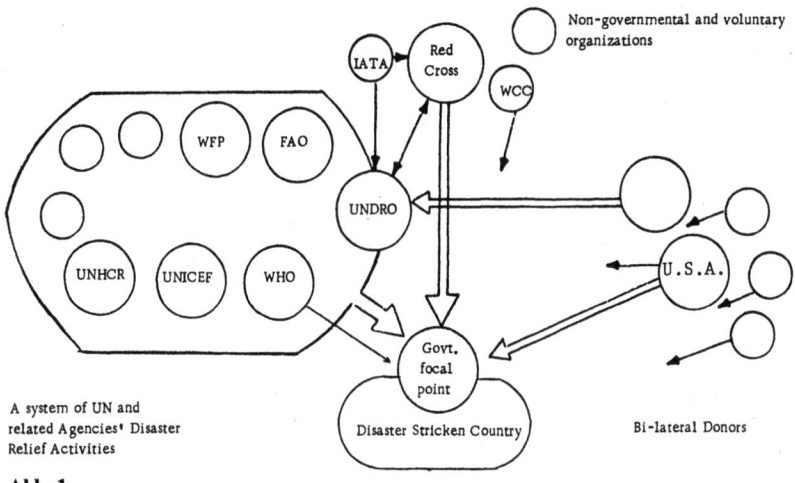

Abb. 1

Unter den anderen wichtigen Non-Governmental Organizations (NGO) ist der Weltkirchenrat zu nennen, Caritas Internationalis, Oxfam und viele andere, wie z. B. die Voluntary Agencies (VOLAGS), die ebenfalls wichtige Hilfe den Ländern bringen, die in Not geraten sind. Die Abb. 1 gibt eine Übersicht.

Die Reaktion der UNO auf Notfälle

Wie handelt die UNO im Fall eines Notstandes?

Im Falle eines größeren Desasters, das die Leistung, die Fähigkeit und die zur Verfügung stehenden Mittel eines Landes übersteigt, wird der Notstand durch die Behörden erklärt und Hilfe von außen angefordert. Die Behörden des betroffenen Landes können das Hauptquartier der Vereinten Nationen, oder UNDRO oder eine der anderen Organisationen direkt um

Hilfe bitten. In Abhängigkeit von der Art und der Größe der Katastrophe sind verschiedene Maßnahmen möglich.

Wenn es sich bei dem Notfall um eine schwere Epidemie handelt, ist die Weltgesundheitsorganisation (WHO) alleine betroffen. Der Programmkoordinator der WHO des betroffenen Landes beurteilt die Situation und entscheidet über die Hilfsmaßnahmen zusammen mit dem Regional Office. Basierend auf diesen Empfehlungen ergreift die WHO sofort die notwendigen Hilfsmaßnahmen, die gewünscht werden. UNDRO wird in der Regel informiert, aber ist nicht unbedingt an den Maßnahmen beteiligt. Die Finanzierung der WHO-Maßnahmen erfolgen entweder durch ihre eigenen Mittel, oder es werden Beiträge von Spenderländern und anderen freundlich gesonnenen Ländern angefordert, sowie die Mitarbeit von ärztlichen Spezialisten außerhalb der Organisation.

Wenn die Nothilfemaßnahmen Mittel beanspruchen, die über das, was durch die direkte Aktivierung der Hilfsorganisationen hinausgeht, bittet UNDRO um finanzielle Unterstützungen sowie um Sachmittel, um die unmittelbaren Bedürfnisse stillen zu können. Im Fall, daß weitere Organisationen an den Hilfsmaßnahmen beteiligt werden müssen, z. B. die FAO, koordiniert UNDRO die Zusammenarbeit.

Eine andere Nothilfesituation betrifft die Flüchtlinge. Die dafür verantwortliche Agentur ist das Büro des United Nations High Comissioner for Refugees (UNHCR). Flüchtlinge stellen eine gesellschaftliche Gruppe dar, mit allen Bedürfnissen einer Gemeinschaft, die unter der Tatsache leben muß, unter schwersten Bedingungen vertrieben worden zu sein. Sie benötigen Lebensmittel, Unterkunft, Gesundheits- und öffentliche Dienstleistungen, Bewegungsmöglichkeiten, usw. Unter diesen Bedingungen trägt die UNHCR die Verantwortung für die Durchführung aller Hilfsmaßnahmen, die WHO kümmert sich um die gesundheitlichen Aspekte, die WFP um die Bereitstellung von Nahrungsmitteln usw. Andere freiwillige Organisationen leisten ebenso ihren Beitrag.

In Ländern mit ausgesprochenen Flüchtlingsproblemen, z. B. Somalia oder Thailand, wird ein WHO/UNHCR Senior Health Coordinator eingesetzt, um die Vielfalt der gesundheitlichen Hilfsmaßnahmen zu überwachen und zu koordinieren, die durch die verschiedenen Unterorganisationen ergriffen werden. Das Büro des Under-Secretary-General für besondere politische Fragen befaßt sich mit Nothilfemaßnahmen, wenn diese besondere politische Aspekte haben.

Die Maßnahmen der verschiedenen Organisationen begrenzen sich jedoch nicht auf Hilfsleistungen. Koordinierte Arbeitsgruppen geben entsprechende Empfehlungen nach einer ad hoc Beurteilung bei Katastrophen, i.e., welche Maßnahmen sofort für den Wiederaufbau ergriffen werden müssen.

Die Rolle der WHO bei Hilfsaktionen

Innerhalb der UNO ist die WHO das Zentrum und die höchste Autorität in allen Gesundheitsangelegenheiten im Zusammenhang mit Hilfsmaßnahmen und Bereitschaft in Fällen von Katastrophen. In Fällen, wo Hilfsmaßnahmen von anderen UNO-Organisationen koordiniert und durchgeführt werden, bzw. durch die UNDRO, erfolgen die Gesundheit betreffende Hilsmaßnahmen durch die WHO-Emergency Relief Operations in Zusammenarbeit mit den anderen Gruppen.

Seit ihrer Begründung beteiligt sich die WHO an Hilfsprogrammen. Früher bestand die Hilfe vor allem in ad-hoc Maßnahmen, um Epidemien zu verhindern und die Opfer zu versorgen. Mit der Zeit konnten die Hilfsprogramme durch entsprechende Planung verstärkt werden.

Notstände und Katastrophen sind per Definition unerwartete Ereignisse und entsprechen daher niemals dafür vorgesehenen Hilfsprogrammen. Dennoch ist die Bereitschaft für die Katastrophe und ihre verheerenden Wirkungen möglich. Die WHO behielt sich auf der einen Seite eine Flexibilität für rasche Aktionen bei unvorhergesehenen Notfällen vor, während sie gleichzeitig mittelfristige Programme zur Verfügung hat, um ihre Bereitschaft zu verbessern, die Wirkungen einer Katastrophe auf die Gesundheit zu minimalisieren. Dementsprechend ist der Wirkungsgrad der WHO bei Katastrophen doppelt angelegt: Auf der einen Seite steht die Ergreifung von Hilfsmaßnahmen bei Epidemien oder anderen akuten Notständen, auf der anderen Seite die Verbesserung der technischen Zusammenarbeit zwischen den Mitgliedsstaaten im Bereich der Katastrophenprävention und Planung von Hilfsprogrammen. Die Verfassung ist die Grundlage, welche die WHO autorisiert, Hilfsmaßnahmen zu ergreifen. Artikel 2 (d) besagt, daß die Bereitstellung von Hilfe in Notfällen eine Funktion der WHO ist. Ein anderer Artikel fordert auf, Nothilfesituationen wissenschaftlich zu untersuchen. Eine Resolution der World Health Assembly 1981 betont die Notwendigkeit der Verstärkung präventiver Maßnahmen und der Bereitschaft zur Ergreifung dieser Maßnahmen.

Der Tätigkeitsbereich der WHO umfaßt alle Gesundheitsaspekte bei Katastrophen unabhängig, ob diese natürlichen, technischen Ursprungs sind oder auf kriegerischen Auseinandersetzungen basieren oder das Ergebnis von Epidemien sind. Gesundheit ist ein integrierter Bestandteil der menschlichen Entwicklung. Eine Katastrophe, sei sie natürlichen Ursprungs oder durch Menschen hervorgerufen, zerstört häufig mit einem Schlag mit Mühen aufgebaute medizinische Einrichtungen.

Die WHO trifft folgende Maßnahmen beim Katastrophenmanagement:

Sie leistet Hilfe in Notfällen und fördert das Management und die Bereitschaft für Aktionen bei Katastrophen.

Sie beschafft dringend gebrauchte Medikamente und medizinische Versorgungsgüter und stellt sie der betroffenen Bevölkerung im Falle einer Katastrophe zur Verfügung.

Die Organisation besorgt Mittel aus bilateralen, multilateralen und nicht-staatlichen Quellen für ihre Hilfstätigkeit.

Sie fördert die Leistungsfähigkeit am Ort für das Katastrophenmanagement als Präventivmaßnahme und arbeitet mit den Mitgliedsstaaten und den regionalen Agenturen zusammen, um die Länder im Falle einer Katastrophe unabhängiger zu machen.

Die für diesen Zweck gedachten Forschungseinrichtungen der WHO betreffen sowohl akademische als auch Manager-Institutionen. An den Grundsatzstrategien dieser Ziele der WHO arbeiten folgende Zentren mit: Das Ross Institute in London und das Katastrophenforschungsinstitut der Universität von Loewen/Belgien. Mitglieder aus Ländern, in denen sich Katastrophen häufiger ereignen, werden in der Durchführung von Nothilfemaßnahmen ausgebildet, ebenso wird das Problem der Epidemien bei Katastrophen wissenschaftlich untersucht. Das Ziel ist, Grundlagen und Informationen über Katastrophen zu erarbeiten, sowie Betroffene auszubilden in den Ländern oder Regionen, wo sich Katastrophen besonders leicht ereignen können, um die organisatorischen Fähigkeiten zu verbessern und die Hilfsmaßnahmen in Notfällen zu optimieren. Es werden für diesen Zweck Veranstaltungen, Seminare und Kurse für die damit befaßten Mitarbeiter aus Entwicklungsländern abgehalten. Neben der im Bereich der WHO befindlichen ad hoc Standing Emergency Task Force gibt es weltweit ein Netz von Maßnahme-orientierten Katastrophenspezialisten, die mit ihrem Rat im Fall einer Katastrophe kurzfristig zur Verfügung stehen.

Im Rahmen dieser internationalen Zusammenarbeit sind sog. Country Fact Sheets und Disaster Profiles zur Verbesserung der Bereitschaft erarbeitet. Die WHO gibt ebenfalls Informationsschriften heraus, in denen Richtlinien und Standards für verschiedene Notfälle ausgeführt sind. Die globale Koordinierung der WHO Maßnahmen erfolgt mit den anderen Organisationen der UN, dem Committee des Internationalen Roten Kreuzes, der Liga des Roten Kreuzes, Oxfam und anderen Verbänden.

Mit Hilfe dieser und anderer geeigneter Maßnahmen versucht die WHO, technische Hilfe in Ländern zu leisten, die eine Katastrophe ereilt hat, beim Wiederaufbau zu helfen, die Bereitschaft mit Katastrophen fertig zu werden, zu verbessern, und im Rahmen der WHO allen Menschen in Fragen der Gesundheit beizustehen.

7 Katastrophenschutz in der Schweiz
(R. Lanz)

Zur Darstellung der aktuellen Situation in der Schweiz habe ich vier Gesichtspunkte ausgewählt:

1. Die traditionelle historische Verpflichtung

Für das Verständnis der heutigen Lage in der Schweiz erachte ich einen kurzen historischen Exkurs für notwendig.

In den Bündnissen der alten Eidgenossen findet sich nicht nur die Zusicherung gegenseitiger Hilfeleistung gegen fremde Mächte von außen. Als ein von Naturkatastrophen ständig bedrohtes Bergvolk hat es sich von jeher Schutz und Wehr gegen diese gelobt. In den Schriften der Alpkorporationen steht von Verpflichtungen gegenseitiger Hilfe bei Hochwasser, Lawinen, Föhnbränden. Als dieses Volk der Hirten später viele seiner Söhne in die fremden Söldnerheere exportierte ist eine medizinisch-historische Tatsache bemerkenswert: Im Mittelalter führten in der Regel nur die Fürsten und großen Heerführer Leibärzte mit sich. Die eidgenössischen Landsknechttruppen jedoch hatten von jeher ihre eigenen Feldscherer angestellt, die die Verwundeten pflegten. Aus dieser Zunft der „Eidgenossen in fremden Diensten" wie zu jener Zeit die Gastarbeiter genannt wurden, sind in späteren Jahrhunderten bedeutende Vertreter der damaligen Kriegschirurgie hervorgegangen, wie z. B. Johann Ulrich Bilger (1720–1796), der Generalchirurgus Friedrich des Großen.

In Solferino schließlich appellierte der Genfer Bankier, Henri Dunant, 1859 an die Zivilbevölkerung zur Hilfeleistung an die Verwundeten im Französisch-Österreichischen Krieg. Die Idee des Roten Kreuzes war geboren, eine Institution, die noch heute auf rein privater Basis ihr großes Werk tut.

Was zeigen diese wenigen geschichtlichen Tatsachen? *Selbsthilfe* und *Privatinitiative* bilden seit jeher die zwei wichtigsten Pfeiler unseres modernen schweizerischen Bundesstaates. Unser Staatswesen wird getragen vom *föderalistischen Aufbau* und von der *Milizidee*. So gehört z. B. bis heute das gesamte Gesundheitswesen und damit auch die Katastrophenhilfe grundsätzlich in den Bereich der Kantone (Bundesländer). Auf Bundesebene kennen wir lediglich den Delegierten für Katastrophenhilfe im Ausland, der direkt dem Bundesrat unterstellt ist. Das Milizsystem seinerseits (Milizarmee, Milizparlament) duldet kein unpersönliches Verhältnis des Bürgers zu seinem Staat. So sind mehr als die Hälfte der Schweizer-Ärzte in der Armee eingeteilt und aus der freiwilligen Tätigkeit von Sanitätsoffizieren gehen die Lehrbeauftragten für Katastrophenmedizin an unseren Fakultäten hervor, denn „Freiwilligkeit ist der Preis unserer Freiheit".

Auf Bundesebene hatten verschiedene parlamentarische Vorstöße zur Folge, daß 1970 innerhalb des Bundesamtes für Zivilschutz eine „Zentralstelle für Katastrophenhilfe im Inland" geschaffen wurde, welche vorwiegend Koordinationsaufgaben leisten soll und daß 1973 im Rahmen des Departementes für Auswärtige Angelegenheiten die „Sektion Katastrophenhilfe im Ausland" geschaffen wurde, die ich bereits erwähnt habe. Diese arbeitet mit freiwilligen Helfern, wobei seit diesem Jahr auch militärische Einheiten eingesetzt werden können und wobei diese Einsätze anstelle von obligatorischem Militärdienst angerechnet werden. Der Bericht des Bundesrates, also der Exekutive unseres Bundesstaates, an die Bundesversammlung vom 27.6.1973 über die Sicherheitspolitik der Schweiz schuf vielfältige gesetzliche und organisatorische Regelungen für die 6 strategischen Lagen: Normalfall, Krisenfall, Neutralitätsschutzfall, Verteidigungsfall, Katastrophenfall, Besetzungsfall.

Die zivilen Behörden der Kantone und Gemeinden wurden verpflichtet, die Führung sicherzustellen durch Erlaß von Gesetzen und Verordnungen; andererseits führte dieser Anstoß zur Koordination der verschiedenen Dienste, wie Übermittlung, Sanität, Schutz vor Atom- und chemischen Waffen, Veterinärwesen, Versorgung und Transport.

2. Das Konzept des koordinierten Sanitätsdienstes

Um in Notzeiten möglichst vielen Einwohnern unseres Landes das Überleben zu ermöglichen, wird der Einsatz aller personellen, materiellen und einrichtungsmäßigen sanitätsdienstlichen Mittel des Landes koordiniert. Die Partner, die zusammen arbeiten, sind

– der Zivilschutz, er ist auf Gemeindeebene organisiert;
– das öffentliche Gesundheitswesen, verfassungsmäßig in der Souveränität der Kantone;
– der Armeesanitätsdienst, nur er direkt in der Kompetenz des Bundes liegend; und schließlich

– private Organisationen, wie das Rote Kreuz, die Rettungsflugwacht und andere.

Die von diesen Partnern betriebenen sanitätsdienstlichen Einrichtungen stehen allen Patienten offen. Der Begriff „*Patient*" ist wie folgt definiert: Er umfaßt alle Verwundeten und Kranken, Militär- und Zivilpersonen, beiderlei Geschlechts, jeden Alters und aller Nationen.

Sobald für die Bevölkerung durch die Regierung der Schutzraumbezug angeordnet wird, müssen die oberirdischen Zivilspitäler und Arztpraxen verlassen und die bereitgestellten, geschützten sanitätsdienstlichen Einrichtungen bezogen und betrieben werden. Nach erfolgtem Schutzraumbezug – jeder Einwohner verfügt heute über seinen Schutzraum – werden folgende 3 Typen von sanitätsdienstlichen Anlagen betrieben:

Der Sanitätsposten. Er entspricht der geschützten Arztpraxis, d. h. einem Raum für Untersuchung und Behandlung mit 30 Liegestellen. Auf ihm basieren 5000 Einwohner.

Die Sanitätshilfsstelle. Sie enthält mindestens 3 Behandlungsräume mit Ambulatorium, Vorbereitung, Operationssaal, einem Triageraum und 128 Liegstellen. Auf ihr basieren 15 000–20 000 Einwohner.

Die geschützte Operationsstelle (GOPS). Sie steht als unterirdische Anlage den Spitälern zur Verfügung mit 2 Operationstischen und 248 Liegestellen. Auf ihr basieren 38 000–40 000 Einwohner. Wo über größere Strecken (25 km) Spitäler fehlen, treten an ihre Stelle Notspitäler der gleichen Größenordnung, die vom Zivilschutz betrieben werden.

Die Sanitätsposten und die Sanitätshilfsstellen stellen im Kriegsfall die sanitätsdienstliche Zwischenstufe dar und haben die Aufgabe, die Spitäler, bzw. die geschützten Operationsstellen von allen nicht spitalbedürftigen Patienten zu entlasten. Die geschützten Operationsstellen im Rahmen des koordinierten Sanitätsdienstes, dessen *Konzept am 1.1.1983 in Funktion getreten* ist, bilden gemeinsam mit den Militärspitälern die Basisspitäler. Den 6,5 Mio. Einwohnern steht ein dichtes Spitalnetz mit 151 zivilen und 40 militärischen Basisspitälern mit nahezu 60 000 Spitalbetten und 635 Operationstischen zur Verfügung.

3. Die Führungsaufgaben

Im Katastrophen- und Kriegsfall wird das gesamte Gebiet unseres Landes mit einem Netz von *220 sanitätsdienstlichen Räumen* überzogen, um die Führung zu ermöglichen. Diese Räume umfassen eine oder mehrere Gemeinden. Ein sanitätsdienstlicher Raum enthält eine geschützte Operationsstelle, 2 Sanitätshilfsstellen und 6–8 Sanitätsposten. Auf ihm basieren die erwähnten 38 000 Einwohner. Der Patientenweg wird in Basierungslisten festgelegt. In jedem sanitätsdienstlichen Raum wird durch den Kanton ein ziviler Chef bestimmt. Der Kanton selbst verfügt über einen sanitätsdienstlichen Führungsstab, der in allen strategischen Fällen für die sanitätsdienstliche Versorgung verantwortlich ist. Nach einer Kriegsmobilmachung der Armee arbeitet der kantonale zivile Führungsstab mit einem militärischen Stab der Territorialorganisation zusammen. Aufgabe des Armeesanitätsdienstes ist dann, die zusätzlichen Hilfsbedürfnisse des zivilen kantonalen Führungsstabes zu befriedigen. Es dürfte Sie vielleicht noch interessieren, daß von den geforderten unterirdischen Großanlagen heute mehr als die Hälfte gebaut ist.

4. Ausbildungsprobleme

Die Medizin unserer Wohlstandsgesellschaft in ihrem materiellen Überfluß hat sich weit über die Grenzen der finanziellen Belastbarkeit entwickelt. Es ist eine schwierige Aufgabe, unsere heutige und die kommende Ärztegeneration auf jene geistige und praktische Umstellung vorzubereiten, die Katastrophe und Krieg, Massenanfall und Beschränkung aller Art erfordern würden.

Die *Medizinstudenten* erhalten seit mehr als 10 Jahren in sogenannten Blockkursen eine Grundausbildung in Katastrophenmedizin. Diese Kurse haben ein hohes Niveau erreicht und werden auch von praktizierenden Ärzten, Zivilschutzärzten und Berufshelfern besucht. Mit dem Inkrafttreten der neuen Prüfungsverordnung für das Staatsexamen sind diese Kurse seit 1982 obligatorisch geworden, wodurch alle Studenten und Studentinnen der Medizin erreicht werden.

Ähnliche Kurse werden auch für die Weiterbildung *niedergelassener Ärzte* in den Kantonen durch die kantonalen Ärztegesellschaften organisiert und finden ein großes Interesse.

In der Armee erhalten die angehenden *Militärärzte* in der Offiziersschule und in den jährlichen Übungen zusätzliche Kenntnisse, wobei rund 75% der Ärzte in diesem Alter wehrdienstpflichtig sind. Die nicht wehrdienstpflichtigen Ärzte werden durch die Kurse im Zivilschutz erfaßt. Dadurch ist es in der Schweiz möglich, daß annähernd 100% unserer Ärzte heute katastrophenmedizinisch ausgebildet werden, denn jeder arbeitsfähige Arzt – wenn er nicht wehrdiensttauglich ist – muß automatisch seine Zivilschutzpflicht erfüllen.

Seit dem 1. März 1977 ist die Absolvierung eines *Nothelferkurses* zur Erlangung des Lernfahrausweises für den Führerschein zum Autofahren in der Schweiz obligatorisch. Die Kursteilnehmer werden in einem 10stündigen Kurs in die Maßnahmen der Ersten Hilfe eingeführt. Bis heute haben über 1,2 Mio, d. h. rund 1/5 der ganzen Bevölkerung solche Kurse besucht.

In die *freiwillige Aktivität* in medizinischer Katastrophenhilfe fallen bei uns auch die Samariterverbände, die Polizei und Wehrdienste sowie die Schweizerische Rettungsflugwacht und die kynologischen Vereine, letztere vor allem auch wegen der Ausbildung von Lawinen- und Katastrophenhunden, die anläßlich ihrer Einsätze in Erdbebengebieten ihre weltweite Bewährung und Anerkennung fanden.

Vorsorgliche Katastrophenpläne sind heute praktisch in allen Spitälern erstellt. Wichtig ist nun, daß wir immer wieder praktische Übungen durchführen, um weitere notwendige Erfahrungen zu sammeln. *Katastrophenplanung ist Umweltschutz* im weitesten Sinne des Wortes geworden. Katastrophenmedizinische Ausbildung zu betreiben, ist heute eine *Verpflichtung aller Medizinschulen und Fachgesellschaften*, denn der Arzt ist wie keiner bestimmt, eine Insel der Zuversicht und des Mutes im Chaos der Katastrophe zu bilden.

An uns bleibt es hängen, ob wir es wollen oder nicht. Der von Kaiser Nero 65 n. Chr. ermordete Seneca soll gesagt haben: „Quem in ipsa re trepidare nolueris, ante rem exerceas" (Willst Du, daß einer in Gefahr nicht zittere, so trainiere ihn vor der Gefahr).

Literatur

Lanz R, Rossetti M (1980) Katastrophenmedizin. Enke, Stuttgart

8 Katastrophenschutz in Österreich
(H. Leitner)

Die Katastrophenmedizin zeigte sich nach dem 2. Weltkrieg als Organisationsform meist privater Organisationen, die unkoordiniert gewisse – wenn auch bescheidene – Vorkehrungen traf.

Eine erste Bewährungsprobe zu bestehen hatte sie bei der Versorgung der Ungarnflüchtlinge 1956. Die damals aufgetretenen Probleme wurden durch Improvisation gelöst.

Erst die Hochwasserkatastrophen in Kärnten und anderen Bundesländern, ganz besonders aber dann die Erdbebenkatastrophe 1976 in Friaul, führten zu vermehrten Aktivitäten auf dem Sektor der Katastrophenmedizin, zur Intensivierung von Gremien und zur Bildung eines Katastrophenbeirates beim Bundesministerium für Gesundheit und Umweltschutz.

Logistisch gesehen ist Katastrophenschutz Ländersache, der Bund hat nur Kompetenzen im Zusammenhang mit der umfassenden Landesverteidigung. Zusammenhänge zwischen umfassender Landesverteidigung und Katastrophenschutz sind feststellbar.

Die wichtigsten erarbeiteten Pläne sind: Der integrierte Sanitätsdienst, Sanitätsrahmenpläne, Spitalskatastrophenpläne. (Veröffentlicht in den Mitteilungen der Österreichischen Sanitätsverwaltung vom 15.4.1982).

Integrierter Sanitätsdienst

Dieser hat die Aufgabe, durch das Zusammenwirken aller organisatorischen und personellen Mittel des Staates die Maßnahmen zur medizinischen Betreuung und zur Verhütung gesundheitlicher Gefahren in den Anlaßfällen der umfassenden Landesverteidigung und bei Katastrophen zu ermöglichen.

Bestandteile des Integrierten Sanitätsdienstes sind:

Der öffentliche Gesundheitsdienst, die Krankenanstalten, die niedergelassene Ärzteschaft, der Sanitätsdienst des Bundesheeres, die zivilen Sanitätsorganisationen, und zwar das Österreichische Rote Kreuz, der Arbeitersamariterbund, der Malteser Hospitaldienst, die Johanniter Unfallhilfe, die

Wasserrettung, die Bergrettung, die Flugrettungsdienste, Selbstschutzorganisationen (Zivilschutzverband), die Sanitätsdienste der Feuerwehr.

Die Zusammenarbeit ist so zu gestalten, daß die Normversorgung der Bevölkerung durch den Katastropheneinsatz nicht leidet.

Die Leitung des Integrierten Sanitätsdienstes obliegt auf Gemeinde-, Bezirks-, Landes- und Bundesebene jeweils einem vom zuständigen Behördenchef beauftragten Arzt.

Das Grundkonzept erfaßt alle Maßnahmen, die zur effizienten Versorgung der Bevölkerung in den Anlaßfällen der umfassenden Landesverteidigung und zivilen Katastrophen notwendig sind. Das Konzpt soll laufend überprüft, ergänzt und in Übungen erprobt werden.

In den einzelnen Bundesländern wurde aufgrund des Sanitätsrahmenplanes ein integrierter Sanitätsstab gebildet, der wieder alle Organisationen umfaßt und unter der Leitung des Landessanitätsdirektors, des höchsten Gesundheitsbeamten, steht.

In gleicher Weise wird auf Bezirksebene ein Sanitätsrahmenplan erstellt, der alle Maßnahmen, die für einen Ernstfall zu treffen sind, enthält.

Von besonderer Wichtigkeit ist der Plan zur Errichtung von Sanitätssammelstellen in den einzelnen Gemeinden.

Diese sind als Zentren der ambulanten Behandlung aufzufassen und erfüllen Aufgaben der Ersten Hilfe, der Triage, der Vorbereitung von Patienten für den Abtransport und der Erstbehandlung von Leichtverletzten bzw. Erkrankten.

Die Räume sind vorzubereiten und mit den entsprechenden Ausrüstungsgegenständen zu versehen.

Die Leitung hat der zuständige Gemeindearzt, der die Betreuung in Zusammenarbeit mit anderen Ärzten und Sanitätsorganisationen durchführt. Notfallausrüstungen sollen in Containern gelagert sein, weitere medizinische Geräte sollen aus den Ordinationen der Ärzte herangebracht werden.

All diese Pläne wurden in Übungen erprobt und haben sich – wenn von Ausrüstungsfragen abgesehen wird und auch die Ausbildung nicht besonders kritisch betrachtet wird – bewährt.

Die Übungen fanden auf Bezirksebene statt und hatten als Übungsannahmen Massenunfälle, Strahlenverseuchung und Flüchtlingsprobleme vorgesehen.

Als positiv bei diesen Übungen zeigten sich: die Ausrüstung der Ärzte mit Funkgeräten und deren Funkverbindungen zum Roten Kreuz, zum Krankenhaus, zu den Rettungswagen und zum Helikopter sowie gut ausgebaute Funknetze der Feuerwehren und des Roten Kreuzes.

Katastrophenschutz in Österreich

Die Sirenen der Feuerwehren sind funkferngesteuert und können zentral ausgelöst werden.

Als sehr wichtige Organisation hat sich die Feuerwehr erwiesen, die in ganz Österreich 270 000 freiwillige Feuerwehrmänner zur Verfügung hat, die nicht nur auf dem Sektor des Katastrophenschutzes, sondern auch als Ordnungsorgane und bei Bergungen zum Einsatz kommen.

Das Rote Kreuz und andere Sanitätsorganisationen haben in Österreich 1800 Krankenwagen zur Verfügung. Hinweisen möchte ich in diesem Zusammenhang darauf, daß die Zahl der Krankentransportwagen gegenüber den Rettungswagen bedeutund höher ist.

Ausrüstungsmäßig ist das Rote Kreuz z. T. mit Notspitälern, Katastrophenanhängern, Wasserbereitungsanlagen etc. ausgestattet. Es kann auf 30 000 freiwillige Helfer zurückgreifen.

Die Ausrüstung des Bundesheeres, dessen Sanitätseinheiten im Fall von zivilen Katastrophen in Form einer Assistenzleistung zum Einsatz kommen kann, entspricht den Bedürfnissen der Versorgung der Soldaten und verfügt auch über zusätzliche Ausrüstungen für den Einsatz bei zivilen Katastrophen.

Wegen der Kürze der Zeit ist es nicht möglich, auch auf die anderen Organisationen näher einzugehen.

Es wäre aber nicht korrekt, die Schwachstellen des Katastrophenschutzes nicht einer kritischen Betrachtung zu unterziehen.

Als gravierendste Tatsache muß herausgestellt werden, daß es vielfach an einer echten Motivation für eine Katastrophenvorsorge fehlt. Dies trifft besonders auf die Zurverfügungstellung von Geldmitteln für Maßnahmen zu. Wir haben in Österreich praktisch kaum geschützte Operationssäle und Krankenanstalten. Die in den Plänen vorgesehenen Ausrüstungen sind nur zum Teil vorhanden, in den Spitälern mangelt es an Notaufnahmestationen und die Vorbereitungen entsprechend der Spitalskatastrophenpläne sind keineswegs abgeschlossen. Allerdings ist in letzter Zeit ein gewisser Fortschritt feststellbar.

Die Bevorratung sowohl auf dem Lebensmittelsektor aber auch in bezug auf Medikamente und Verbandmittel ist derzeit noch keineswegs ausreichend.

Von besonderer Wichtigkeit ist der Ausbildungssektor.

Es gibt kaum Vorlesungen über Notfall- und Katastrophenmedizin; das Verständnis für eine Weiterbildung in Katastrophenmedizin fehlt.

In letzter Zeit ergeben sich Initiativen seitens medizinischer Gesellschaften, so der Gesellschaft für Wehrmedizin und Wehrpharmazie und einer Gesellschaft für Notfall- und Katastrophenmedizin.

Auch beim Bundesheer sind Bestrebungen im Gange, die Ausbildung der Ärzte in Katastrophenmedizin zu forcieren.

Tabelle 1

			Der Präsident der Ärztekammer				
			Referat für alle ärztlichen Notfall- und Rettungsdienste, sowie Katastrophenmedizin				
Referat Funk und Notruf	Referat Rotes Kreuz und Anschlußverbände	Referat Bergrettung und Alpinmedizin	Referat Wasserrettung	Referat Feuerwehr	Referat Flugmedizin und Flugrettung	Referat Notfallmedizin	Referat Katastrophenmedizin
Aufgaben: Ärztealarmierung in allen Phasen des Notensatzes: Einzelalarmierung, Gruppenalarmierung, Festlegen der Funkfrequenzen, Koordinierung, Materialfragen.	Aufgaben: Personalfragen für Ärzte und Helfer, Ausbildungs- und Transportfragen, Weiterbildung, Einsatzpläne, Koordinierung mit anderen Rettungsorganisationen.	Aufgaben: Ausbildung, Weiterbildung, Information der Bergrettungsärzte, Bearbeitung der Fragen der Alpinmedizin, Sicherheitsfragen, Zusammenarbeit mit allen Rettungsdiensten – medizinische Transportproblematik.	Aufgaben: Ausbildung, Weiterbildung, Information der Wasserrettung; einsatzmedizinische Fragen, Betreuung und Feststellung der Einsatzdienste. Wissenschaftliche Erfahrungsberichte, Methodik und Grenzbelastung, Nebenwirkung, Öffentlichkeitsarbeit.	Aufgaben: Einsatzmedizinische Grundsätze im Tätigkeitsbereich der Feuerwehr, Brand, Transport gefährlicher Güter, lebenserhaltende Maßnahmen, Ausbildung der Helfer, Geräteprüfung, Brandschutz, Nuklearunfälle.	Aufgaben: Gesundheitsfragen der Luftfahrt, Transportfähigkeit, Flugtauglichkeit, Lufttransportbegleitung, Reiseberatung, Klimakunde.	Aufgaben: Vereinheitlichung der spezifischen Ausbildungskriterien in Notfallmedizin, Ausbildungsordnung- und -möglichkeiten, Vergiftungsmedizin, Umwelthygiene.	Aufgaben: Alle Fragen, die über den ärztlichen begrenzten Tätigkeitsbereich hinausgehen und der Einsatz lokaler Mittel nicht ausreicht. Fragen des Krisenfalles und der umfassenden Landesverteidigung. Verbindung zum Katastrophenreferat des Landes, Erarbeitung von Katastrophenplänen unter Einbeziehung anderer Referate, laufende Information der zuständigen Referate.

Im Rahmen der Österreichischen Ärztekammer wurde ein „Referat für alle ärztlichen Notfall- und Rettungsdienste, sowie Katastrophenmedizin" eingerichtet (Tabelle 1).

Zusammenfassend kann gesagt werden, daß zumindest Pläne für den Katastrophenschutz erarbeitet und verschiedene Maßnahmen bestimmter Organisationen eingeleitet wurden.

Keineswegs kann sich aber der Katastrophenschutz in Österreich mit den Vorsorgemaßnahmen in der Schweiz, Schweden und der Bundesrepublik Deutschland vergleichen.

Ich hoffe, daß es gelingen wird, die Bevölkerung von der Notwendigkeit des Katastrophenschutzes und den Staat von der Wichtigkeit der Ergreifung notwendiger Maßnahmen zu überzeugen, um auch in Österreich den Katastrophenschutz zu verbessern.

9 Katastrophenschutz in der Bundesrepublik Deutschland

(P. W. Kolb)

Der Katastrophenschutz in der Bundesrepublik Deutschland ist ein vom Staat konzipiertes und gesetzlich definiertes Hilfeleistungssystem, das dazu bestimmt ist, die verfassungmäßigen Grundrechte des Bürgers, insbesondere das Recht auf körperliche Unversehrtheit im Katastrophenfall, mit allen zu Gebote stehenden Mitteln zu gewährleisten.

Als Katastrophe wird dabei ein Geschehen verstanden, das
– Leben und die Gesundheit zahlreicher Menschen,
– erhebliche Sachwerte oder
– die lebensnotwendige Versorgung der Bevölkerung
so außerordentlich schädigt oder gefährdet, daß es nur durch ungewöhnliche Einsatzanstrengungen behoben werden kann.

In unserem dicht besiedelten und hochindustrialisierten Land können Katastrophen vor allem durch Naturereignisse, menschliches Versagen, technologische Krisen und biologische Einflüsse hervorgerufen werden.

Ihnen muß mit abgestuften, planmäßig vorbereiteten Maßnahmen entgegengetreten werden, die sich an der schadenstiftenden Charakteristik des Katastrophengeschehens orientieren.

Alle Einsatzschritte vom Eintritt der Meldung des Schadensereignisses bis zur Beherrschung des Katastrophenzustandes müssen deshalb Eingang in ein aus Erfahrung gewonnenes Organisationsschema für den Aufbau und den Ablauf eventuell notwendiger Hilfs- und Rettungsaktionen finden.

Wichtig ist es in diesem Zusammenhang zu wissen, daß in unserem Bundesstaat zwischen Bund und Ländern über die prinzipiellen Erfordernisse des Katastrophenschutzes nahezu volles Einvernehmen besteht. Die Struktur des Katastrophenschutzes ist deshalb so angelegt, daß er seine Aufgaben sowohl im Frieden als auch im Krieg erfüllen kann, wenn man den bei Kampfhandlungen zu erwartenden Mehrbedarf an Hilfeleistungen einmal außer Betracht läßt.

Das Schutzsystem „Katastrophenschutz" ist formal klar gegliedert und im wesentlichen in den 327 politischen Gebietskörperschaften Kreis und kreisfreie Stadt organisiert. Es wird geführt vom Hauptverwaltungsbeamten, dem ein Stab von Führungsgehilfen und Fachberatern zur Seite steht. Ihm unterstellt sind Einheiten und Einrichtungen in Fachdiensten für Branschutz, Bergung und Instandsetzung, Sanitätswesen, ABC-Abwehr, Betreuung, Versorgung und Veterinärwesen sowie Führung und Fernmeldewesen, deren anteilige prozentuale Stärke sich nach einem Fachdienstschlüssel bestimmt.

Die Fachdienste werden von dazu geeigneten öffentlichen und privaten Hilfsorganisationen – ausnahmsweise auch von der Verwaltung selbst (Regieeinheiten) – getragen. Ihre Aufstellung und Ausstattung erfolgt nach einheitlichen Prinzipien, den sogenannten „Stärke- und Ausrüstungsnachweisungen".

Die Ausbildung der Helfer geschieht nach stoffmäßig weithin vereinheitlichten Ausbildungsunterlagen am Standort und an Schulen des Bundes, der Länder und der Hilfsorganisationen.

Öffentliche Hilfsorganisationen sind: die Feuerwehren und das Technische Hilfswerk.

Private Hilfsorganisationen sind alle Hilfsgesellschaften des Sanitätswesens: der Arbeiter-Samariter-Bund, das Deutsche Rote Kreuz, die Johanniter-Unfall-Hilfe und der Malteser-Hilfsdienst sowie die Deutsche Lebensrettungsgesellschaft.

Allein auf Kosten des Bundes werden mehr als 7000 Zugeinheiten mit 143 000 Helfern und 13 800 Fahrzeuge unterhalten.

Was die sanitätsdienstliche Komponente angeht, so sind in den Landkreisen und kreisfreien Städte 699 Sanitätseinheiten, meist Züge zu 50 Mann, aufgestellt.

Insgesamt wirken rd. 28 500 freiwillige Helfer in diesem Bereich mit, darunter rd. 1400 Ärzte.

Im Bundesdurchschnitt entfallen zwei Einheiten auf einen Kreis bzw. eine kreisfreie Stadt. Getragen werden diese Einsatzkräfte – wie vorerwähnt – vom Arbeiter-Samariter-Bund, vom Deutschen Roten Kreuz, von der Johanniter-Unfall-Hilfe und vom Malteser-Hilfsdienst. Ihre Aufgabe ist es, den Verletztentransport zu Krankenhäusern bzw. Hilfskrankenhäusern vorzunehmen. Das schließt die Leistung Erster Hilfe und ärztlicher Sofortmaßnahmen zur Abwendung lebensbedrohender Zustände sowie zur Herstellung der Transportfähigkeit ein.

Neben dem Sanitätsdienst hält der Bund 25 KatS-Hubschrauber für Erkundungs-, Überwachungs-, Führungs- und Transportaufgaben im Verteidigungsfall; im Frieden sind diese Flugzeuge als Rettungshubschrauber eingesetzt.

Der Katastrophenschutz ist dadurch mit dem inzwischen auf weit mehr als 200 Rettungsleitstellen abgestützten Rettungswesen verzahnt, dem seiner

Tabelle 1. Anzahl aller Helfer der im Katastrophenschutz mitwirkenden Organisationen

Arbeiter-Samariter-Bund (ASB)	rd.	20 000 Helfer
Deutsches Rotes Kreuz (DRK)	rd.	400 000 Helfer
Johanniter-Unfall-Hilfe (JUH)	rd.	16 000 Helfer
Malteser-Hilfsdienst (MHD)	rd.	29 000 Helfer
Freiwillige und Berufsfeuerwehren	rd.	890 000 Helfer
Technisches Hilfswerk (THW)	rd.	55 000 Helfer
Insgesamt	rd.	1 410 000 Helfer

Aufgabenstellung und Leistungsfähigkeit nach in den Anfangsphasen der medizinischen Katastrophenabwehr immer größere Bedeutung zukommt.

Nach der Statistik gibt es etwa 1,3 Mio. Helfer (s. Tabelle 1) in den Hilfsorganisationen; davon stellen die Feuerwehren mehr als 2/3. Mit diesem Potential müßte also im Frieden theoretisch fast jede nur denkbare Katastrophe zu bewältigen sein.

Außerdem stehen in friedensmäßigen Krisensituationen schnell verfügbare Einheiten der Bundeswehr, des Bundesgrenzschutzes und der Bereitschaftspolizei als Nothelfer zur Verfügung.

Können wir aus dieser Zustandsbeschreibung den Schluß ziehen, daß der Aufbaustand unseres Katastrophenschutzes in jeder Beziehung bedarfsgerecht ist?

Leider nein! Zwar ist es beruhigend zu wissen, daß sich das Prinzip des einheitlich geführten und gegliederten Katastrophenschutzes im Laufe der letzten zehn Jahre so überzeugend durchgesetzt hat; dennoch kann uns dies nicht zufriedenstellen, weil das Hilfeleistungsvolumen zwar nahezu jeden denkbaren Friedensbedarf abzudecken vermag, keinesfalls aber ausreicht, um in einem Kriegsfall die dann nötige Einsatzstärke aufzubieten. Die Gründe dafür sind vielfältig.

Zwar heißt es vordergründig immer, der zügige Aufbau des Katastrophenschutzes auf das in den 70er Jahren verbindliche Plansoll von 1 % der Bevölkerung, d. h. 600 000 Köpfe, sei angesichts der leeren Kassen des Staates nur schwerlich und – wenn überhaupt – nur sehr langfristig zu verwirklichen.

Tatsächlich ist es aber wohl so, daß es eher politische Motive sind, die die Regierungen und Parlamente des Bundes und der Länder dazu veranlassen, hier mehr als nötig Zurückhaltung zu üben. Es unterbleibt auch das, was normalerweise nahezu selbstverständlich vonstatten gehen würde.

So ist es z. B. bis heute noch nicht zur Verabschiedung eines Gesundheitssicherstellungsgesetzes oder, wie es im fortgeschriebenen Sprachgebrauch von heute heißt, eines Gesundheitsschutzgesetzes gekommen, obwohl dies von allen, die von der Organisation ärztlicher Hilfe in Notzeiten etwas verstehen, d. h. auch von der verfaßten Ärzteschaft selbst, dringend gefordert wird.

Besonders der Katastrophenmediziner weiß ja, wie sehr es an handhabbaren gesetzlichen Regularien für die Bereitstellung von Krankenhauskapazitäten und von bedarfsgerecht ausgebildeten bzw. weitergebildeten ärztlichem und heilhilfsberuflichem Personal für traumatische und andere Epidemien im Gefolge des Krieges fehlt. Durch diese „Schieflage", für die auch der Bund selbst in nicht geringem Maße verantwortlich ist, wird nicht selten die bestimmungsmäßige Nutzung der für den Ernstfall bereits geschaffenen Kapazitäten in Frage gestellt; denn ohne die entsprechenden Vorgaben eines Gesundheitsschutzes können die vom Bund finanzierten Leistungen in Form

des Hilfskrankenhausprogrammes

– rd. 220 Hilfskrankenhäuser mit etwa 86 000 Bettenplätzen sind verfügbar;

der Schwesternhelferinnenausbildung

– etwa 300 00 Schwesternhelferinnen sind bisher ausgebildet;

der Sanitäts- und Arzneimittelbevorratung

– in rd. 100 Sanitätslagern werden Verbandstoffe und Arzneimittel für ca. 290 000 Verletzte bevorratet;

der Erste-Hilfe- und Selbstschutzausbildungsmaßnahmen

– jährlich 670 000 Personen erhalten durch die Hilfsorganisationen des KatS eine Ausbildung in Erster Hilfe;
rd. 350 000 Personen nehmen pro Jahr an einem Selbstschutzgrundlehrgang mit lebensrettenden Sofortmaßnahmen teil

nicht optimiert werden.

Es wäre deshalb unverantwortlich, weil ja auch unwirtschaftlich, sich mit dem gegenwärtigen Zustand abzufinden. So gesehen ist es geradezu ein Gebot richtig verstandener ärztlicher Verantwortung, von unseren Politikern energisch zu verlangen, das längst überfällige Gesundheitsschutzgesetz nun endlich zu verabschieden. Dies wird umso deutlicher, wenn man sich vor Augen führt, welches Potential im Gesundheitswesen ohnehin schon zur

Verfügung steht. So waren beispielsweise in den 327 Land- und Stadtkreisen und den 8500 Gemeinden der Bundesrepublik Ende 1979 542 000 Personen mit staatlicher Prüfung in bundesrechtlich geregelten Heil- und Pflegeberufen tätig, davon:

135 711 Ärzte,
32 958 Zahnärzte,
9 386 Tierärzte,
184 009 Krankenpfleger und Krankenschwestern,
24 957 Kinderkrankenpflegeschwestern und -pfleger,
44 928 Krankenpflegehelfer,
5 493 Hebammen,
28 839 Med. techn. Assistenten,
27 889 Apotheker,
48 050 sonstige im Gesundheitswesen tätige Personen.

In der Freien Wohlfahrtspflege sind insgesamt 33 000 Einrichtungen mit 675 000 Menschen, die ehrenamtlichen Helfer nicht mitgerechnet, eingesetzt. Caritas und Diakonisches Werk – die beiden Wohlfahrtsverbände der christlichen Kirchen – sind an diesen Zahlen zu mehr als 70 % beteiligt.

In den Einheiten und Einrichtungen des Sanitäts- und Betreuungswesens im Zivil- und Katastrophenschutz sind 805 Züge mit rd. 34 500 Helfern aufgestellt sowie ein DRK-Hilfszug mit 4000 Helfern und 582 Fahrzeugen.

Ferner verfügen die Sanitätsorganisationen über nachstehendes personelles Potential:

	Mitglieder	aktive Helfer
ASB	400 000	20 000
DRK	4,0 Mio.	400 000
JUH	135 000	16 000
MHD	160 000	29 000
		465 000 Helfer

In einem Verteidigungsfall könnten sonach unter Einbeziehung von rd. 86 000 Plätzen in Hilfskrankenhäusern 1,4 Mio. Bettenplätze nach entsprechender Vorbereitung bereitgestellt werden.

Eine NATO-Empfehlung lautet:
– 1 Bett auf 10 Soldaten,
– 1 Bett auf 50 Zivilpersonen.

Ich glaube, daß dieses Datengefüge – ihm wäre noch das im militärischen Bereich vorhandene einschlägige Potential zuzurechnen – verständlich macht, worauf es ankommt, wenn eine unserem Zivilisationsstand angemessene paritätische Lösung der gesundheitlichen Versorgung der Bürger und der Soldaten in einem Ernstfalle gefunden werden soll. Eigentlich muß nicht mehr getan werden, als das bereits Vorhandene durch Gesetz organisatorisch so zu verknüpfen, daß es als Ganzes mehr Vorsorge, Rettung und Rehabilitation produzieren kann als seine bis jetzt nur für den Alltag des Friedens aufeinander abgestimmten Teile.

10 Internationale Bemühungen zur Förderung der Katastrophenmedizin

(H. Zöllick)

Das Mißverhältnis von Notwendigem und Möglichem bei der medizinischen Hilfeleistung in der Katastrophensituation schränkt die Möglichkeit der normalerweise ausgeübten optimalen Individualmedizin so stark ein, daß dem Arzt zunächst nur einfachste und oft unzureichende Maßnahmen bei veränderten Behandlungsprioritäten nach den Grundsätzen der Katastrophenmedizin möglich sind, um damit möglichst vielen Menschen wenigstens das Leben zu erhalten. Ein weiteres Erschwernis ist das Chaos in einer Katastrophensituation, so daß zunächst lediglich eine vom Zufall abhängige punktuelle ärztliche Hilfeleistung erfolgen kann.

Hieraus ergibt sich, daß Katastrophenmedizin mehr sein sollte, als hingebungsvoller und beherzter ärztlicher Einsatz, der zupackt, wo Hilfe benötigt wird, sondern vor allem wegführen muß von der ad-hoc-Hilfeleistung im Durcheinander der Katastrophensituation zu geordneten und gelenkten Maßnahmen nach vorbereiteten Plänen.

Diese Pläne müssen das Ziel haben, das Gesamtausmaß einer Katastrophe so schnell wie möglich zu erfassen, um entsprechende organisierte Hilfeleistungen in Gang zu setzen, weil nur durch eine gezielte Lenkung des Abtransportes der Opfer und eine größere räumliche Dimension des aufnehmenden geographischen Behandlungsraumes die Qualität der Endbehandlung der Katastrophenopfer wesentlich verbessert werden kann. Ziel ist es dabei, möglichst wegzukommen von notwendigerweise unzureichenden Behandlungsmöglichkeiten in den benachbarten, überlasteten Krankenhäusern in Richtung auf eine möglichst individualmedizinische Endversorgung in nicht betroffenen Gebieten. Hierzu stehen uns heute zwar modernste Transportmittel, wie Rettungshubschrauber und Ambulanzflugzeuge zur Verfügung, aber jeder Erfahrene weiß, wie schnell bei einem Massenanfall gerade bei katastrophentypischen Verletzungen selbst im nationalen Rahmen die qualifizierte Behandlungskapazität erschöpft sein kann. Zu erwähnen sind hier u.a. die zahlenmäßig begrenzten Behandlungseinrichtungen für Schwerstverbrannte, Schädel/Hirn/Rückenmarkstraumen, Intoxikationen und Strahlenschäden, sowie Augenverletzungen, um nur einige Beispiele zu nennen.

Im Katastrophenfall können auch in hochzivilisierten Ländern Situationen entstehen, in denen die nationalen Ressourcen zur qualifizierten Endbehandlung nicht mehr ausreichen, so daß eine grenzüberschreitende Hilfeleistung in einem Nachbarland wünschenswert wäre.

Diese Erkenntnis wird regional bereits seit längerem im individualmedizinischen Rettungsdienst, besonders im südwestlichen Grenzbereich der Bundesrepublik, praktiziert, wo die Rettungshubschrauber der Bundesrepublik, Frankreichs und der Schweiz zum gegenseitigen Nutzen kooperieren.

Die große Bedeutung der Ausweitung des Hilfs- und Behandlungspotentials im Katastrophenfall durch grenzüberschreitende Katastrophenhilfe ist erkannt und findet bereits ihren praktischen Niederschlag in bestehenden bilateralen Abkommen zwischen der Bundesrepublik einerseits, sowie Frankreich, Luxemburg und Dänemark andererseits. Entsprechende Abkommen zwischen der Bundesrepublik und Belgien und den Niederlanden stehen vor dem Abschluß. Wesentlicher Inhalt dieser Abkommen ist der Wegfall der Kontrollen für die grenzüberschreitenden Hilfsorganisationen, Überflug- und Landeerlaubnis für Rettungshubschrauber und Ambulanzflugzeuge, und erforderlichenfalls die Verteilung der Problempatienten auf das räumlich vergrößerte, und deshalb nicht überlastete Krankenbettenpotential. So haben auch die USA ihre schwerverletzten Katastrophenopfer aus Beirut sinnvollerweise auf verschiedene leistungsfähige Krankenhäuser in nicht betroffenen Gebieten verteilt.

Den Gedanken der gegenseitigen Unterstützung in Katastrophenfällen durch die Mitgliedstaaten haben auch die Gesundheitsminister der Europäischen Gemeinschaften anläßlich einer Konferenz 1978 aufgegriffen und die Kommission beauftragt, Voraussetzungen für die Ausschöpfung der vorhandenen organisatorischen Grundlagen und personellen, sowie materiellen Möglichkeiten zu schaffen. Die Kommission der Europäischen Gemeinschaften berief eine Arbeitsgruppe, in der ich als Vertreter der Bundesrepublik mitarbeite, und die in der Zeit von Dezember 1979 bis zum Juli 1981 eine Bestandsaufnahme der organisatorischen Grundlagen in den Mitgliedsstaaten und der vorhandenen personellen und materiellen Behandlungskapazitäten vornahm. Dabei zeigte sich, daß die geringsten Probleme bei den chirurgisch zu versorgenden Katastrophenopfern auftreten, von denen hinsichtlich der Triage immer am meisten die Rede ist.

Ungleich komplizierter liegen die Probleme auf anderen Gebieten der Katastrophenmedizin, wie z. B. der Seuchenprophylaxe in der Katastrophe oder in der Behandlung einer Seuche als spezieller Katastrophenform. Abgesehen von z. T. unterschiedlichen rechtlichen Voraussetzungen sind Überwachungsbehörden auf den großen Flugplätzen, Häfen und Bahnhöfen teils vorhanden, teils kurzfristig einzurichten, um eine engmaschige Kontrolle und Eingrenzung des Seuchengeschehens sicherstellen zu können. Es wurden alle bakteriologischen und serologischen Untersuchungsanstalten und Laboratorien und die im allgemeinen vorhandenen Vorräte an Impfstoffen erfaßt, um im Bereich der Gemeinschaften, falls erforderlich, bei größeren Bevölkerungskollektiven teils Schutzimpfungen durchzuführen, teils diese einer Impfbehandlung zuführen zu können.

Es wurde weiterhin die Nutzung und Auswertung der verschiedenen vorhandenen fachlichen Informationssysteme der Administrationen (meist der öffentlichen Gesundheitsdienste) national und für die Mitgliedsländer der Gemeinschaft auf staatlicher Ebene zur Information der Ärzte sowie der allgemeinen Bevölkerung zur Aufklärung über die Durchführung vorbeugender oder therapeutischer Maßnahmen vorgesehen.

Für die Behandlung von Schwerstverbrannten wurden in allen Mitgliedsländern der Gemeinschaften die geeigneten Behandlungseinrichtungen, denen eine Abteilung für plastische Chirurgie angegliedert ist, erfaßt, und eine nationale zentrale Informations- und Lenkungsstelle für freie, d. h. belegbare Spezialbetten, wie sie in der Bundesrepublik in Hamburg und München vorhanden sind, angeregt.

Bei einer Explosions- und Brandkatastrophe von den Ausmaßen derjenigen in Los Alfaques würden die für eine optimale Behandlung erforderlichen Spezialbetten in keinem Land allein zur Verfügung stehen.

Weitere Informationen wurden über Abwehrplanungen und Behandlungseinrichtungen nach Freisetzung chemisch-toxischer Stoffe durch Industrieanlagen, vorhandene Datenbanken oder sonstige Informationseinrichtungen über die chemische Zusammensetzung toxisch wirkender Stoffe und die jeweiligen Antidote, sowie der maßgeblichen Experten auf dem Gebiet der Toxikologie zusammengestellt.

Es erfolgte auch eine Aufstellung geeigneter Behandlungseinrichtungen für Kranke nach Einwirkung höherer Dosen ionisierender Strahlen bzw. nach Kontamination mit oder Inkorporation von Radionukliden, in denen die entsprechenden Meßeinrichtungen und die Zusammenarbeit mit hämatologischen Experten vorhanden sind, und wo ggfs. nach schwersten Straßleneinwirkungen auch Knochenmarktransplantationen vorgenommen werden können.

Besonders auf den für Industriestaaten wichtigen Gebieten der chemischen Intoxikation und der Schäden durch radioaktive Bestrahlungen wird die Kenntnis des Vorhandenseins von geeigneten Behandlungseinrichtungen in den Mitgliedsländern der Europäischen Gemeinschaften für besonders bedeutsam gehalten.

Die Ergebnisse der Arbeit der Expertengruppe, die ich hier aus Zeitgründen nur summarisch erwähnen konnte, wurde als Broschüre bisher leider nur in englischer und französischer Sprache von den Europäischen Gemeinschaften aufgelegt und an die Mitgliedsländer verteilt. In der Bundesrepublik wurde sie bereits an die für die Katastrophenabwehr zuständigen obersten Länderbehörden weitergeleitet.

So nützlich diese zusammenfassende Information im Interesse einer gegenseitigen Hilfeleistung auch sein mag, so ist sie für sich allein wenig tauglich. Es fehlen in den Mitgliedsländern jeweils festgelegte nationale Koordinationsstellen mit Entscheidungs- und Weisungsbefugnissen, die jeweils Hilfeersuchen entgegennehmen bzw. eintreffende Hilfe sinnvoll einsetzen können. – Ich möchte das am Beispiel des letzten schweren Erdbebens im südlichen Mittelitalien verdeutlichen:

Gegen 22 Uhr erreichte das Bundesgesundheitsministerium in Bonn ein Fernschreiben aus Luxemburg mit einem dringenden Hilfeersuchen Italiens. Da das Gesundheitsministerium nicht über eigene Hilfsmittel verfügt, habe ich innerhalb von 60 min das Auswärtige Amt, den Kristenstab des Bundesinnenministeriums, das Verteidigungsministerium, sowie das DRK informiert. Am nächsten Tag standen die erforderlichen Hilfsmittel (Feldlazarette, Arzneimittel, Blutkonserven, Wasseraufbereitungsanlagen sowie Ärzte und Sanitätspersonal) bereit. Sie wurden aber von Italien erst nach einigen Tagen abgerufen, weil offensichtlich zuvor noch keine Übersicht über Ausdehnung und Schwerpunkt des Geschehens, d.h. die erforderlichen Schwerpunkte für den Einsatz der Hilfeleistung bestand. Auch die bodenseitig eingesetzten Hilfszüge blieben z.T. auf dem Weg zum Einsatzort wegen Treibstoffmangels zeitweilig liegen.

Das soll keine Kritik sein, denn die Ausmaße der Katastrophe waren überwältigend; aber man sollte sich über solche Vorkommnisse Gedanken machen.

Im internationalen Rahmen, besonders nach den schweren Erdbeben und technischen Katastrophen in jüngster Vergangenheit, hat sich die Auffassung zunehmend durchgesetzt, daß hinsichtlich der medizinischen Versorgung von Katastrophenopfern entscheidende Verbesserungen wünschenswert und auch möglich sind. Auf Initiative Portugals und der USA wurde deshalb im Dezember 1982 eine Round-Table-Konferenz nach Lissabon einberufen, an der Vertreter aus 10 interessierten Ländern und ein Repräsentant des Regionalbüros der WHO in Kopenhagen teilnahmen.

Die Konferenz setzte sich zum Ziel, die Gesamtproblematik der durch Katastrophen eintretenden medizinischen Folgen und Erfordernisse zu erörtern, und aus den Ergebnissen der dabei zusammengetragenen Erfahrungen entscheidende Schlußfolgerungen zu ziehen und entsprechende Empfehlungen zu erarbeiten. Diese Konferenz wurde vom anwesenden Vertreter der WHO ausdrücklich mit der Hoffnung auf Anregungen, auch für die Arbeit der WHO, begrüßt.

Nach einhelliger Auffassung aller Teilnehmer wurde das häufige Fehlen von für Katastrophen oder Großunfällen angelegten Arzneimittel- und Materialdepots, wie auch oft unzureichende nationale Katastrophenabwehrplanungen auf den verschiedenen Verwaltungsebenen, kritisch festgestellt.

Mit Nachdruck wurde national die Schaffung kompetenter Katastrophenabwehrstäbe mit klaren Aufgabenzuweisungen, Entscheidungsbefugnissen, Verantwortlichkeiten und die Schaffung von Weisungssträngen gefordert, die mit kommunikativen Hilfsmitteln ausgestattet sein sollen. Sie müssen in der Lage sein, möglichst schnell den räumlichen Umfang des Katastrophengebietes, die Art und Schwere des Ereignisses und die voraussichtlich erforderlichen medizinischen Hilfsmaßnahmen abzuschätzen sowie die benutzbaren Transportwege im und zum Katastrophengebiet festzustellen, was besonders bei schweren und ausgedehnten Naturkatastrophen, aber auch sonst von entscheidender Bedeutung sein kann. Falls die eigenen Ressourcen nicht ausreichen, muß unverzüglich internationale Hilfe angefordert werden.

Ein solcher Stab muß aus im Katastrophenmanagement ausgebildeten Experten aus den verschiedensten vom Katastrophengeschehen betroffenen Fachgebieten zusammengesetzt sein, wie Polizei, Militär, Feuerwehr, Ärzte, Krankentransport- und Hilfsorganisationen, Angehörige technischer Dienste für die Elektrizitäts- und Wasserversorgung und die Kommunikation. Ohne diese flankierenden Dienste wäre eine effiziente Katastrophenmedizin nicht denkbar.

Bei speziellen technischen Katastrophen sind die jeweils kompetenten medizinischen Experten beizuziehen, die ggfs. eine entscheidende Beratungs- oder Behandlungsfunktion übernehmen können.

Solche entsprechend ausgebildete und aus kompetenten Experten zusammengesetzten Katastrophenabwehrstäbe sollten in allen Ländern vorhanden sein, um ggfs. auch qualifiziert Hilfeersuchen entgegennehmen oder Hilfeleistungen organisiert durchführen zu können.

Einen besonderen Raum in der Diskussion nahm auch die epidemiologische Auswertung von Katastrophengeschehen, die Zahl und Art der Gesundheitsschäden, die Effektivität der Hilfeleistung sowie eine kritische Auswertung aller gewonnenen Daten ein.

In dieser Hinsicht ist bisher wenig oder nichts geschehen, und eine systematische Analyse und Auswertung der verschiedenen Katastrophenabläufe und katastrophenmedizinischer Maßnahmen könnten erhebliche Fortschritte auf dem Gebiet des Katastrophenmanagements und der Katastrophenmedizin bewirken.

Auf der Konferenz in Lissabon wurden schließlich folgende Empfehlungen formuliert:

1. Die Notwendigkeit der Erarbeitung *standardisierter* Katastrophenplanungen in den verschiedenen Ländern. Hierdurch könnte die internationale medizinische Katastrophenhilfe wesentlich erleichtert und effizienter gestaltet werden.
2. Die Einrichtung qualifizierter nationaler Kontaktstellen und jederzeit einberufbarer Katastrophenabwehrstäbe. Auf ihre Bedeutung bin ich bereits detailliert eingegangen.
3. National sollte die Möglichkeit eines Rückgriffs auf Experten aus den verschiedenen medizinischen Spezialgebieten, z. B. Seuchenhygieniker, Toxikologen, Spezialisten für die Behandlung von Strahlenschäden (Radiologen, Hämatologen), sichergestellt werden, um bei Bedarf national oder international für Leitungsfunktionen bzw. die qualifizierte klinische Versorgung zur Verfügung zu stehen.
4. Regionale Abkommen über Störfälle in grenznahen großtechnischen Anlagen, Einrichtung von Warn- und Informationssystemen und gemeinsamer medizinischer Hilfspläne, vor allem auch im Hinblick auf die Bereitstellung spezieller Behandlungseinrichtungen.
5. Die Forderung, daß eine internationale Behörde die Anleitung für standardisierte Katastrophenschutzplanungen, Organisation und Hilfeleistung übernimmt. Hierfür bietet sich vor allem die WHO an, worauf ich noch zu sprechen kommen werde. Von dieser zentralen, internationalen Stelle müßten auch Analysen medizinischer Maßnahmen im Verlauf von Katastrophengeschehen auf wissenschaftlicher Basis durchgeführt und ausgewertet werden. Das Ergebnis dieser Studien sollte der Fortentwicklung der Planungen dieser Behörde dienen und eine größere Effizienz katastrophenmedizinischer Maßnahmen zur Folge haben.
6. Erarbeitung und Durchführung von Trainingsprogrammen sowohl für die Träger des Katastrophenmanagements als auch für Ärzte und Hilfsorganisationen.
7. Zusammenfassende Berichte über vorhandene nationale und internationale Koordinations-, Hilfs- und Führungsmaßnahmen und eine zweckmäßige Abstimmung der Planungen aufgrund dieser Erfahrungen sollten allen interessierten Ländern zur Verfügung gestellt werden. Dies gilt nicht zuletzt auch für die Entwicklungsländer, die vor allem von schweren Naturkatastrophen heimgesucht werden und die häufig noch nicht über die notwendigen Hilfsmöglichkeiten verfügen.

Von den 156 Mitgliedsstaaten der WHO sind 95 in erheblichem Maße katastrophengefährdet. Im Mai 1981 erteilte die Weltgesundheitsversammlung der WHO den Auftrag, auf dem Gebiet der Vorbereitung und Hilfeleistung bei Katastrophen tätig zu werden.

Die WHO hat nach Darstellung des WHO-Vertreters in Lissabon ein weltweites Programm im Hinblick auf Bemühungen um Fortschritte bei der Vorbereitung und Abwehr von Natur- aber auch anderer Katastrophen, vor allem in bedrohten Gebieten, eingeleitet. Dieses Programm ist maßgebend für alle Katastrophenhilfsmaßnahmen, die von den Mitgliedsstaaten angefordert werden. Sie werden gemeinsam mit dem Office of the United Nations Disaster Relief Coordinator (UNDRO), dem Internationalen Komitee des Roten Kreuzes und den Europäischen Gemeinschaften durchgeführt. Darüber hinaus verfügt die WHO über ein weltweites Netz von Spezialisten, die im Katastrophenfall zur Verfügung stehen.

Ich habe versucht darzulegen, daß nach Auffassung maßgeblicher Experten aus verschiedenen Ländern eine internationale Kooperation in einer internationalen Behörde die Ergebnisse der Katastrophenmedizin, die sich bekanntlich nicht nur aus einer fachlich-medizinischen, sondern auch aus einer organisatorisch-koordinierenden Komponente zusammensetzt, wesentlich verbessern könnte.

Entscheidende Fortschritte in der Katastrophenmedizin würden außerdem durch epidemiologische Studien des Katastrophengeschehens und sorgfältige Analysen und Auswertungen des Ablaufs der Katastrophenhilfe und der Art und der Wirksamkeit katastrophenmedizinischer Maßnahmen erzielt werden.

Fortschritte auf diesem Gebiet kämen allen Ländern zugute, denn Katastrophen können sich bekanntlich an jedem Ort und zu jeder Zeit und meist völlig unerwartet ereignen.

Hier wäre eine internationale Organisation – in diesem Falle wegen der bereits geleisteten Vorarbeiten – wohl am ehesten die WHO dringend gefordert, die Vielzahl der internationalen Lösungsansätze für ein wirksames Katastrophenmanagement zusammenzufassen, kritisch zu prüfen und ggfs. methodisch auszubauen und damit einen wesentlichen Beitrag zum Fortschritt auf diesem etwas zu kurz gekommenen Gebiet der Medizin, das für alle Völker zu jedem Zeitpunkt gleichermaßen von großer Bedeutung sein kann, zu leisten.

11 Katastrophenmedizin – aktuelle Aspekte und Kontroversen

(E. Rebentisch)

Die Deutsche Gesellschaft für Katastrophenmedizin hat im Deutschen Ärzteblatt vom 24. Juni 1983, Heft 25, Seiten 39 und 40, ihre Bestrebungen und Ziele allen an medizinischer Hilfe bei Katastrophen interessierten Bürgern und Institutionen der Bundesrepublik Deutschland vorgestellt. Sie hat in dieser Darlegung ihr Verständnis vom Sinngehalt der Katastrophenmedizin erläutert und den Rahmen aufgezeichnet, innerhalb dessen katastrophenmedizinische Maßnahmen ergriffen werden können und müssen. Ich glaube aus dieser Erklärung im Interesse besseren Verständnisses einen Absatz zitieren zu sollen. Er lautet:

„Die Grenzen ihrer Anwendbarkeit findet die Katastrophenmedizin dort, wo die Gewalt und die Ausdehnung der Zerstörungen eine planmäßig organisierte Hilfe unmöglich machen. Dies wäre z. B. in einem Atomkrieg der Fall."

Diese Worte sollten nicht nur denjenigen, die so gern mit der Ablehnung der Katastrophenmedizin experimentieren, den rechten Weg zum Handeln in großer Not weisen, sondern sie sind ebenso an den Gesetzgeber, an ausführende Behörden und an manche Institutionen gerichtet, damit diese keine falschen Erwartungen an medizinische Hilfsmöglichkeiten knüpfen.

Trotz dieser eindeutigen Abgrenzung und der Feststellung, daß bei einer Katastrophe die Leidtragenden eines heute noch jederzeit möglichen medizinischen, vor allem ärztlichen Versagens, stets unsere Mitbürger sein werden, wird von gewissen Seiten unablässig versucht, der Katastrophenmedizin andere Tendenzen zu unterstellen, sie vor allem mit angeblichen Kriegsvorbereitungen in Verbindung zu bringen. Manche dieser Unterstellungen gipfeln darin, daß die Befürworter der Katastrophenmedizin der Öffentlichkeit, vor allem aber der Regierung und den Militärs suggerieren würden, ein Atomkrieg sei führbar.

Wie gering die Bereitschaft zum Verstehen der Katastrophenmedizin ist, konnte ich erst vor kurzem während einer Podiumsdiskussion gegen den Atomtod erleben, nachdem ich ausführlich erläutert hatte, daß es in einem Atomkrieg keine organisierte medizinische Hilfe geben könne. Einer meiner Diskussionspartner von der veranstaltenden Ärzteinitiative fragte daraufhin, was denn die Deutsche Gesellschaft für Katastrophenmedizin in Wahrheit mit ihrer Forderung beabsichtige, „die Fähigkeiten zur Anwendung einfacher diagnostischer Maßnahmen zu vermitteln und zu erhalten". Das könne sich doch nur auf den Atomkrieg beziehen.

Nun, diese Frage war zu aller Zufriedenheit mit dem Hinweis leicht zu beantworten, daß bei jedem größeren Schadensereignis, auch bei einer Katastrophe der Arzt am oder in der Nähe des Schadensortes auf Befragen, Beobachten, Inspizieren, Auskultieren und Perkutieren angewiesen ist, um zu ersten Verdachtsdiagnosen oder Diagnosen zu kommen. Hätte der Fragesteller die gesamte Erklärung der Deutschen Gesellschaft für Katastrophenmedizin gelesen und verstanden, so hätte sich seine Frage erübrigt. Es ist aber leider ein typisches Zeichen derartiger, auf Publikumswirkung zielender Aktionen, daß – nach bekannten Vorbildern – ein Satz oder gar nur ein Nebensatz aus dem Zusammenhang herausgerissen wird, um anderen etwas unterstellen zu können. Glücklicherweise fällt diese Taktik meistens, wie auch in diesem Fall, auf den Erfinder solcher Tricks zurück, wenn sie auch bedauerlicherweise das ehrliche Gespräch behindert.

Aber im Hinblick auf die Katastrophenmedizin gibt es auch erfreuliche Entwicklungen in der Diskussion mit sogenannten „Ärzten gegen den Atomkrieg". Ich muß den Zusatz „sogenannt" verwenden, weil nicht nur diese Kollegen, sondern zweifellos alle Ärzte in der Bundesrepublik mit allem gebotenen Ernst und Nachdruck gegen den Atomkrieg sind. Seit Anfang dieses Jahres nun läßt sich auch bei Mitgliedern dieses inzwischen eingetragenen Vereins, der deutschen Sektion der IPPNW (International Physicians for Prevention of Nuclear War), zunehmend die Erkenntnis feststellen, daß Katastrophenmedizin doch mit der medizinischen Hilfsmöglichkeit in einem Atomkrieg nicht identifiziert werden kann. Diese einsichtigen Kollegen wissen nun, daß in einem Atomkrieg, der bekanntlich weder mit einer Kernkraftwerks-Katastrophe noch mit dem Abwurf einer einzigen Bombe wie in Hiroshima oder Nagasaki zu vergleichen ist, medizinische Hilfe nur von zufällig erreichbaren, handlungsfähigen Helfern und mit den am Ort vorhanden Mitteln geleistet werden kann. Verständlich ist auch, daß die Behandlung mehr oder minder nur auf Maßnahmen der Ersten Hilfe oder der ersten ärztlichen Hilfe bezogen sein kann, was jedoch keineswegs ausschließt, daß auch in Krankenhäusern, denen ein Rest ihrer Funktionsfähigkeit geblieben ist, Patienten behandelt werden. Es ist aber weder nach Anzahl der Hilfebedürftigen, noch nach Kapazität und Leistungsfähigkeit aller Helfenden denkbar, die notwendige Behandlung durchzuführen, weil sich außerhalb der kleinen Inselchen, wo zu helfen versucht wird, nichts rühren wird. Daß diese Art medizinischer Hilfe mehr dem Inhalt der Notfallmedizin zuzurechnen ist, zu deren Intensivierung und vertiefter Fortbildung sich die Unterzeichner der „Frankfurter Erklärung" der deutschen Sektion der IPPNW ausdrücklich verpflichten, wäre als Curiosum zu werten, wenn uns Ärzten die Aufgabe und die Bereitschaft zum Helfen in jeglicher Notlage nicht zu ernst wären.

Ein weiterer positiver Ansatz zur Verständigung ist in der Erkenntnis anderer, in Ärzteinitiativen gegen den Atomkrieg engagierter Kollegen zu sehen, daß es tatsächlich Unterschiede zwischen der Notfall- und der Katastrophenmedizin gibt. Übereinstimmung herrschte in einigen Diskussionen auch darüber, daß Wehr- und Kriegsmedizin eine Aufgabe für den Soldaten zu erfüllen hat. Die Fortbildung auf diesem medizinischen Sektor ist von den militärischen Sanitätsdiensten durchzuführen und gehört nicht in den Bereich der zivilen Ärzteschaft. Dies schließt aber andererseits keinesfalls aus, daß Sanitätsoffiziere an der Fortbildung in Katastrophenmedizin ebenso teilnehmen wie an anderen Fortbildungsveranstaltungen der Ärztekammern und wissenschaftlichen Gesellschaften. Dies ist schon deshalb notwendig, weil militärische Sanitätseinheiten sehr gern und häufig zur Katastrophenhilfe im In- und Ausland herangezogen werden.

Macht man sich dies alles unvoreingenommen klar, so sollte eigentlich der formellen Anerkennung der Bedeutung der Katastrophenmedizin nichts im Wege stehen, damit die notwendige Vorbereitung aller Ärzte auf die ihnen im Katastrophenfall erwachsenden Aufgaben ohne Mißverstehen erfolgen kann, und die herrschende Unsicherheit über die auch in Notzeiten unverändert fortbestehende ärztliche Verantwortung für diagnostische und therapeutische Maßnahmen behoben wird.

Die Behauptung, in unserem Lande gäbe es außer einem Krieg keine ernste Katastrophengefahr, ist schlicht gesagt falsch. Die Bedrohung durch Naturkatastrophen ist zwar begrenzt, dennoch erleben wir solche mehrfach in jedem Jahr. Allein im Mittelrhein- und Moselgebiet kam es in den letzten 20 Jahren zu 29 Hochwasserkatastrophen. Große medizinische Probleme traten dabei bisher glücklicherweise nicht auf, sie sind aber niemals auszuschließen. Es kann jederzeit zum Ausbruch einer Seuche kommen oder zu der Einwirkung des auslösenden Agens (z. B. des Wassers) auf andere Umweltfaktoren, deren Störung wiederum die Gesundheit zahlreicher Menschen schädigt. Zu denken ist z. B. an das Eindringen des Wassers in unterirdische Verkehrswege oder in technische Anlagen.

Im Vordergrund der Katastrophengefahren steht für uns Deutsche die Technik, was sich allein schon daraus ergibt, daß wir nahezu täglich technische Großschäden erleben müssen. Bekanntlich sind menschliches Versagen und fehlerhafter Umgang mit der Technik die Hauptursachen von Schadensereignissen, aber auch die Technik selbst ist auf dem besten Wege den Menschen zu überfordern. Erst vor wenigen Tagen hat ein erfahrener Testpilot die Gelegenheit wahrgenommen, eine ernste Mahnung an die Flugzeugkonstrukteure zu richten.

Aber wer hilft nun, wenn eine Katastrophe sehr viele Menschen in Mitleidenschaft gezogen hat? Die Hilfsorganisationen, die erst jüngst in höchst beachtenswerter Weise die unqualifizierten Angriffe auf ihre Hilfsbereitschaft in jeder Notlage zurückgewiesen haben, sind ohne Mitwirkung der Ärzte und ohne Einbindung in ein medizinisches Funktionssystem nicht in der Lage, bei einer Katastrophe den Hilfebedürftigen mehr als Erste Hilfe, begrenzte erste ärztliche Hilfe und den Abtransport zu bieten.

Der Bund und die Länder haben in ihren Katastrophenschutzgesetzen die schwerwiegende Unterlassung begangen, die Ärzte und die Krankenhäuser zu vergessen, ohne deren Mitwirkung nun einmal die Rettung bedrohten Menschenlebens und die kunstgerechte Behandlung und Wiederherstellung Verletzter und Kranker unmöglich ist. Erfreulicherweise scheinen Politiker aller Parteien und auch Verwaltungsjuristen dies allmählich zu verstehen. Es gibt auch bereits einige Regelungen, die in die richtigen Bahnen weisen. Insbesondere werden in vielen Krankenhäusern innerbetriebliche Maßnahmen zur kurzfristigen Umstellung auf den Katastrophenfall und die Notwendigkeit getroffen, sehr viele Patienten aufnehmen und behandeln zu können. Auch finden Ärzte und Krankenhäuser in Katastrophenschutzplänen häufiger Berücksichtigung. Was jedoch weithin fehlt, ist das Verständnis für die Notwendigkeit, einen Verbund aller medizinischer Hilfsmöglichkeiten zu schaffen und die ärztliche Verantwortung für den medizinischen Gesamtbeitrag zu regeln.

Das schwächste Glied in der medizinischen Hilfskette ist jedoch leider vielfach der Arzt. Nach Sefrin u. a., sowie auch nach Beobachtung erfahrener Rettungssanitäter genügen bereits im Rettungsdienst viele Notärzte keineswegs den an sie zu stellenden Anforderungen. Ebenso fehlen vielfach den niedergelassenen Ärzten die notwendigen Grundlagen für notfallmedizinische Tätigkeit. Hier kann einzig und allein die gezielte, im höchsten Interesse aller Mitmenschen, vor allem der Ärzte selbst liegende Fortbildung in Notfallmedizin Abhilfe schaffen.

Daß bei Katastrophen und anderen Großschadensereignissen die umfassendste Beherrschung notfallmedizinischer Sofortmaßnahmen und Entscheidungen nicht ausreicht, weiß jeder, der einmal ein solches Geschehen erlebt hat. Dann nämlich braucht der Arzt weit mehr als sein medizinisches Wissen. Er muß organisatorische Fähigkeiten und das Verständnis für die Zusammenarbeit mit anderen Aufgabenträgern, z. B. Ordnungsdiensten, Feuerwehr, Hilfsorganisationen und Behörden mitbringen. Er muß die Fähigkeit besitzen, sich Helfer und Hilfsmittel aller Art zur Wahrung jeglicher Überlebens- und Behandlungschancen für die Betroffenen zunutze zu machen. Auch der Arzt, der bei einem Massenanfall an Hilfebedürftigen nicht als Sichtungsarzt tätig wird, muß die Grundsätze des Sichtungsverfahrens kennen, weil er sich nur so in das medizinische Gesamtgeschehen einordnen kann, bei dem es um nichts anderes geht, als Leben zu retten, bestmögliche Voraussetzungen für die Wiederherstellung der Gesundheit aller Betroffenen zu schaffen und ständig darauf bedacht zu sein, daß später eintreffende Hilfebedürftige, häufig die schwersten Fälle, auch noch Aufnahme und Behandlung finden.

Es ist zwar um die Sichtung etwas ruhiger geworden, weil die Mehrzahl der früheren Kritiker eingesehen hat, daß es bei der medizinischen Katastrophenhilfe und bei Bewältigung eines Massenanfalles an Geschädigten weder darum gehen kann, einen Kranken oder Verletzten so schnell wie möglich wieder – im militärischen Sinn – zum Einsatz zu bringen, noch einen Menschen willkürlich von der Behandlung oder vom Abtransport auszuschließen, weil er es nicht wert sei, am Leben zu bleiben. Einzelne bewußt Uneinsichtige und offenbar in der Notfallpraxis Unerfahrene greifen jedoch weiterhin das Sichtungs- oder wie sie so gern sagen, das Triage-Verfahren als inhumane Selektion an. Das Thema „Atomkrieg" steht hier und heute nicht zur Debatte, sonst müßte erörtert werden, daß und warum Sichtung auch im Atomkrieg alles andere als inhuman ist, sofern ihre Anwendung aufgrund der Situation überhaupt möglich ist, und sich daraus Schlüsse auf die Behandlung und den Abtransport Betroffener ziehen lassen. Es entbehrt aber jeglicher Logik, den von uns allen zutiefst abgelehnten Atomkrieg mit der in unserem friedlichen Alltag jederzeit möglichen Katastrophe in einen Topf zu werfen, nur um damit eine generelle Verweigerungsabsicht zu begründen.

Ist es schon unsinnig, die Befürworter der Katastrophenmedizin zu Steigbügelhaltern angeblicher Kriegstreiber machen zu wollen, so sollten auch die gesetzlich gezogenen Grenzen zwischen Katastrophenschutz und Verteidigungsmaßnahmen nicht gezielt mißachtet werden. Man mag zum Wert und Inhalt der auf den Verteidigungsfall bezogenen Gesetze stehen wie man will, es ist aber unverständlich, daß das „Kind mit dem Bade ausgeschüttet" wird, indem durch die Verfolgung politischer Ziele gegen die atomare Rüstung, auch Schutz und Hilfe gegen Großschäden auf deutschem Boden im Frieden behindert werden. So, wie es in den erwähnten Teilbereichen zu vernünftiger Einsicht gekommen ist, sollten sich alle Ärzte ihrer Pflichten gegenüber dem Mitmenschen im Katastrophenfall bewußt werden und sich die notwendigen Grundkenntnisse verschaffen, was in einer derartigen Notlage zur Rettung von Leben und Gesundheit getan werden kann.

12 Rechtliche Stellung des Arztes im Katastrophenfall

(W. Weißauer)

Wie es dem Juristen geziemt, möchte ich mit dem Versuch beginnen, den Katastrophenfall zu definieren, um eine gesicherte Basis für die Erörterung der rechtlichen Stellung des Arztes zu gewinnen. Einen guten Ausgangspunkt gibt uns dazu das Bayerische Katastrophenschutzgesetz. Es definiert in seinem Art. 1:
„Katastrophe im Sinne dieses Gesetzes ist eine so erhebliche gemeine Gefahr oder Not oder ein so schwerer Unglücksfall, daß Hilfe und Schutz nur gewährt werden können, wenn die dazu berufenen Behörden, Dienststellen und Hilfsorganisationen unter einheitlicher Leitung der Katastrophenschutzbeamten zusammenarbeiten."

Die Ursachen, welche die Katastrophe ausgelöst haben, werden in der Definition nicht erwähnt. Ersichtlich darf und kann es für die Hilfeleistung nach den Intentionen des Gesetzgebers und nach allgemeiner Überzeugung keine Rolle spielen, ob die Katastrophe durch Naturereignisse ausgelöst wurde oder auf menschlichem Handeln beruht, gleich ob es dabei um einen schweren Verkehrsunfall, einen Terroranschlag oder um einen Krieg geht.

Unübersehbar ist in dieser Definition das quantitative Element. Die Erheblichkeit der Gefahr oder Not und die Schwere des Unglücksfalles werden in Relation zu der Möglichkeit gesetzt, wirksame Hilfe zu leisten. Damit erhält die Definition ein subjektives Element, denn die Hilfsmöglichkeiten schwanken regional in großen Bandbreiten. In Großstädten liegt angesichts der Arztdichte und des großen Angebotes an Krankenhausbetten die Schwelle für den medizinischen Katastrophenfall weit höher als in den dünn besiedelten Regionen.

Wie schon aus der Definition zu erkennen, ist das bayerische Katastrophenschutzgesetz, ähnlich wie die Katastrophenschutzgesetze anderer Länder, ein Organisationsgesetz. Die Katastrophenschutzgesetze bestimmen die für den Katastrophenschutz zuständigen Behörden und verpflichten sie, Katastrophen vorzubeugen, sie zu bekämpfen und ihre Bekämpfung vorzubereiten. Sie verpflichten darüber hinaus Behörden, Gemeinden, Organisationen und Verbände, aber auch Einzelpersonen, am Katastrophenschutz mitzuwirken.

Zweck der Katastrophenschutzgesetze ist es, die Deckung des Personalbedarfs und des Bedarfs an sachlichen Mitteln zu sichern. Weiter im Sinne der Sicherstellung qualifizierter Hilfe geht das Katastrophenschutzgesetz von Rheinland-Pfalz, das in seinem § 24 die Angehörigen der Heil- und Hilfsberufe verpflichtet, sich im Rahmen der allgemeinen Hilfe und des Katastrophenschutzes fortzubilden, an Einsätzen, Übungen, Lehrgängen und sonstigen Veranstaltungen teilzunehmen und den dort ergangenen Weisungen nachzukommen.

Im übrigen schweigen sich die Katastrophenschutzgesetze zur Frage der Rechtsstellung des Arztes im Katastrophenfall zwar aus. Die Verbindungslinien zu § 323c StGB, dem sogenannten Liebesparagraphen, der die allgemeine Hilfeleistungspflicht statuiert, sind in der eingangs zitierten Definition des Art. 1 des bayerischen Katastrophenschutzgesetzes jedoch nicht zu übersehen. Die Begriffe der „gemeinen Gefahr oder Not" und des „Unglücksfalls" sind ersichtlich vom Katastrophenschutzgesetz aus § 323c des Strafgesetzbuchs übernommen worden.

Die Grundtatbestände sind damit identisch. Bei der Definition der Katastrophe tritt lediglich das bereits erwähnte quantitative Element hinzu, also ein Ausmaß von Gefahr oder Not, das besondere organisatorische Vorkehrungen erfordert.

Geht es um die Rechtsstellung des einzelnen, insbesondere um seine Mitwirkung bei der spontanen, nicht organisierten Hilfe, so ist für ihn der Katastrophenfall ein Unglücksfall im Sinne des § 323c StGB, der jeden – und nicht nur den Arzt – dazu verpflichtet, die beste, die wirksamste Hilfe zu leisten. Begrenzt ist diese Hilfeleistungspflicht durch die individuellen Kenntnisse und Fähigkeiten. Die medizinische Hilfeleistungspflicht konzentriert sich damit auf die Ärzte, ihre nichtärztlichen Mitarbeiter und das Rettungsdienstpersonal.

Der nächsterreichbare Arzt muß bei einem Notfall, und selbstverständlich auch bei einem Katastrophenfall, dem an ihn ergehenden Hilferuf folgen, es sei denn, daß eine andere gleichwertige oder bessere Hilfe am Notfall- oder Katastrophenort verfügbar ist, also etwa der Notarzt, der spezifische notfallmedizinische Kenntnisse und Erfahrungen besitzt, oder ein organisierter Katastrophendienst, dem die sachlichen und personellen Rettungsmittel am Notfallort zur Verfügung stehen.

Für die Pflicht zur Hilfeleistung hat es darauf anzukommen, wie sich der Sachverhalt dem Arzt in dem Zeitpunkt darstellt, in dem er zur Hilfeleistung aufgefordert wird. Erscheint danach, also aus einer Betrachtung ex ante, die Hilfe nicht als von vorneherein aussichtslos, so muß der Arzt sich auf den Weg machen, auch wenn er dann am Notfallort vielleicht feststellen muß, daß keine medizinische Hilfe mehr möglich ist. Anders als in einem Strafverfahren wegen fahrlässiger Tötung setzt die Verurteilung wegen unterlassener Hilfeleistung nicht voraus, daß der Arzt den Tod durch die rechtzeitige Hilfeleistung hätte abwenden können.

Da die allgemeine und damit zugleich die ärztliche Hilfeleistungspflicht des § 323c StGB auch im Katastrophenfall gilt, bedarf es insoweit keiner speziellen gesetzlichen Regelung. Bei der Katastrophenmedizin geht es folglich nicht um die Frage, ob der Arzt helfen muß, sondern wie er diese Hilfe möglichst potent leisten kann. Es geht darum, wie die ärztliche Hilfe zu organisieren ist, wie die fachliche Qualifikation der Ärzte für diese spezielle Aufgabe sichergestellt werden kann und welche sachlichen Mittel dem Arzt im Katastrophenfall zur Verfügung stehen. All dies ist letztlich Inhalt der Katastrophenmedizin.

Die Grundprobleme sind keineswegs neu. Ein modernes Gesundheitswesen kann sich nicht mit der Statuierung einer allgemeinen Hilfeleistungspflicht begnügen und es dem Zufall überlassen, ob qualifizierte Hilfe rechtzeitig erreichbar ist. Es kann sich auch nicht mit der Einrichtung eines ärztlichen Notfall- oder Bereitschaftsdienstes begnügen. Die Ärzte, die an diesem Dienst teilnehmen, sind zwar rund um die Uhr einsatzbereit; sie müssen aber weder spezielle notfallmedizinische Kenntnisse und Erfahrungen besitzen, noch verfügen sie am Notfallort über die zur Behandlung lebensbedrohlicher Krankheits- oder Verletzungszustände erforderlichen Hilfsmittel.

Eine den Möglichkeiten und Erfordernissen der modernen Medizin adäquate Lösung bietet erst ein flächendeckender Notarztdienst, der eng mit den Rettungsdiensten zusammenarbeitet. Der Aufbau des Notarztdienstes konnte bisher weder in quantitativer noch in qualitativer Hinsicht voll abgeschlossen werden. Noch immer wird ein erheblicher Teil der Rettungseinsätze ohne Notärzte durchgeführt und noch immer gibt es keine allgemeinverbindlichen Richtlinien über die fachliche Qualifikation der Notärzte, wenn heute auch prinzipielle Einigkeit über die Minimalanforderungen bestehen dürfte.

Verfügen wir eines, hoffentlich nicht allzu fernen Tages über eine ausreichende Zahl qualifizierter Notärzte, so ist damit wohl auch die personelle Basis für die ärztliche Versorgung in Katastrophenfällen geschaffen. Zwischen der notärztlichen Versorgung und der Versorgung der Patienten in Katastrophenfällen dürften keine prinzipiellen Unterschiede bestehen, wenn man von der Triage und den speziellen organisatorischen Problemen der Massenversorgung absieht.

Auch die Rechtsstellung des Arztes ist in diesen beiden Situationen weitgehend identisch. Er ist rechtlich verpflichtet, das Beste, das Wirksamste für den Patienten mit eng begrenzten diagnostischen und therapeutischen

Hilfsmitteln unter ungünstigen äußeren Umständen und unter größtem Zeitdruck zu tun. Es bleibt ihm keine Zeit zu ruhiger Überlegung und Abwägung. Der Rückzug auf ein defensives „primum nil nocere" ist dem Arzt trotz des naheliegenden Risikos schwerwiegender Irrtümer versagt.

Dabei ist zudem zu bedenken, daß der Notfall alle Fachgebietsbegrenzungen aufhebt; im Not- und Katastrophenfall kann nicht gewartet werden, bis die Spezialisten zur Verfügung stehen, was folgerichtig dazu zwingt, daß der Notarzt und der Katastrophenarzt sowohl allgemeine wie spezifische notfallmedizinische Kenntnisse und Erfahrungen erwerben.

Eine Medizin, die frei von Risiken oder auch nur frei von schwerwiegenden Irrtümern wäre, kann es nicht geben, auch nicht unter den idealen Voraussetzungen der geplanten und gut vorbereiteten Diagnose und Therapie im Rahmen der Maximalversorgung. Es kann deshalb auch keine Haftung des Arztes für den Mißerfolg seiner Behandlung geben, es sei denn, daß der Mißerfolg auf Verschulden beruht. Der lege artis indizierte und ausgeführte Heileingriff, in den der Patient wirksam eingewilligt hat, bleibt rechtmäßig, auch wenn er mißlingt.

Schuldhaft im Sinne der zivil- und strafrechtlichen Haftung handelt freilich der Arzt nach unserer Rechtsordnung schon dann, wenn ihm leichte Fahrlässigkeit vorzuwerfen ist. Der Vorwurf der Fahrlässigkeit trifft den Arzt, der die unter den konkreten Umständen erforderliche Sorgfalt außer acht läßt. Der Sorgfaltsmaßstab ist im Rahmen der zivilrechtlichen Haftung ein berufsspezifischer. Abzustellen ist darauf, wie ein gewissenhafter Arzt oder Facharzt sich in der gleichen Situation verhalten hätte. Bei Ärzten, die planmäßig am Notarztdienst teilnehmen, wird Vergleichsmaßstab auch beim Katastropheneinsatz der Leistungsstandard des fachlich qualifizierten Notarztes sein.

Die strafrechtliche Haftung, also eine Verurteilung wegen fahrlässiger Tötung, setzt darüber hinaus voraus, daß den Arzt ein individueller Schuldvorwurf trifft, d. h., daß er nach seinen persönlichen Kenntnissen und Erfahrungen imstande war, die objektiv gebotene Sorgfalt zu wahren. Das Verschulden kann freilich auch darin bestehen, daß der Arzt eine Aufgabe übernimmt, obwohl er bei der gebotenen gewissenhaften Prüfung erkennen mußte, daß er die dafür erforderlichen Fähigkeiten nicht besitzt. Diese Prüfung muß man von dem Arzt erwarten, der an einem planmäßigen Notarztdienst teilnimmt. Andererseits können aus strafrechtlicher Sicht spezifische notfallmedizinische Kenntnisse und Erfahrungen aber ebenso unzweifelhaft von dem nicht gefordert werden, der als nächsterreichbarer Arzt die ihm durch § 323c StGB zur Pflicht gemachte Hilfe leistet oder der in Ermangelung besser qualifizierter Notärzte an einem Katastropheneinsatz mitwirkt.

Ich weiß von guten Freunden, die ich als ruhig und besonnen kenne, denen nichts ferner ist als jeder Hauch von Hysterie, in welchem Maß heute die Ärzte durch die Vielzahl der Schadensersatzansprüche und noch mehr der Strafverfahren beunruhigt sind, mit denen sie wegen angeblicher Kunst- und Aufklärungsfehler rechnen müssen.

Die Ärzte kämpfen hier einen Kampf, den sie nicht gewinnen können. Die Fortschritte der Medizin verbessern die Erfolgschancen der Behandlung und die Sicherheit der Patienten, sie erhöhen aber zugleich den Leistungsstandard, an dem die Mediziner bei einem Mißerfolg gemessen werden. Auch die paramedizinischen Anforderungen, vor allem im Bereich der Aufklärung und der Dokumentation, haben sich in den letzten beiden Jahrzehnten immer mehr verschärft. Andererseits bleiben aber die Anhaltszahlen für die Bemessung des Personalbedarfs über viele Jahre hinweg unverändert.

Ich möchte jedoch ausdrücklich darauf hinweisen, daß es bei uns nur wenige Fälle gibt, in denen ein Arzt deshalb zivil- oder strafrechtlich zur Verantwortung gezogen wurde, weil er bei der Versorgung eines Notfalles das Falsche getan und dadurch den Patienten geschädigt hat. Abzustellen ist, wie ich noch einmal hervorheben möchte, bei der Bemessung der Sorgfaltsanforderungen auf die konkrete Situation. Niemand denkt daran, einen Arzt, der im Not- oder Katastrophenfall sein Bestes für die Patienten tut, an den Anforderungen zu messen, die für eine geplante Behandlung gelten müssen.

Dies gilt auch für Irrtümer, die bei der Triage unterlaufen, einer spezifischen ärztlichen Aufgabe im Rahmen des Katastropheneinsatzes. Daß die Triage unerläßlich ist, um mit begrenzten Mitteln ein Optimum an Hilfe zu bringen, bedarf keiner Diskussion. Kann der Arzt nicht alle Patienten zugleich versorgen, so wird seine Handlungs- und Hilfeleistungspflicht durch die faktischen Umstände begrenzt. Er erfüllt, wenn er die Versorgung in einer planmäßigen Stufenfolge durchführt, die sich an den medizinischen Erfordernissen orientiert, die ihm in dieser Situation obliegenden rechtlichen Pflichten. Soweit er die Versorgung Hilfsbedürftiger zugunsten vorrangiger Gruppen zurückstellen muß, bedarf der Arzt dazu keines Rechtfertigungsgrundes; er muß sich ihnen gegenüber weder auf Notstand noch auf rechtfertigende Pflichtenkollison berufen.

Nachzutragen bleibt, daß die Hilfeleistungspflicht nur im Rahmen der Zumutbarkeit besteht. Der Arzt braucht, wenn man auf die Forderungen des Gesetzes abstellt, sein eigenes Leben nicht aufs Spiel zu setzen, um fremdes Leben zu retten. Ärzte haben dies gleichwohl stets getan. Lassen Sie uns hoffen, daß sie dies in Not- und Katastrophenfällen auch künftig tun werden.

Wer sich gegen die Katastrophenmedizin wendet mit dem Argument, sie wiege die Menschen in der trügerischen Hoffnung, sie könne auch im Atomkrieg Hilfe bringen, votiert damit gegen eine systematisch vorbereitete und organisierte Hilfe in Katastrophenfällen schlechthin. An der rechtlichen und ethischen Verpflichtung des Arztes, in Katastrophenfällen Hilfe zu leisten, würde sich durch den Verzicht auf die Katastrophenmedizin nichts ändern. Letztlich geht es nur um die Frage, ob der Arzt qualifizierte Hilfe leisten kann. Es ist nur schwer vorstellbar, daß die Gegner der Katastrophenmedizin bei schweren Verkehrsunfällen oder Naturkatastrophen mit einer Vielzahl Verletzter auf eine organisierte, wohl vorbereitete Hilfe verzichten wollen.

Wäre ihre Argumentation richtig, so müßte auch der Notarztdienst eingestellt werden, weil er die Kraftfahrer im Hinblick auf die zu erwartende Hilfe zum unvorsichtigen Fahren ermunterte. M. E. läge eine solche Schlußfolgerung immerhin noch sehr viel näher, so absurd sie auch klingen mag. Wer will es denn für möglich halten, daß ein geistig gesunder Mensch daran glauben könnte, die Katastrophenmedizin könne ihn vor den Schrecken eines Atomkrieges bewahren.

13 Ethik ärztlichen Handelns bei Katastrophen – Moraltheologische Überlegungen

(J. Gründel)

Ende September 1981 haben sich – wie aus Zeitungsberichten hervorgeht – in Hamburg etwa 1400 Ärzte aus ganz Europa gegen eine Fortbildung in der Katastrophenmedizin gewandt mit der Begründung, die deutsche Zivilbevölkerung habe bei einem Atomkrieg ohnehin keine Überlebenschance. Unter der Überschrift „Ärzte warnen vor dem Atomtod" wurde diese Aktion in der Öffentlichkeit bekannt.

Als Reaktion hierauf wurden verschiedene Stimmen laut. So betonte der Hauptgeschäftsführer der Bundesärztekammer, Prof. Dr. J. F. Volrad Deneke, daß die Parole „Ärzte warnen vor dem Atomtod" keine geringere ethische Dimension besitze als die Warnung der Ärzte vor anderen Gefahren, vor dem Verkehrstod oder vor dem Knollenblätterpilz; denn „die Zahl der Gefährdeten, Leidenden und Sterbenden" sei doch „für die Qualität des ärztlichen Auftrags ebenso irrelevant" „wie die Ursachen der Gefährdung und Verletzung von Leib und Leben es sind"[1]. Er fügte hinzu: „Wenn Ärzte eine besondere Pflicht haben, vor den Gefahren friedlichen oder kriegerischen Einsatzes technischer Mittel und Methoden zu warnen, dann gilt das für den Umgang mit Pfeil und Bogen nicht weniger als für den Umgang mit der Atomkraft. Nur konsequenter Pazifismus ist respektabel; er orientiert sich an sittlichen Normen, nicht an opportunen Erfolgschancen". Wenn sich der Kongreß in Hamburg gegen eine Ausbildung in der Katastrophenmedizin gewandt habe, dann sei dies geschehen aus der Überlegung, daß weder entsprechende Übungen noch das geplante Gesundheitssicherstellungsgesetz der Bevölkerung gegen atomare Gefährdungen Schutz bieten könnten; hier werde eine Erfolgserwartung zum Maßstab ärztlichen Handelns gemacht und dazu aufgerufen, ärztliche Ausbildungs- und Fortbildungspflichten zu sabotieren.

Eine solche Argumentation erscheint auf den ersten Blick durchaus plausibel und erweckt den Eindruck größerer ethischer Konsequenz und Radi-

---
1 Vgl. hierzu Deutsches Ärzteblatt (1981) Heft 40, S 1856–1857; ausführlich hierüber auch: Piechowiak H, Notfall-Medizin und Katastrophenvorsorge. Kritische Anmerkungen zur Diskussion um die Ethik der Katastrophenmedizin. In: Deutsches Ärzteblatt (1983) Heft 5, S 70–78

kalität: Der Arzt hat einfach dort, wo Leben in Not ist, diesem Leben unmittelbar zu dienen – unabhängig von den näheren oder weiteren Folgen seines Handelns. Aber auch die gegenteilige Position erweckt den Eindruck eines hohen ethischen Bewußtseins, wenn man angesichts der aussichtslosen Situation einer nuklearen Katastrophe als ersten Schritt die Stationierung neuer Atomwaffen in Europa, besonders in der Bundesrepublik, überhaupt nicht erst zuläßt.

Tatsache jedoch ist, daß beide Positionen in ihrem methodischen Vorgehen gleich sind: sie gehen deontologisch vor, d. h. von allgemein gültigen Grundsätzen, die das Handeln ethisch legitimieren sollen unabhängig von den zu erwartenden Folgen. Auf der einen Seite steht der Arzt, der einfach dem Leben dient, auf der anderen Seite die Forderung einer Abrüstung, um von vornherein eine nukleare Katastrophe zu verhindern, selbst wenn dies auf Kosten der Freiheit gehen würde und eine andere Seite zum erpresserischen Übergriff reizen könnte.

Es gibt hierzu eine Parallele in der derzeitigen Friedensdiskussion auch innerhalb der christlichen Kirchen: der Einsatz nuklearer Waffen, die unterschiedslos Leben zerstören, wurde grundsätzlich verurteilt. Als Konsequenz daraus ergebe sich logischerweise, daß dann auch der Besitz von Atomwaffen unsittlich sei und zumindest die eine Seite auf einen solchen Waffenbesitz verzichten müsse, vor allem, wenn sie noch den Anspruch „christlich" erheben wolle und den Forderungen der Gewaltlosigkeit in der Bergpredigt gerecht zu werden versuche.

Dennoch erweist sich eine solche logisch durchaus stimmige und ethisch hochqualifiziert erscheinende Überlegung als irreal; sie übersieht die Tatsache, daß eben eine atomare Bewaffnung auf beiden Seiten der Weltmächte besteht, daß wir dazu in einer noch unheilen Welt leben und eine vorgegebene Zielsetzung oftmals nur in kleinen Schritten – sprich: in Form von Kompromissen – erreichen können. Aus diesen Überlegungen ergeben sich einige Konsequenzen für den Ansatz einer theologischen Ethik und eines ärztlichen Ethos:

I. Grundsätzliche Überlegungen zum Ansatz einer theologischen Ethik und zum ärztlichen Ethos

1. Zum Selbstverständnis der theologischen Ethik zählt, daß sie realitätsbezogen bleibt. Nach christlichem Verständnis soll der Mensch diese Welt entsprechend gestalten, dem Unheil und Unfrieden wehren und die notwendigen entsprechenden Hilfen zum Glücken menschlichen Lebens und Zusammenlebens vermitteln. Sittliches Handeln hat darum stets auch und

gerade vorrangig die Folgen dieses Handelns mit einzubeziehen. Es geht darum nicht bloß um die Erfüllung von Normen und um die Einhaltung von Werten. Eine reine Gesinnungsmoral erscheint unzureichend; es entspricht auch einem theologischen Selbstverständnis des Menschen, daß er von einer bloßen Gehorsamsmoral bzw. von einem Pflichtethos zur Eigenverantwortung voranschreitet. In einer Verantwortungsethik wird aber nicht das deontologische Argumentationsmodell, das von vorgegebenen Werten und Verpflichtungen ausgeht und die Folgen unberücksichtigt läßt, sondern die teleologische Argumentation, die Beachtung der näheren und weiteren Folgen des Handelns und der Zielsetzung, vorrangig bleiben.

2. So kompromißlos die in der Bergpredigt vorliegenden Grundforderungen Jesu verkündet werden, sie sind doch Zielsetzungen, die nicht für jedes Handeln unmittelbar auf der Handlungsebene zum Gesetz gemacht werden dürfen. Wir leben in einer noch unheilen Welt. Der Konflikt zählt zur Grundform menschlicher Interaktion; immer wieder wird es Spannungen und Konflikte geben, die keine glatte Lösung zulassen. So sehr es in der Gesinnung und in der grundsätzlichen Bereitschaft zur Therapie, zur menschlichen Hilfe und zum Friedensdienst keine Einschränkung, keinen Kompromiß, geben darf, so ist doch oft auf der konkreten Handlungsebene ein Kompromiß erforderlich. Das Ziel läßt sich eben nur in kleinen Schritten erreichen. Wollte man auf der Handlungsebene die gleiche Kompromißlosigkeit verlangen, so käme dies einer totalen Ideologisierung gleich – jener Einstellung, die unter dem Deckmantel der Idee oder einer Wahrheit sich mit entsprechenden Machtmitteln notfalls auch auf Kosten der Freiheit anderer durchzusetzen versucht – rücksichtslos, ohne Achtung der Überzeugung anderer. Solcher Fanatismus führte stets zum zerstörerischen Einsatz von Macht und Gewalt oder zu einem rücksichtslosen Propagieren und Durchsetzen von Werten ohne Beachtung der Folgen. Beim Kompromiß auf der Handlungsebene wird eben der Grundentscheid nicht geopfert, werden nicht Werte preisgegeben; sie lassen sich jedoch nur zum Teil verwirklichen. Das ist auch mit einem „situationsgerechten Handeln" gemeint [2].

3. Der Christ versteht verantwortliches Handeln personal, d. h. als „Verantwortung vor..." und „Verantwortung für...". Nicht ein totes Gesetz, sondern die mitmenschliche Gemeinschaft, ja letztlich Gott ist es, vor dem der einzelne Verantwortung besitzt – wenngleich dieses „vor Gott" nicht ausdrücklich bewußt sein muß; es kommt im klaren Gewissensspruch

---

2 Vgl. hierzu Gründel J (1983) Friedensdienst mit oder ohne Kompromisse? In: Köpper Ch, Rieger F (Hrsg) Atomwaffen und Gewissen. Entscheidungshilfe für Christen, Freiburg S 43–50; derselbe (1982) Die Bergpredigt als Orientierung für unser Handeln. In: Schnackenburg R (Hrsg) Die Bergpredigt – utopische Vision oder Handlungsweisung? Düsseldorf S 81–112

zum Ausdruck, dem sich auch der nichtglaubende Arzt verpflichtet weiß. Insofern bleibt jedes rein legalistische Verständnis von Verantwortung unzureichend. Wir tragen auch Verantwortung für die möglichen und zu verhindernden Folgen unseres Handelns. – Entsprechend der Vernünftigkeit christlichen Glaubens sollten allerdings auch sittliche Verpflichtungen einsichtig begründet und Entscheidungen plausibel gemacht werden. Im Rahmen einer notwendigen Güterabwägung wird eben zu bedenken bleiben, um welche Werte und Folgen der Entscheidung es jeweils geht. Je größer das Verantwortungsbewußtsein, um so weniger bedarf es gesetzlicher Regelungen.

4. Auch für das ärztliche Ethos erscheint der deontologische Ansatz nicht zureichend; vielmehr bietet sich ein teleologisches Verständnis von Verantwortung an, das jeweils im Rahmen der Güterabwägung die Folgen zu bedenken hat und auf diese Weise realitätsbezogen bleibt. Natürlich ist ein deontologisches Vorgehen einfacher, erspart oftmals eine Güterabwägung und Entscheidung und kann sich rechtfertigen durch einen kurzatmigen Rückgriff auf die bestehenden Werte und Normen. Das teleologische Vorgehen bedarf des Mutes zur Entscheidung, muß unter Umständen gewisse paradoxe Situationen vorübergehend als Kompromiß durchhalten, wird aber auf lange Sicht dem Menschen in der gegenwärtigen Situation und darum auch der aufgegebenen Verantwortung besser gerecht.

An einem Beispiel mag im folgenden erläutert werden, wie auch die deutschen Bischöfe in ihrem 1983 verabschiedeten Friedenswort „Gerechtigkeit schafft Frieden" eine solche nahezu unlösbar erscheinende Situation letztlich mit einer teleologischen Argumentation angehen, was ihnen von verschiedener Seite den Vorwurf der Paradoxie oder der Inkonsequenz eingebracht hat. Trotz der eindeutigen Verurteilung des Einsatzes von nuklearen Waffen und jedes totalen Krieges haben sie in der derzeitigen Situation zunächst die Folgen bedacht, die eine einseitige Abrüstung als Vorleistung nach sich ziehen könnte. Der Besitz totaler Vernichtungswaffen mag zunächst einen einseitigen Angriff oder Übergriff verhindern, selbst wenn der Einsatz solcher Waffen unsittlich bleibt und insofern auch konsequenterweise eine Drohung mit nuklearen Waffen sittlich fragwürdig erscheint. Trotzdem gehen sie aus von dem realen Besitz derartiger Waffen. Erstes Ziel bleibt zwar die Kriegsverhütung. Doch in der Wahl der Mittel wird von den Bischöfen die Abschreckung, so fragwürdig sie auch ist, vorübergehend als noch verantwortbar angesehen und folgende Formulierung gewählt:

„Die Absicht, Krieg mit allen Kräften zu verhüten, muß in der Wahl der gesamten Rüstungsmittel selbst glaubhaft werden... Allerdings darf man dann nicht einzelne Waffen oder Systeme isoliert vom Gesamtzusammenhang der Strategie betrachten, auf die sie bezogen sind. Wenn die Abschreckung den Waffen ein politisches Ziel im

Rahmen der Kriegsverhütung setzen soll, dann müssen sie unter diesem Blickwinkel beurteilt werden. Eine von dieser politischen Zielsetzung losgelöste Beurteilung nuklearer Strategien und nuklearer Rüstungsmittel müßte zwangsläufig zu einer radikalen Verurteilung führen. Wird die Androhung eines Einsatzes von Nuklearwaffen als ein Teil der umfassenden Abschreckungsstrategie mit dem Ziel der Kriegsverhütung verstanden, dann müssen ihre Chancen und Risiken mit äußerster Gewissenhaftigkeit geprüft werden. Vor allem sind das Risiko der wachsenden Unkontrollierbarkeit des Nukleareinsatzes einerseits und die Gefahr wachsender Wahrscheinlichkeit eines konventionellen Krieges andererseits gegeneinander abzuwägen"[3].

Diese Überlegungen sollen nun auf die konkrete Problematik einer Katastrophenmedizin übertragen werden.

II. Ethische Probleme einer Katastrophenmedizin

1. Wenn sich Ärzte mit einem möglichen Notfall einer Katastrophe beschäftigen, so bedeutet dies noch nicht, daß damit die Katastrophe wahrscheinlicher gemacht wird. Nicht die Ablehnung einer Beschäftigung mit der Katastrophenmedizin, sondern die entsprechende Vorbereitung für einen solchen Notfall stellt die beste Prävention dar und entspricht der Realität unserer Zeit. Es gibt ja viele Möglichkeiten von Katastrophen. Darum sollte die Problematik nicht zugespitzt werden auf die nahezu auswegslos erscheinende Nuklearkatastrophe[4].

2. Wir kennen verschiedene qualitativ unterschiedlich gelagerte Katastrophen. Sieht man vom Unfall in einem Atomkraftwerk und von einer nuklearen Katastrophe durch den Einsatz von Massenvernichtungsmitteln ab, so bleiben für den Normalfall eine Reihe von Situationen übrig, in denen eine große Zahl von Verletzten plötzlich anfällt, so daß eine Auswahl im Rahmen der Behandlung erforderlich erscheint.

Der Begriff „Selektion" wurde ja von einigen Gruppen wohl deshalb abgelehnt, weil er aus der NS-Zeit stammt und entsprechend belastet ist, also an eine Mißachtung menschlichen Lebens und an die Rede vom „lebensunwerten Leben" erinnert. So wählt man heute lieber das Wort „Triage". Durch Massenkarambolagen auf der Autobahn, durch Eisenbahnunglücke, Erdbeben oder Überschwemmungen, durch Großbrände oder Vergiftungskatastrophen, Flugzeugunglücke und Entführungen können Situationen eintreten, in denen ein großer Teil überlebender Schwerver-

---

3 Wort der Deutschen Bischofskonferenz zum Frieden „Gerechtigkeit schafft Frieden" (18. April 1983), S 53
4 Vgl. hierzu den oben genannten Beitrag von Piechowiak H; ebenso das Referat von Vilmar K, Verantwortung des Arztes im Katastrophenschutz. 1. Tagung der Deutschen Gesellschaft für Katastrophenmedizin, 1. Juli 1982, München

letzter zurückbleibt. In einem solchen Fall wird auch schon die Struktur innerhalb des Krankenhauses anders sein als bei der normalen medizinischen Betreuung: nicht die Sanitäter stehen am Eingang und nehmen die Auswahl vor, sondern die mit großer Erfahrung vertrauten Leiter einer Klinik oder die Chefärzte. Eine Auswahl wird immer getroffen – allein schon bei der Sichtung jener Gegend, wo die Katastrophe stattfand: Leichtverletzte werden von Schwerverletzten getrennt, Letztere, soweit sie ohnmächtig sind, werden entsprechend als unmittelbar zu Behandelnde deklariert. Bereits bei dieser Analyse wird die Prognose der Zielsetzung bedacht, welche Lebenschancen liegen vor und welche Wege erscheinen für ein sachgemäßes Vorgehen erforderlich.

3. Was ist Ziel ärztlichen Handelns in einem Katastrophenfall? Nicht so sehr die spezielle chirurgische Sonderleistung, sondern eine möglichst flächendeckende gestreute Behandlung der Betroffenen, also die Rettung möglichst vieler Menschen. Nicht an der Erhaltung einzelner Gliedmaßen eines Patienten auf Kosten des Überlebens anderer, sondern an den Überlebenden wird man zunächst die Wirksamkeit einer Hilfeleistung bewerten. Insofern werden sich auch die Wege, Mittel und Maßstäbe gegenüber einer individualmedizinischen Versorgung verlagern. Eine Umstellung auf eine massenmedizinische Hilfeleistung ist erforderlich.

Als Kriterien für die Auswahl der Patienten bei der Behandlung wären zu nennen:

a) Die noch vorhandene Lebenschance; soll ein Schwerverletzter mit minimaler Lebenschance überhaupt noch behandelt werden, wenn dies auf Kosten der Behandlung anderer geht?

b) Sicherlich gilt als weiteres Kriterium, daß vorhandene schwere Schmerzen entsprechend gestillt werden, daß also Menschen nicht unnötig leiden.

Natürlich verläuft eine solche Diagnosestellung zunächst unter medizinischen Kriterien. Sie muß offen gehalten werden, trägt vorläufigen Charakter; denn die Situation bei einem zunächst hoffnungslos erscheinenden Patienten kann sich unter Umständen plötzlich ändern. Weitere Beobachtung bleibt erforderlich – eine große Offenheit für eine Korrektur einer bereits getroffenen Entscheidung wäre darum geradezu als charakterliche Haltung notwendig; die Dringlichkeitsstufen können sich rasch ändern.

c) Oft muß mit geringen technischen Hilfsmitteln gehandelt werden, ein langer Einsatz mit Anstrengung und Übermüdung erscheint erforderlich, auch Irrtümer sind nicht auszuschließen. Es bedarf der Überlegung, welche Transportmöglichkeiten bereit stehen, was an Blutkonserven zur Hand ist, welche maschinellen Möglichkeiten für eine Intensivbehandlung zur Verfügung stehen und für wieviele Patienten, und was zu tun ist, damit keine Massenpsychosen entstehen, die das Überleben zahlreicher Betroffener verhindern. Für den Einsatz bei Katastrophen ist – so eine Auswahl überhaupt möglich erscheint – ein wenig psychisch belastbarer Arzt sicherlich nicht geeignet.

Bereits hier wird deutlich, inwieweit eben doch teleologische Überlegungen, also das ausführliche Bedenken der Zielsetzungen und der Folgen und Wege, für das Vorgehen notwendig erscheinen.

4. Das Problem der Auswahl – die Triage. Wo es darum geht, von einer Vielzahl der zu behandelnden Patienten auszuwählen, können sich sehr leicht fragwürdige Bevorzugungen einschleichen. Darum bedarf es hier einer klaren Offenlegung der Auswahlkriterien, unter Umständen auch einer strengen Führung in der Hand eines einzelnen bzw. auch eines Gremiums, das die Entscheidung auf ihre Sachgerechtheit hin entweder mitfällt oder zumindest prüft. Natürlich bietet sich als einfachster Weg der an, die Patienten der Reihenfolge nach entsprechend ihrem Eintreffen zu behandeln gemäß dem Maßstab „wer zuerst kommt, mahlt zuerst". Bei gleichzeitigem Eintreffen zahlreicher Schwerverletzter und nur weniger Hilfsmöglichkeiten wäre auch das Losverfahren eine Form, in der gewissermaßen dem Zufall die Auswahl überlassen bleibt. Ein solches Vorgehen verhindert Mißbrauch und enthebt den Arzt der Entscheidung bzw. der zu treffenden Auswahl. Hier steht sein guter Ruf nicht in Gefahr; – mir selbst erscheint jedoch ein solches Vorgehen parallel zu liegen zu jener in der Antike zu verzeichnenden Sorge um den guten Ruf des Arztes, aus der heraus man dem Arzt bei einem Sterbenden nahelegte, sich zurückzuziehen, damit man nicht ihm den Tod des Sterbenden zulasten könne.

Wenn wir jedoch für eine Rationalität sittlichen Verhaltens, für eine Durchsichtigkeit der uns zugewiesenen Entscheidung und für eine Berücksichtigung der Effektivität eintreten, dann erweist sich der Weg des Losverfahrens oder der Verzicht auf eine solche Auswahl als Flucht vor der Verantwortung. In der Ausübung der Triage zeigt sich am eindrucksvollsten, welche Verantwortung auch über Leben und Tod der Arzt besitzt und inwieweit der Kranke auf Gedeih und Verderb auf den Arzt angewiesen bleibt. Gerade darum muß zunächst vor der Auswahl jedem bewußt bleiben, daß menschliches Leben unabhängig von seinem Nutzwert in der Gesellschaft eine niemals erlöschende Personenwürde besitzt. Doch wenn dann mit bestem Wissen und Gewissen ein Entscheid im Sinne einer Auswahl gefällt wird unter Aufklärung der wirklichen Auswahlmotive, stellt dies noch keinen Verstoß gegen Freiheit, Gleichheit und Brüderlichkeit und gegen die Menschenwürde dar. Die Auswahl wird zunächst getroffen werden entsprechend der möglichen Überlebenschancen angesichts der zur Verfügung stehenden Mittel.

Dennoch möchte ich auf einige Grenzfälle hinweisen, die unter Umständen auch noch erforderlich machen, daß neben medizinischen Kriterien soziologische und psychologische für den ethischen Entscheid eine Rolle spielen können. Wenn bei gleicher Überlebenschance etwa angesichts der größeren gegebenen Sozialverpflichtungen eines Patienten – ich denke an eine junge Mutter vieler Kinder – unter Umständen einer solchen Person der Vorzug eingeräumt wird gegenüber den geringeren Lebenserwartungen eines älteren alleinstehenden Menschen, dann erscheint eine solche Auswahl nicht ungefährlich, aber doch sittlich verantwortbar. Natürlich dürfen vordergründige Kriterien wie Geld, Ansehen der Person oder Sympathie keine Rolle spielen.

Bleibt Ziel ärztlichen Handelns im Katastrophenfall die Rettung möglichst vieler Überlebender, so wäre es auch denkbar bei einer Katastrophe größeren Ausmaßes, die auf längere Zeit die Hilfe möglichst zahlreicher Ärzte benötigt, einem schwerverletzten, aber noch zu rettenden Arzt den Vorzug zu geben unter dem Gesichtspunkt, daß er aufgrund der Rettungsaktion selbst bald auch zum Einsatz und zur Rettung anderer wieder beizutragen vermag. Eine solche Vorzugswahl bedeutet nicht, daß der von der ersten Rettungsaktion ausgeschlossene Patient minderwertiger ist oder sein Leben als lebensunwert bezeichnet wird; es heißt nur positiv, daß von den möglichen begrenzten Mitteln eben diese Mittel *jenen* zugewiesen werden, deren Überleben für eine weitere größere Gruppe unbedingt notwendig erscheint.

Nun ist der Katastrophenfall kein Regelfall, sondern ein Sonderfall. Doch er bedarf der entsprechenden Vorbereitung, selbst wenn wir hoffen, daß ein solcher Fall nicht eintritt. Am Beispiel des Katastrophenfalles und der Triage aber kann deutlich gemacht werden, wie sich ärztliche Verantwortung heute teleologisch zu verstehen hat.

5. Exkurs: Die nukleare Katastrophe. Hiroshima und Nagasaki sind historische Beispiele für die massenvernichtende Wirkung nuklearer Waffen. Erst nach Jahren wurden die Langzeitschäden erkannt. Heute ist die technische Entwicklung dieser Massenvernichtungsmittel um ein Vielfaches gestiegen; das Ausmaß einer solchen Katastrophe ist nicht auszudenken. Insofern wird es verständlich, daß man allein schon die Ausbildung für einen solchen möglichen Katastrophenfall gern als Alibi-Funktion gegenüber der anstehenden Auseinandersetzung zur grundsätzlichen atomaren Abrüstung ansieht.

Selbstverständlich werden wir vor jeder Form eines Krieges mit Massenvernichtungsmitteln warnen und alles mögliche für eine Kriegsverhütung tun. Dennoch erscheint der Satz „Lieber rot als tot" ebenso unsinnig wie die Umkehrung dieses Satzes: „Lieber tot als rot".

Wer aus Protest gegen den Atomkrieg auf die Fortbildung für einen solchen Notfall verzichtet, nimmt eben die Realität dieser unserer Zeit und Welt wie auch die sittliche Verpflichtung der Hilfeleistung wohl nicht hinreichend ernst und leistet so unserer Gesellschaft einen schlechten Dienst. Die Wirklichkeitsnähe sittlichen Verhaltens verlangt eben, daß man auch die Verantwortung für voraussehbare mögliche Folgen mitbedenkt.

Im einzelnen gilt als Vorbereitung für den Katastrophenfall:

a) Man sollte sich nicht widerstandslos auf eine alles vernichtende Katastrophe einrichten, sondern zur Verhütung derselben alles erdenklich Mögliche tun. Dazu gehört aber auch die Klarstellung, daß es in einem wirklichen Nuklearkrieg keine spezifisch medizinischen Hilfsmöglichkeiten gibt – was nicht bedeutet, daß man trotzdem eine entsprechende Fortbildung bejaht, um eben die Furchtbarkeit einer solchen Katastrophe vor Augen zu führen und damit eher eine Abschreckung vorzunehmen. Zudem gibt es ja auch Randgebiete einer Katastrophe, bei denen medizinische Hilfsmöglichkeiten noch vorhanden sind.

b) Vielleicht sollten wir auch zwischen Kriegsmedizin und Katastrophenmedizin unterscheiden. Kriegsmedizin geht aus von unbekannten Schädigungsmustern durch ABC-Waffen, von einer fehlenden regionalen Begrenzung der Folgen, auch davon, daß Verletzte nicht evakuiert werden können. Wegen der Zerstörung der Infrastruktur ist Hilfe von außen nicht zu erwarten.

Dagegen ist bei einer Katastrophe in Friedenszeiten die regionale Begrenzung gegeben, Möglichkeiten der Evakuierung und Hilfen sind vorhanden. Hierfür bleibt als übergeordnetes Ziel die Rettung möglichst vieler Menschen.

14 Der Schwerverletzte – Diagnostik und Klassifizierung

(H. Tscherne, H.-J. Oestern, E.-G. Suren)

Die Analyse von Großkatastrophen ergibt als häufigste Verletzungsfolge einen Massenanfall von Verletzten (Tabelle 1), so daß insbesondere Chirurgen und Anaesthesisten gefordert sind hinsichtlich:
1. praktischer Tätigkeit am Katastrophenort sowie
2. Ausbildung von Studenten und Ärzten in den Besonderheiten der Katastrophenmedizin.

Die Überlebensprognose der Katastrophenopfer wird wesentlich von Organisation, Art und Geschwindigkeit der Sofortmaßnahmen am Katastrophenort, vorhandenen Transportkapatzitäten und Leistungsfähigkeit der Krankenhäuser der Katastrophenregion bestimmt. Basis wirkungsvoller Katastrophenhilfe ist somit eine funktionierende Rettungskette.

Am Beispiel des Katastrophenabwehrplanes der Landeshauptstadt Hannover sollen die ärztlich-organisatorischen Aufgaben am Katastrophenort diskutiert werden.

Alle Ärzte der Notarztwagen, Rettungshubschrauber und Sanitätsorganisationen bilden die ärztliche Einsatzgruppe. Diese untersteht dem ärztlichen Einsatzleiter, einem in der Notfallmedizin besonders erfahrenen Arzt,

Tabelle 1. Katastrophenmedizin

In Mitteleuropa mögliche Großunfälle/Katastrophen:
- Naturkatastrophen:
  - Sturm, Sturmflut
  - Waldbrand
  - Erdbeben
- Zivilisationskatastrophen:
  - Industrie
  - Verkehr
  - Brand/Explosion
- Terroristische Anschläge
- Ansteckende Krankheiten mit Katastrophenausmaß

der die Infrastruktur der Krankenhäuser des Einsatzgebietes kennen muß. Als Einsatzleiter wurden in Hannover die Chefärzte von zwei großen Unfallkliniken in gegenseitiger Vertretung bestimmt.

Diese Regelung, den notfallmedizinisch erfahrenen Krankenhauschirurgen am Katastrophenort einzusetzen, erscheint ideal, läßt sich jedoch nur in Großstädten verwirklichen, deren Kliniken nach der Entsendung ihres ärztlichen Leiters an den Katastrophenort noch über genügend qualifizierte Ärzte verfügen. Daher sind rechtzeitig individuelle Überlegungen anzustellen, aus welchem Potential Einsatzärzte rekrutiert werden können. Bei unserem dicht ausgebauten Notarztwagennetz bietet sich der zuerst eintreffende NAW-Arzt für die Funktion des ärztlichen Einsatzleiters an. Eine weitere Möglichkeit besteht in der Integration niedergelassener Ärzte mit spezieller katastrophenmedizinischer Ausbildung in die Katastrophenpläne besonders ländlicher Gebiete. In Niedersachsen werden von der Ärztekammer Triage-Ausbildungs-Kurse für niedergelassene Chirurgen durchgeführt.

Aufgaben des ärztlichen Einsatzleiters

Folgende Maßnahmen sind am Katastrophenort vom ärztlichen Einsatzleiter zu treffen:

1. Medizinische Lagebeurteilung einschließlich Zahl der Katastrophenopfer nach Art und Schwere der Verletzungen.
2. Bestimmung von Räumlichkeiten innerhalb der Katastrophensperrzone für die Sichtung, dringliche Erstversorgung, Betreuung moribunder und Lagerung verstorbener Katastrophenopfer.
3. Einsatz aller anwesenden Ärzte und Rettungssanitäter zur Sofortversorgung lebensbedrohlicher Zustände sowie zur Organisation des sofortigen Abtransportes Leichtverletzter.
4. Prioritätenbestimmung für Sofortmaßnahmen und Transport: sogenannte Triage. Einrichtung eines Patienten-Verteilersystems unter Berücksichtigung von Versorgungslage, Zeitbedarf, Transportmöglichkeit sowie medizinischer Versorgungskapazitäten regionaler Krankenhäuser und überregionaler chirurgischer Zentren.

Triage

Vordringlichste Aufgabe des ersten, am Katastrophenort eintreffenden Arztes bzw. des ärztlichen Einsatzleiters ist die Sichtung! Bergung, Erste Hilfe oder lebensrettende Sofortmaßnahmen sind zunächst im Interesse der Errichtung einer funktionsfähigen Rettungskette zurückzustellen oder von

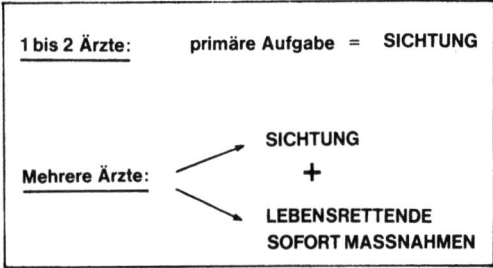

Abb. 1. Ärztliche Einsatzprioritäten am Katastrophenort

vorhandenen Hilfskräften zu übernehmen. Erst nach Eintreffen mehrerer Ärzte können neben der Triage lebensrettende Eingriffe erfolgen (Abb. 1).

Die Sichtung der Katastrophenopfer ist unter ständigem Zeitdruck ohne aufwendige Hilfsmittel durchzuführen. Auch ein erfahrener Notfallmediziner benötigt für einen Schwerverletzten minimal 3 Minuten Untersuchungszeit. Da die Triage außerdem ein dynamischer, durch die äußeren Ereignisse und Veränderungen beeinflußter Vorgang ist, wird vom ärztlichen Einsatzleiter ein Höchstmaß an notfallmedizinischer Erfahrung, Flexibilität in der Beurteilung der Lage und im Einsatz vorhandener Mittel gefordert. Dies gilt insbesondere für die diagnostischen Maßnahmen.

Diagnostik

Der Arzt im Katastropheneinsatz ist in der Diagnostik allein auf seine klinische Erfahrung angewiesen. Abgesehen von Stethoskop und Blutdruckapparat stehen ihm keine Hilfsmittel zur Verfügung. Der Blutverlust muß allein aufgrund des Verletzungsmusters abgeschätzt werden. Laborparameter sind nicht greifbar. Knochenbrüche oder auch ein Pneumothorax müssen ohne Röntgen diagnostiziert werden. Das einzige technische Hilfsmittel, das in der Katastrophenmedizin in Zukunft einsetzbar wäre, ist ein transportables Ultraschallgerät. Besonders intracranielle und intraabdominelle Blutungen könnten so sicherer erfaßt werden.

Erfolgreich läßt sich die verantwortungsvolle Aufgabe, die dem ärztlichen Einsatzleiter oder den Triageärzten gestellt ist, nur durchführen, wenn alle Mitarbeiter ein auf Erfahrung beruhendes Führungsprinzip diskussionslos anerkennen. Dies gilt insbesondere für die Einhaltung des Transportzieles, da sonst die Krankenhäuser der Katastrophenregion überfordert, Kapazitäten entfernter chirurgischer Zentren dagegen brach liegen würden.

Wichtigste ärztliche Aufgabe am Katastrophenort ist die Triage.

Klassifizierung der Verletzungsschwere

Die Bewertung der Verletzungsschwere ist ein altes Problem, und bereits in Ägypten (Smith Papyros, Breasted 1930) wurden die Verletzungen entsprechend ihrem Schweregrad in 3 Klassen eingeteilt. Weichteilverletzungen des Schädels galten als prognostisch gut und behandlungsbedürftig, während die Schädelimpressionsfrakturen prognostisch schlecht und damit vor allem deshalb nicht behandlungsbedürftig waren, um Regreßansprüchen der Angehörigen zu entgehen.

Die Klassifizierung von Verletzungsmustern ermöglicht den objektiven Vergleich verschiedener Schwerverletzter auch in unterschiedlichen Behandlungszentren. Dadurch können Therapieerfolge kontrolliert und verbessert werden. Die Bewertung der Verletzungsschwere gewährt darüberhinaus prognostische Aussagemöglichkeiten. Die Forderungen an einen solchen Index bestehen in den 3 p: *p*raktikabel, *p*rognostisch aussagekräftig und *p*rospektiv anwendbar.

1. Bisherige Schweregradeinteilungen

Die erste forschungsmäßig orientierte Verletzungsskala wurde an dem Cornell Medical College 1952 durch De Haven [8] für die Untersuchung von Verletzungen bei Flugzeugunglücken entwickelt. Diese Einteilung war jedoch für Automobilverletzungen ungeeignet.

I. Mit der internationalen statistischen Klassifizierung von Krankheit, Verletzungen und Todesursachen (H-ICDA 1972) konnten die Verletzungen mit einem drei- bis vierstelligen Code spezifiziert werden. Eine vergleichende

Tabelle 2. Die wichtigsten Klassifizierungsmöglichkeiten von Verletzungen

Schweregradeinteilungen – Bisherige Verletzungsskalen		
Autor	Jahr	Index
De Haven [8]	1952	Flugzeugunfälle
States	1969	CRIS
States	1969, 1971, 1976, 1980	AIS
Williams	1969	Flugzeug
Kirkpatrick [11]	1971	Trauma Index
Cowley [7]	1974	Trauma Index
Ogawa [16]	1974	Trauma Index
Baker [2]	1974	ISS
Gögler	1974	
Schweiberer [28]	1974	I–III
Champion [3]	1980	Anatomie Index
A.C.S. [1]	1980	HTI

Analyse von Verletzungen war mit dieser Einteilung jedoch nicht möglich (Tabelle 2).

II. AIS (Abbreviated Injury Scale). Der *AIS* (1971, 1980) beschreibt 6 Verletzungsschweregrade. Danach bedeutet 0 unverletzt und 5 lebensgefährlich verletzt. 6 bedeutet tödliche Verletzung (Tabelle 3).

Tabelle 3. Abbreviated Injury Scale (AIS)

Grad	Verletzung
0	unverletzt
1	leicht
2	mittelschwer
3	schwer, ohne Lebensbedrohung
4	gefährlich, Überleben wahrscheinlich
5	kritisch, Überleben unsicher
6	tödlich, Überleben unmöglich

III. ISS (Injury Severity Score). Der Einfluß subjektiver Beurteilung wurde durch die mathematische Bestimmung einer Punktzahl für die Gesamtverletzungsschwere mittels des *ISS* (Baker et al. [2]) vermieden. Der ISS basiert auf den definierten AIS-Werten der Einzelverletzungen: Jeweils die höchsten AIS-Ziffern der drei am schwersten verletzten Körperregionen wurden quadriert und dann addiert (Tabelle 4).

Tabelle 4. Beispiele für AIS

AIS	Kopfverletzungen	Thoraxverletzungen
1	Benommenheit, keine Bewußtlosigkeit	Einzelne Rippenfraktur
2	Bewußtlosigkeit < 15 min	Rippenserienfraktur (3 R.)
3	Bewußtlosigkeit > 15 min ohne folgende neurologische Symptomatik	Pneumothorax
4	Bewußtlosigkeit > 15 min mit neurologischer Symptomatik	instabiler Thorax
5	Bewußtlosigkeit > 24 h	Ausgedehnte Lungenkontusion

IV. CRIS (Comprehensive Research Injury Scale). Der *Comprehensive Research Injury Scale* (States 1969) beschreibt ähnlich wie der AIS die Verletzungsschwere, geht darüberhinaus aber noch auf die Energieeinwirkung, die Lebensbedrohung, die dauernde Behinderung, die Behandlungszeit und die Häufigkeit des Verletzungsvorkommens ein (Tabelle 4).

Dieser Index kann letztlich erst retrospektiv zur vergleichenden Analyse herangezogen werden.

V. Traumaindex. Mehr auf physiologische Daten zielen der Traumaindex von Kirkpatrick u. Youmans [11], der modifizierte Traumaindex von Ogawa u. Sugimoto [16], der prognostische Index von Cowley et al. [7] und der Acute Trauma Index von Milholland et al. [14]. Der Vorteil der Graduierung des Traumaindex lag darin, daß er Basisentscheidungen ermögliche, wie etwa die Einlieferung eines Patienten in ein Schwerpunktzentrum oder Aussagen über die Transportfähigkeit. Somit war dieser Index für die Katastrophenplanung geeignet und konnte auch von nichtärztlichem Personal angewandt werden (Tabelle 5).

Tabelle 5. Trauma Index

Punkte	1	3	4	6
Lokalisation	Haut oder Extremitäten	Rücken	Thorax od. Abdomen	Kopf, Hals
Verletzungsart	Kontusion	Stich	Stumpf	Geschoß
Kreislauf	Äußere Blutung	RR < 100 P > 100	RR < 80 P > 140	Fehlende Pulse
Neurologischer Status	Somnolenz	Stupor	Motorischer od. sensibler Verlust	Koma
Respiratorischer Status	Thoraxschmerz	Dyspnoe od. Hämoptyse	Aspiration	Apnoe od. Cyanose

VI. Hospital Trauma Index. Der Hospital Trauma Index wurde 1980 vom American College of Surgeons [1] publiziert. In diesem Index werden respiratorische und kardio-vaskuläre Parameter, die Bewußtseinslage sowie die Thorax-, Abdominal-, Extremitäten- und Hautverletzungen, insbesondere für Verbrennungen bewertet. Zusätzlich werden die Komplikationen graduiert. Bei den Thoraxverletzungen beispielsweise wird eine Rippenfraktur mit 2, ein Spannungspneumothorax mit 5 Punkten (kritisch) eingestuft. Die kardio-vaskuläre Situation wird nach dem vermuteten oder geschätzten Blutverlust bewertet. Ein Blutverlust unter 10% ohne Veränderungen in der Hautperfusion wird mit einem Index von 1 bewertet, ein Blutverlust zwischen 40 und 50% mit nicht meßbarem Blutdruck erhält die Bewertungsziffer 5. Unter den Frakturen werden z. B. Humerus- und Schlüsselbeinfrakturen mit 2, zwei schwere Frakturen mit 5 Punkten bewertet.

VII. Statistische Schwerverletzteneinteilung. Im deutschen Sprachraum gilt der stationär Behandelte im Sinne der Statistik als Schwerverletzter.

VIII. Schwerverletzteneinteilung nach Schweiberer (1974). Von Schweiberer u. Saur [28] wurde eine differenzierte Einteilung der Schwerverletzten in 3 verschiedene Schweregrade vorgenommen, abhängig vom Verletzungsmuster und von der Kreislaufreaktion (Tabelle 6).

Tabelle 6. Schweregradeinteilung nach Schweiberer

Schweregrad I:	Multiple Prellungen, Schürfungen, oberflächliche und tiefe Wunden, einfache Knochenbrüche, Gelenk- und Muskelzerrungen, leichtes gedecktes Schädelhirntrauma mit nur kurzzeitiger Bewußtseinsstörung
Schweregrad II:	Schwerverletzt, zunächst nicht lebensbedrohlich verletzt: Ausgedehnte Wunden, offene Frakturen mit Dislokation, Schädelhirntrauma mittleren Grades, Patient nicht ansprechbar, jedoch mit koordinierter, gezielter Abwehr, Zeichen des Schockes mit wenigstens einem Parameter, der auf einen klinisch signifikanten Blutvolumenverlust hinweist.
Schweregrad III:	Schwerverletzt, lebensbedrohlich verletzt: Wunden mit gefährlicher Blutung, Trümmer- und Kompressionsfrakturen, gefährliche Thorax- und Bauchverletzungen, schweres Schädelhirntrauma mit bereits verzögerter Abwehr eines Schmerzreizes, schwerer Schock, wobei die Kreislaufparameter auf einen Verlust der zirkulierenden Blutmenge bis zu 50% und mehr hinweisen

2. Eigene Schwerverletzteneinteilung

Die bisher zur Verfügung stehenden Einteilungen sind teilweise sehr umfangreich (ISS, AIS) und deshalb wenig praktikabel, zum anderen sind die physiologischen Kriterien (Cowley et al. [7]; Kirkpatrick and Youmans [11]; Champion et al [3]) zu global und erlauben deshalb keine exakte Aussage.

Ziel einer eigenen Untersuchung war deshalb, die Wertigkeit verschiedener Indices zu analysieren und einen einfachen praktikablen Index zu entwickeln. Die physiologischen Daten und das Verletzungsmuster von 696 schwerverletzten Patienten der Jahre 1970–1981 wurden zur Beurteilung, ob und welche Größen sich zur Prognose des Sterberisikos eignen, einer Diskriminanzanalyse unterworfen.

Dabei zeigte sich, daß der höchste AIS-Wert als prognostisches Kriterium keinerlei Relevanz hatte. Die drei höchsten AIS-Werte erlaubten eine korrekte Vorhersage bei 73% der Überlebenden gegenüber 63% bei den später verstorbenen Verletzten. Insgesamt wurden die Verläufe von 69,8% der Patienten richtig vorhergesagt (Oestern et al. [15]).

Der ISS führte zu einer korrekten Prognose bei 73,4% der Patienten (83,0% Überlebende, 52,2% Verstorbene).

Wurde das Verletzungsmuster entsprechend den Ergebnissen der Diskriminanzanalyse neu gewichtet und das Alter als e-Funktion hinzugefügt, erlaubten die dadurch gewonnenen Punktezahlen des entwickelten Polytraumaschlüssels (PTS) (Tabelle 7) eine richtige Zuordnung bei 78,5% der später Überlebenden und 67,2% der später Verstorbenen (Tabelle 8). Insgesamt war die Prognose bei 75% der Patienten richtig.

Tabelle 7. PTS: Beispiel für PTS bei Thoraxtraumen

Sternum, Rippenfrakturen (1–3)	2
Rippenserienfrakturen	5
Rippenserienfrakturen beidseitig	10
Hämato-, Pneumothorax	2
Lungenkontusion	7
Lungenkontusion beidseitig	9
Instabiler Thorax zusätzlich	3
Aortenruptur	7
Errechnete Punktzahl	

Tabelle 8. PTS: Einfluß des Alters

Alter (Jahre)	Einfluß
0–9	0
10–19	0
20–29	0
30–39	0
40–49	1
50–54	2
55–59	3
60–64	5
65–69	8
70–74	13
≧75	21

Eine gute Vorhersage wurde bei einer Kombination von PTS, AIS und ISS sowie dem Alter erzielt. Wurde dieser Schlüssel kombiniert angewandt, waren 74.7% als später überlebend und 74,5% als später verstorben korrekt vorhergesagt. Insgesamt war die Prognose bei 74,6% exakt (Tabelle 9).

Das beste Ergebnis ließ sich mit einer Kombination von Alter, PTS, den beiden höchsten AIS-Werten sowie dem Horrowitz-Quotienten (PaO_2/FiO_2) erzielen. Mit dieser Kombination wurden 90,9% der später Überle-

Der Schwerverletzte – Diagnostik und Klassifizierung

Tabelle 9. Eigene Klassifizierung der Verletzungsschwere nach dem PTS

Schweregrad	Punktzahl	Letalität
I	−19	bis 10%
II	20–34	bis 25%
III	35–48	bis 50%
IV	≧ 49	bis 75%

benden und 92,3% der später Verstorbenen, insgesamt 91,67%, richtig eingestuft.

Aus Berechnung des PTS und des Alters ist eine Einteilung des Polytraumatisierten in verschiedene Schweregrade möglich. Insgesamt wurden 4 Schweregrade aufgestellt, die eine *qualitative* Klassifizierung von Schwerverletzten gestatten.

Der Vorteil liegt vor allem in einer Einschätzungsmöglichkeit der Verletzten vor Eintritt der Behandlung. In Abhängigkeit von der Punktezahl ergibt sich die wahrscheinliche Letalität.

Das Problem der verschiedenen Indexformen liegt vor allem darin begründet, daß die Verletzung allein nur zu einem bestimmten Prozentsatz die Prognose bestimmt. Ebenso entscheidend ist das therapiefreie Intervall, Art und Umfang der Primärtherapie, das Alter und vorbestehende Erkrankungen.

Triage

Wichtiger als die Bestimmung der Verletzungsschwere ist am Katastrophenort die Triage, also die Eingliederung der Katastrophenopfer in die Dringlichkeitskategorien.

Zur Organisation der ärztlichen Behandlung und eines geregelten Abtransportes haben sich folgende Dringlichkeitsstufen bewährt (Tabelle 10):

Tabelle 10. Sichtungskategorien

Erste Dringlichkeit	▸ Behandlungspriorität	1
Zweite Dringlichkeit	▸ Transportpriorität	2
Dritte Dringlichkeit	▸ Wartefälle: Leichtverletzte	3
Vierte Dringlichkeit	▸ Wartefälle: Hoffnungslose	4

1. Dringlichkeit: Behandlungspriorität, akute Lebensgefahr, lebensrettende Sofortmaßnahmen am Katastrophenort unumgänglich.
2. Dringlichkeit: Transportpriorität.

3. Dringlichkeit: Wartefälle: Leichtverletzte.
4. Dringlichkeit: Schwerstverletzte ohne Überlebenschance.

Eine enge Begriffsbestimmung „hoffnungslos" und häufige Überprüfung dieser Triageergebnisse hinsichtlich Situationsverbesserung ist unabdingbar.

Das Triageergebnis ist auf Dokumentationskarten (Abb. 2) festzuhalten und am Verletzten zu fixieren. Verzeichnet werden Identität bzw. Identifikationsnummer, vorläufige Diagnose, Kurzbefund, wichtige therapeutische Maßnahmen und gut lesbar die Prioritätsstufe zur Erleichterung der Transportorganisation. Standardisierte Dokumentationskarten erscheinen äußerst wünschenswert.

Unter *Dringlichkeitsstufe 1* (Tabelle 11) – Behandlungspriorität am Katastrophenort – fallen schwere Atemstörungen, Verletzungen der Brustorgane, starke äußere Blutungen und schwere Schockzustände. Lebensrettende Sofortmaßnahmen sind jeweils der Katastrophenrealität entsprechend vorzunehmen und können nicht am hohen Standard konventioneller Notfallmedizin gemessen werden! Personeller und materieller Mangel bedingt eine Änderung und Anpassung der medizinischen Versorgung hinsichtlich Indikation und praktischem Vorgehen.

Am Katastrophenort sind daher personal- und zeitaufwendige Beatmungen oder gar Wiederbelebungsversuche einzelner Katastrophenopfer im Interesse der Vielzahl bedrohter, jedoch lebender Verletzter zurückzustellen, da deren Überlebenschancen durch gezielte Therapiemaßnahmen entscheidend zu verbessern sind. Ziel lebensrettender Sofortmaßnahmen muß die Herstellung der Transportfähigkeit für eine rasche definitive Behandlungs-

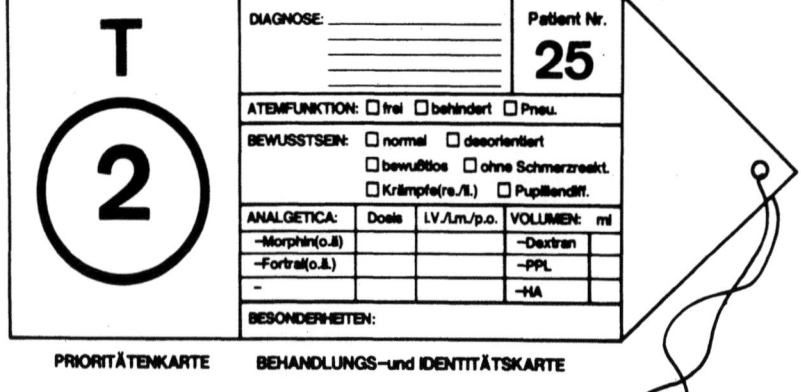

Abb. 2. Verletzten-Dokumentation am Katastrophenort

Tabelle 11. Erste Dringlichkeit ▸ Behandlungspriorität

Lebensrettende Sofortmaßnahmen bei:	
Atemstörungen	Massiven äußeren Blutungen
Thorakalen Notzuständen	Schwerem Schock

durchführung sein. Nach erfolgreicher Notbehandlung ist eine erneute Selektion hinsichtlich der Dringlichkeit weiterer kausaler Therapiemaßnahmen im Sinne einer kontinuierlichen Triage erforderlich.

Für Notmaßnahmen und zur Überbrückung des Zeitraumes zwischen erstem Eintreffen von Ärzten mit Rettungshubschraubern und Bereitstellung von Material durch Hilfsorganisationen halten wir an der MHH einen entsprechenden Notvorrat in einer Katastrophenkiste bereit.

Tabelle 12. Zweite Dringlichkeit ▸ Transportpriorität

I = Soforttransport	II = Aufgeschobener Transport
Dringlich aus vitaler Indikation, sonst irreparable Schäden.	Chir. Behandlung erforderlich, keine dringende Zeitgrenze.

Bei der *2. Dringlichkeit* (Tabelle 12) – Transportpriorität – ist zwischen *Soforttransport* (dringlich aus vitaler Indikation, sonst irreparable Schäden) und *aufgeschobenem Transport* (chirurgische Behandlung erforderlich ohne dringende Zeitgrenze) zu unterscheiden.

Sofortige Transportpriorität (Tabelle 13) verlangen Verletzungen, bei denen zur Vermeidung von irreparablen Schäden ein behandlungsfreies Intervall nicht überschritten werden darf: Verletzungen innerer Organe, akuter Hirndruck, zunehmende Rückenmarkskompression, Verletzungen großer Extremitätenarterien, ausgedehnte Extremitätenzertrümmerungen, schwere Augenverletzungen sowie Gesichts- und Atemwegsverbrennungen.

Tabelle 13. Zweite Dringlichkeit ▸ Transportpriorität I

Soforttransport	
Verletzungen innerer Organe	Ausgedehnte Extr.-Zertrümmerung
Akuter Hirndruck	Schwere Augenverletzung
Zunehmende Rückenmarkkompression	Gesicht-/Atemwegverbrennung
Verletzungen großer Extr.-Arterien	

Tabelle 14. Zweite Dringlichkeit ▶ Transportpriorität II

Aufgeschobener Transport

SHT ohne Hirndruck   Amputationen [eindeutige Indikation]
Frakturen, Luxationen   Verbrennungen mit Überlebenschance
Ausgedehnte Weichteilverletzungen

Aufgeschobener Transport (Tabelle 14) ist bei Verletzungen mit chirurgischer Behandlungsbedürftigkeit ohne unmittelbaren Zeitdruck bezüglich Lebens-Organerhaltung möglich: z. B. Schädel-Hirn-Traumen ohne Hirndruckzeichen, geschlossene Frakturen und Verrenkungen ohne Ischämie, eindeutige Amputationsfälle und Verbrennungen mit Überlebenschancen.

3. *Dringlichkeit* (Tabelle 15a) – sogenannte Wartefälle. Mit 40% stellen *Leichtverletzte* am Katastrophenort das größte Kontingent. Registratur und Notbehandlung abseits des Triageraums durch Sanitätsdienste und freiwillige Helfer sind zunächst ausreichend, die Weiterbehandlung kann ambulant durch niedergelassene Ärzte vorgenommen werden. Das größte Problem der Leichtverletzten-Gruppe ist deren organisierter, rascher Abtransport vom Katastrophenort, notfalls mit administrativer Gewalt, da sonst leicht chaotische Zustände Triage und Transport der Schwerverletzten behindern (Schlagwort: Leichtverletzte schreien am lautesten, sind am neugierigsten, ihnen fehlt am wenigsten).

4. *Dringlichkeit* (Tabelle 15b) – Im Gegensatz dazu gehören auch die „*Hoffnungslosen*" ohne Überlebenschance bzw. Verletzte, deren Behandlung bei ungünstiger Prognose zu kompliziert und zeitraubend ist, zur Gruppe der Wartefälle. Sie sind in unmittelbarer Nähe des Triageraumes unterzubringen und fortlaufend hinsichtlich einer prognostischen Verbesse-

Tabelle 15a. Dritte Dringlichkeit ▶ Wartefälle

Leichtverletzte

▷ Evt. Einsatz bei Rettungsmaßnahmen   ▷ Sammeltransport
▷ Psychische Betreuung (Panikgefahr!)   ▷ Versorgung durch niedergelassene
                                           Ärzte

Tabelle 15b. Vierte Dringlichkeit ▶ Wartefälle

Hoffnungslose

▷ Kontinuierliche Überwachung   ▷ Evt. Kategorie-Änderung
▷ Infusions-/Schmerztherapie   (Gruppe 1 oder 2)

Tabelle 16. Konsequenzen einer Katastrophenübung

1. Deutl. Kennzeichnung „Örtliche Einsatzleitung"
2. Deutl. Kennzeichnung „Ltd. Notarzt"
3. Ärztliche Einsatzprioritäten *zunächst*: Organisation vor Behandlung
4. Ausreichende Sanitätsmaterial-Bereitstellung (bes. in der Anfangsphase)
5. Einhaltung der Transportziele
6. Flexible Leitstelle (evtl. Arztbesetzung)
7. Frühzeitige Krankenhausalarmierung durch Leitstelle
8. Krankenhauskapazität für Schwerverletzte: Begrenzung durch freie Beatmungsplätze, Forderung: Wandanschlußunabhängige Geräte
9. *Sofortige* Verletztenregistratur
10. Materialdepot: Fixateur externe (!), Extensionsmaterial, Thoraxdrainagen und -flaschen

rung zu überwachen. Besonders der Zwang zur Einteilung Verletzter in diese Gruppe unterstreicht, welche menschlichen und fachlichen Qualitäten von Triageärzten in Katastrophensituationen gefordert werden: Entscheidungsfähigkeit, fachliche Autorität, extreme psychische und physische Belastbarkeit.

Die wichtigsten Erkenntnisse einer Katastrophenübung sind in Tabelle 16 zusammengefaßt. Diese Übung simulierte einen Flugzeugabsturz auf dem Flughafen Hannover. Beteiligt waren neben der Flughafenfeuerwehr die Feuerwehr der Landeshauptstadt Hannover sowie alle Rettungsorganisationen, die Notärzte der Stadt und alle Städtischen Krankenhäuser einschließlich der MHH.

Sofortmaßnahmen und Triage am Katastrophenort erfordern vom Chirurgen ein hohes Maß an Wissen und Erfahrung, an Organisations- und Koordinationsgabe. Nicht die chirurgische Versorgung einzelner Verletzungen, sondern die Rettung möglichst aller Überlebender muß unser Ziel sein.

Literatur

1. American College of Surgeons (1980) Hospital trauma index. Bulletin 2:32
2. Baker SP, O'Neill B, Haddon W, Long WB (1974) The injury severity score: a method of describing patients with multiple injuries and evaluating emergency care. J Trauma 14:187–196
3. Champion HR, Sacco WJ, Leppar RL, Atzinger EM, Copes WS, Pralli RH (1980) An anatomic index of injury severity. J Trauma 20:197–202
4. Committee on Injury Scaling (1976) The abbreviated injury scale 1976. American Association for Automotive Medicine
5. Committee on Injury Scaling (1980) The abbreviated injury scale 1980, Revision. American Association for Automotive Medicine

6. Committee on medical aspects of automotive safety (1971) Rating the severity of tissue damage I. The abbreviated scale. JAMA 215:277–280
7. Cowley RA, Sacco WJ, Gill W, Champion HR, Long WB, Copes WS, Goldfarb MA, Sperazza J (1974) A prognostic index for severe trauma. J Trauma 14:1029:35
8. De Haven H (1952) The site frequency and dangerousness of injury sustained in 80 survivors of light plane accidents. Crash Injury Research, Cornell University
9. Hospital Adaption of IDCA (1972) Commission on professional and hospital activities. Ann Arbor, Michigan
10. Jeannett E (1976) Einsatzplanung für Katastrophenfälle. Hefte Unfallheilkd 126:459–464
11. Kirkpatrick JR, Youmans RL (1971) Trauma index: an aid in the evaluation of injured victims. J Trauma 2:711
12. Lanz R (1976) Chirurgie unter Katastrophenbedingungen. Chir Gegenwart IV a:1–83
13. Milholland AV, Cowley RA (1979) Anatomical injury code. Am Surg 45:93–100
14. Milholland AV, Cowley RA, Sacco WJ (1979) Development and prospective study of an anatomical index and an acute trauma index. Am Surg 45:246–54
15. Oestern HJ, Sturm J, Lobenhoffer P, Nerlich M, Schiemann M, Tscherne H (1983) Möglichkeiten zur Klassifizierung von Verletzungen beim Polytraumatisierten. Langenbecks Arch Chir [Forum Suppl] 93–97
16. Ogawa M, Sugimoto T (1974) Rating severity of the injured by ambulance attendants: Field research of trauma index. J Trauma 14:934–37
17. Rossetti M (1971) Organisatorische und chirurgische Aspekte der Katastrophenmedizin. Therap Umsch 28:794–799
18. Rossetti M (1976) Grundbegriffe und Besonderheiten der Katastrophenmedizin. Hefte Unfallheilk 126:465–467
19. Suren EG, Tscherne H (1980) Ärztlich-organisatorische Aufgaben zur Bewältigung ziviler Katastrophen. Unfallheilkunde 83:260
20. Suren EG, Tscherne H, Kruck MH (1980) Checkliste zur Erstellung eines Katastropheneinsatzplanes für Krankenhäuser. [Sonderbeilage] Nieders Ärztebl Nr. 24:I–XVI
21. Suren EG, Tscherne H (1980) Hinweise zur Erstellung eines Katastrophenplanes für Krankenhäuser. Nieders Ärztebl Nr 17:611
22. Suren EG, Tscherne H (1980) Massenanfall von Verletzten im Katastrophenfall. Zivilverteidigung Nr 2:39
23. Suren EG (1982) Einsatzhinweise bei Massenunfällen und Katastrophen. Erläuterungen zum Merkblatt. Nieders Ärztebl Nr 4:114
24. Suren EG, Joachim H (1982) Aspekte ärztlicher Organisation und Haftung bei der Bewältigung von Katastrophen. Referateband 12. Kongreß der Internationalen Akademie für Gerichtliche und Soziale Medizin. Wien, Egermann
25. Suren EG (1982) Einsatzhinweise bei Massenunfällen und Katastrophen – ein Merkblatt für Ärzte Buchbeilage zu: Ärztekammer Nieders (Hrsg) Wegweiser Medizinische Katastrophenhilfe – Handbuch für den Katastrophenschutz. Schlüter, Hannover
26. Suren EG (1982) Triage und Notmaßnahmen beim Massenanfall von Verletzten. In: Hochrein H (Hrsg) Notfallmedizin und Rettungswesen. Univ. Druckerei Dr. Wolf, München
27. Suren EG (1983) Das Krankenhaus im zivilen Katastrophenfall. Referateband 5. Rettungskongreß des DRK. Deutsches Rotes Kreuz, Bonn

28. Schweiberer L, Saur K (1974) Pathophysiologie der Mehrfachverletzung. Langenbecks Arch Chir 337:149
29. Tscherne H, Suren EG (1979) Lebensrettende Sofortmaßnahmen und Triage am Katastrophenort. Langenbecks Arch Chir 349:221
30. Tscherne H, Suren EG (1981) Medizinische Aspekte zur Katastrophenabwehrplanung. Med Klin 76:552
31. Tscherne H, Suren EG (1984) Schwerpunkte zur Bewältigung einer Katastrophe aus chirurgischer Sicht. Referateband Zentraleuropäischer Anaesthesiekongreß, Berlin 1981 (im Druck)
32. Wedel KW (1978) Symposium Kriegschirurgie '77. Wehr und Wissen, Koblenz Bonn

15 Aufrechterhaltung vitaler Funktionen – lebensrettende Maßnahmen

(K. van Ackern, E. Schmitz)

Aufrechterhaltung oder Wiederherstellung der Vitalfunktionen zu einem frühestmöglichen Zeitpunkt sind neben dem Ausmaß der Verletzungen für das Schicksal des Schwerverletzten entscheidend. Unter Vitalfunktionen verstehen wir die Funktionen von Atmung, Kreislauf und Zentralnervensystem.

Die Katastrophenmedizin dient, wie die Notfallmedizin, der Rettung vitalbedrohten Lebens. In der Notfallmedizin werden ein oder weniger Opfer vom Unfallort bis zur endgültigen Behandlung im Krankenhaus in der Regel in einer organisatorisch geordneten Versorgungskette betreut. Im Unterschied dazu bedeutet die medizinische Versorgung im Katastrophenfall Behandlung einer großen Zahl gleichzeitig anfallender Notfallpatienten unter schwierigen organisatorischen Bedingungen. Der Übergang von Notfallmedizin zur Katastrophenmedizin ist fließend.

Aus den zahlreichen Erfahrungsberichten in der Literatur kristallisieren sich sowohl für zivile wie militärische Katastrophenbedingungen zwei entscheidende Faktoren für die Rettung bei Verletzten heraus:

1. frühzeitige Akutbehandlung, vor allem eine aggressive Schockbehandlung an Ort und Stelle,
2. schnelle Evakuierung zur suffizienten Weiterbehandlung.

Wenn der frühestmöglichen Behandlung der gestörten Vitalfunktionen bei schwerverletzten Patienten so entscheidende Bedeutung zukommt, ist die Frage, welche lebensrettenden Maßnahmen unter den Bedingungen einer Katastrophenmedizin erfolgreich durchzuführen sind. Grundbedingung für jede Behandlung ist eine rasche orientierende Befunderhebung an Ort und Stelle ohne Zuhilfenahme aufwendiger technischer Apparate. Dadurch ist es möglich, einen raschen Überblick über die Vitalfunktionen des Patienten zu erhalten. Hierbei scheint es sinnvoll, auf die folgenden einfachen, aber wesentlichen diagnostischen Punkte zu achten:

1. Atmung: Mechanik, Verlegung der Atemwege, Hämato-, Pneumothorax.
2. Kreislauf: Puls, Zentralisation, Blutdruck.

3. ZNS: Bewußtseinslage, Pupillenreaktion, Motorik.

Hieraus ergeben sich die Entscheidungen für die durchzuführenden therapeutischen Maßnahmen.

1. Aufrechterhaltung der Atemfunktion

Gemeinsames Leitsymptom fast aller Atemstörungen ist die Dyspnoe. Häufig kommt das Symptom Cyanose hinzu. Bei Vorliegen einer Atemstörung besteht die erste elementare Maßnahme, die auch von nichtärztlichem Personal durchgeführt werden kann, darin, daß die Atemwege freigemacht werden. Es kann nach Dölp [3] davon ausgegangen werden, daß bei ca. 80% der Notfallpatienten nach Freimachen der Atemwege die Spontanatmung wieder einsetzt.

Führen diese Maßnahmen nicht zu einer ausreichenden Spontanatmung, so kann auch von medizinischen Laien, die in Erster Hilfe ausgebildet worden sind, eine Mund-zu-Mund oder Mund-zu-Nase Atemspende vorübergehend durchgeführt werden. Aus der Analyse des 6-Tage-Krieges der Israeli geht hervor, daß nur 5% aller Verletzten künstlich beatmet werden mußten [2].

Ein schwerwiegendes Problem stellen Verletzungen des knöchernen Thorax und der Lunge dar. Die Versorgung solcher Verletzungen hängt von einer genügend großen Anzahl ärztlichen Personals und vor allem von den Transportmöglichkeiten ab. Im Falkland-Konflikt fiel eine große Zahl solcher Verletzungen an. Ihre erfolgreiche Behandlung bestand darin, sie an Ort und Stelle notdürftig zu versorgen und sie spontanatmend mit dem Hubschrauber rasch zum nächsten dafür ausgerüsteten Hospital – in diesem Fall Hospitalschiffen auf hoher See – zu transportieren [5].

2. Aufrechterhaltung der Kreislauffunktion

Die entscheidenden Maßnahmen zur Aufrechterhaltung oder Wiederherstellung der Kreislauffunktion bestehen im wesentlichen in einer adäquaten Schockbehandlung. Der Schock im Katastrophenfall ist, sowohl als hämorrhagisch-traumatischer, wie auch als Verbrennungsschock, ein Volumenmangelschock. Für ihn gilt wie für alle Schockarten: „Schock ist ein Zustand von Gewebshypoxidose, der bei genügend langer Dauer zu irreversiblen und schließlich tödlichen Veränderungen führt." [1]. Damit ist die Therapie der Wahl, die hämodynamisch bedingte Gewebshypoxydose durch möglichst frühzeitige und ausreichende Volumensubstitution zu verhindern oder zu beseitigen. Entscheidend ist bei ausreichender pulmonaler und kardialer Kompensationsfähigkeit des Organismus die Gewebsperfusion. Der Vorrang der normovolämischen Gewebsperfusion in der Schockbehandlung beinhaltet, daß auch bei Blutverlusten bis zu einer bestimmten Menge nicht-sauerstoff-transportierende Lösungen wie Kristalloide oder kolloidale Infusionen Vorteile gegenüber dem Ersatz des verlorenen Blutes durch Blut bieten. Dieses, der Patho-Physiologie des Schocks entsprechende, experimentell sowie klinisch und empirisch fundierte Konzept, verringert auch die logistischen Schwierigkeiten, größere Mengen Blutes zu bevorraten.

Aus Berechnungen von Hint [4] sowie Untersuchungen von Sunder-Plassmann et al. [10] geht hervor, daß eine Verminderung der Viskosität bei Normovolämie zu einer Verbesserung der Sauerstofftransport-Kapazität führt. Die optimale Sauerstofftransport-Kapazität liegt danach bei einem Hämatokrit von 33%. Voraussetzung hierfür sind neben der Normovolämie, wie schon erwähnt, eine ausreichende pulmonale und kardiozirkulatorische Kompensationsfähigkeit. Messmer u. Sunder-Plassmann [8] konnten zeigen, daß Volumensubstitution nach experimentellem hämorrhagischen Schock durch Substitution von kolloidalen Lösungen mit niedriger Viskosität, wie etwa Dextran 60, eine bessere Gewebsoxygenierung bewirkt, als Ausgleich der Hypovolämie durch Rückgabe des entzogenen Blutes.

Damit kann eindeutig festgestellt werden, daß bei akutem Volumenmangel im Schock Blut, abgesehen von massiven Blutungen, nicht das primäre Volumenersatzmittel ist.

Die Frage, ob kristalloide oder kolloidale Lösungen bevorzugt werden sollen, ist bei der Erstsubstitution offensichtlich nicht von entscheidender Bedeutung, da hier der Ersatz des intravasal verminderten Volumens überhaupt die wichtigste Maßnahme ist. So wurden im Vietnamkrieg vor allem von den Amerikanern mit kristalloiden Lösungen, im Falkland-Konflikt von den Engländern mit Gelatine-Lösungen oder Dextran gute Erfolge erzielt [2, 5]. Ersatz des verlorenen intravasalen Blutvolumens mit kristalloiden Lösungen bringt jedoch einige logistische Probleme mit sich, da der Blutverlust im Verhältnis 1:3 bzw. 1:4 ersetzt werden muß. Das bedeutet 1 l Blutverlust wird durch 3–4 l kristalloide Lösungen ersetzt, bei einer intravasalen Verweildauer dieser kristalloiden Lösungen von nur ca. 30 min. Deshalb wird [9] die Verwendung von kristalloiden und kolloidalen Lösungen empfohlen. Maßnahmen der Volumensubstitution können auch unter Notfall- Bedingungen von z. T. nichtärztlichem Personal durchgeführt werden. Aus den Erfahrungen im 6-Tage-Krieg der Israeli geht hervor, daß 53% der Erstversorgung durch nichtärztliches Personal erfolgte [2]. Nach der frühzeitigen Substitutionstherapie des Schocks vor Ort soll der Patient möglichst schnell zur definitiven Versorgung in ein Hospital oder dafür eingerichtete Verbandsplätze abtransportiert werden.

Der Erfolg einer frühen Akutbehandlung, vor allem einer adäquaten Schocktherapie und eines raschen Transportes zur definitiven Versorgung, zeigt die in Abb. 1 wiedergegebene Abnahme der Letalität verwundeter

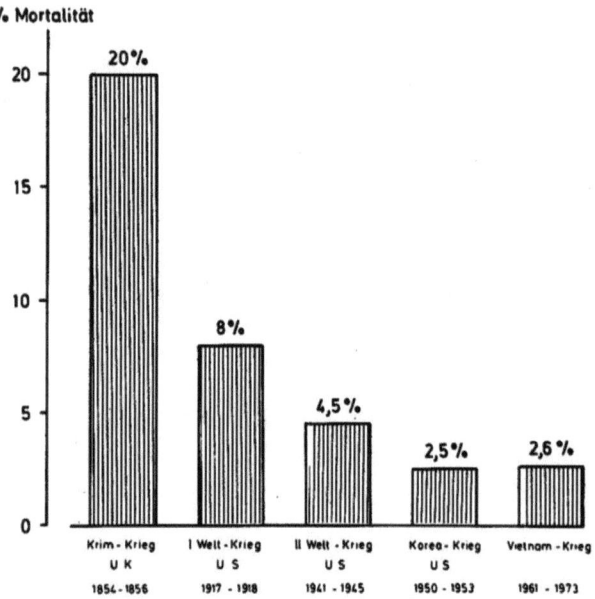

Abb. 1. Rückgang der Letalität verwundeter Soldaten aus verschiedenen militärischen Konflikten, die in ein Hospital oder Hauptverbandsplatz aufgenommen wurden (mod. nach [6])

Soldaten, die in einem Lazarett aufgenommen wurden. Sie lag im Koreakrieg und Vietnamkonflikt bei 2,5%. Der Anteil der Verletzten mit Schock lag im Vietnamkonflikt jedoch wesentlich höher, da mehr Verletzte lebend ein Hospital erreichten. So befanden sich teilweise mehr als 20% der Hospitalisierten im Schockzustand [2]. Der Zeitintervall von Verletzung bis zur definitiven Versorgung betrug in diesem militärischen Konflikt selten mehr als 40 min. Im 6-Tage-Krieg der Israeli lag die Letalität verletzter Patienten, die hospitalisiert wurden, bei 1,3%.

3. Aufrechterhaltung der Funktionen des Zentralnervensystems

Für die Schädelhirnverletzten unter Katastrophenbedingungen gilt das gleiche wie in der Notfallmedizin. Eine neurochirurgische Versorgung am Unfallort ist naturgemäß nicht möglich. Auch die Entscheidung über die Dringlichkeit einer neurochirurgischen Versorgung von Patienten mit Schädelhirnverletzungen am Ort der Katastrophe ist äußerst schwierig, da sich ausschließlich anhand von klinischen Symptomen weder die Art noch das Ausmaß einer intrakraniellen Verletzung diagnostizieren lassen [7]. Auch die Infusion von hypertonen Lösungen zur Behandlung eines angenommenen Hirnödems soll am Katastrophenort selbst unterbleiben. Hypertone Lösungen reduzieren den Flüssigkeitsgehalt ausschließlich im gesunden Hirngewebe und senken dadurch den intrakraniellen Druck. Diese Senkung des intrakraniellen Druckes kann bei einer traumatischen Blutung Raum für eine zusätzliche Expansion bieten. Die Gabe von Steroiden bei Schädelhirnverletzung ist nicht unumstritten. Unter Würdigung des heutigen Standes der Hirnödem-Forschung empfehlen Marguth u. Lanksch [7] unter katastrophenmedizinischen Bedingungen Schädelhirnverletzte initial mit 8–48 mg Dexamethason zu behandeln.

Die Therapie von Patienten mit Schädelhirnverletzung beschränkt sich demnach neben den allgemein lebensrettenden Sofortmaßnahmen auf eine entsprechende Lagerung zur Verhinderung einer Aspiration bei bewußtlosen Patienten. Die kausale Versorgung solcher Art verletzter Patienten kann nur in entsprechend dafür vorgesehenen Hospital-Einheiten geschehen. Damit hängt die Behandlung dieser Patienten entscheidend von der Transportkapazität unter katastrophenmedizinischen Bedingungen ab.

Zusammenfassung

Für die Aufrechterhaltung lebenswichtiger Funktionen ist die unmittelbare Behandlung an Ort und Stelle von entscheidender Bedeutung. Dieses kann auch unter Katastrophenbedingungen durch relativ einfache Maßnahmen erreicht werden. Dabei kommt vor allem der adäquaten Schocktherapie besondere Wichtigkeit zu.

Entscheidend für den weiteren Erfolg lebensrettender Maßnahmen ist aber der möglichst rasche Transport zur definitiven Versorgung der Verletzten.

Literatur

1. Van Ackern K, Mehmel H, Schmidt HD, Schmier J (1971) Schock durch gesteuerten Sauerstoffmangel. Ärztl Forsch 10:309
2. Deneffe C (1976) Notions pratiques de déchoquage dans les conditions precaires du temps deguerre. Rev Internat Serv Sante
3. Dölp R (1980) Elementardiagnostik und Therapie bei Störungen der Atemfunktion. Im Katastrophenfall: Strategie ärztlichen Handelns. Notfallmedizin, Band 3, Kirchhoff R, Linde HJ (Hrsg) Perimed, Erlangen, S 9
4. Hint H (1968) The pharmacology of dextran and the physiological background for the clinical use of Rheomacrodex and Macrodex. Acta Anesth Belg 19:119
5. Jowitt MD, Knight RJ (1983) Anaesthesia during the Falklands campaign. Anaesthesia 38:776
6. Litwin MS, Drapanas T (1977) Trauma: Management of the acutely injured patient. In: Sabiston DC (ed) Davis-Christopher Textbook of surgery, Saunders, Philadelphia, p 373
7. Marguth F, Lanksch WR (1984) Die Versorgung von Schädelhirnverletzungen im Katastrophenfall. In: Peter K, Heberer G, Rebentisch E, Linde H-J, Kirchhoff R (Hrsg) Katastrophenmedizin. J. F. Bergmann, München, S 51
8. Messmer K, Sunder-Plassmann L (1975) Schock. In: Lindenschmidt TO (Hrsg) Pathophysiologische Grundlagen der Chirurgie, 2. Aufl. Thieme, Stuttgart, S 75:159
9. Peter K (1984) Volumenersatz – Kolloide oder Kristalloide. In: Katastrophenmedizin – Eine Standortbestimmung. J. F. Bergmann, München
10. Sunder-Plassmann L, Klövekorn WP, Holper K, Hase U, Messmer K (1971) The physiological significance of acutely induced hemodilution. In: Ditzel I, Lewis D (eds) Proc. 6th European Conf. Microcirculation Aarlborg 1970, Karger, Basel, p 23

16 Primäre chirurgische Therapie
(C. Burri, L. Kinzl)

Unter Katastrophe versteht man ein außergewöhnliches Schadensereignis, das mit den vorhandenen Mitteln nicht zu bewältigen und deshalb auf zusätzliche Hilfe von außen angewiesen ist [1, 2]. Die Grenzen zum Unfall als begrenztes Schadensereignis, das mit den vorhandenen Mitteln beherrscht werden kann, sind jedoch oft nicht klar abzustecken. Zwei unseren engeren Raum betreffende Ereignisse seien hierzu exemplarisch benannt:

Das Bombenattentat am Oktoberfest 1980 in München, bei dem 13 Menschen sofort starben und nahezu 200 Verletzte zu versorgen waren. Innerhalb von 45 min gelang es, unter Einsatz von 5 Notarztwagen sowie 35 Rettungs- und Krankenwagen, 179 Patienten auf 23 Kliniken zu verteilen und damit praktisch eine individual-medizinische Betreuung zu gewährleisten, indem sämtliche chirurgischen Maßnahmen als definitive Eingriffe durchgeführt werden konnten [3].

Einen ähnlichen Verlauf nahm die Versorgung der Verletzten bei dem erst kürzlich aufgetretenen Schießunglück am Truppenübungsplatz bei Münsingen, welches von der Presse als bisher größtes Katastrophenereignis in der Bundeswehr bezeichnet wurde: 24 Verletzte konnten innerhalb von 50 min mit Hilfe von 7 Hubschraubern in Krankenhäuser geflogen werden, wo sofort der Normalbetrieb eingestellt und mit den vorhandenen Mitteln an Personal und Material die Behandlung der Opfer vorgenommen werden konnte. So war es beispielsweise an unserem Hause möglich, 3 Schwerstverletzte gleichzeitig durch mehrere Operationsteams definitiv zu versorgen.

Welchen Bedingungen wir allerdings bei einer extremen Situation, einer atomaren Bombenexplosion beispielsweise, in Ulm ausgesetzt wären, soll anhand eines Szenarios, das von unseren Sozialmedizinern ausgearbeitet wurde, kurz dargestellt werden:

Bei einer Explosion von einer Megatonne im Zentrum der Stadt kann man davon ausgehen, daß der engste Umkreis von 1,5 km an der Oberfläche völlig ausgeglüht wäre. Erst im Umkreis von über 18 km würden Krankenhäuser wenigstens teilweise erhalten bleiben und damit für den Großraum Ulm noch rund 500 Krankenhausbetten zur Verfügung stehen. Die Verhältniszahl Krankenhausbett pro Verletzte betrüge 1:200, das Verhältnis einsatzfähige Ärzte/Verletzte 1:2000!

Nach der klaren Definition einer Katastrophe wären die beiden ersten der geschilderten Beispiele demnach als Unfallereignisse zu bezeichnen, beim dritten bleibt die medizinische Bewältigung zumindest fragwürdig. Trotz dieser Ansicht sind wir u. E. gezwungen, uns über das chirurgische Vorgehen in Situationen mit einem akuten Mißverhältnis zwischen dem Massenanfall von Verwundeten und möglicher Hilfeleistung Gedanken zu machen: Da die Realität der definierten Katastrophe bisher und hoffentlich auch weiterhin fehlt, sind wir auf theoretische Grundlagen und die Erfahrung anderer, die sich aber wegen kaum vergleichbarer Ausgangslagen nur bedingt auf unsere Verhältnisse übertragen läßt, angewiesen. Zur Vorbereitung auf die Bewältigung einer zwar wenig wahrscheinlichen, aber dennoch möglichen Katastrophe wären dabei groß angelegte, materiell aufwendige Übungen zu organisieren, wie dies beispielsweise in Schweden bereits regelmäßig geschieht.

Aus chirurgischer Sicht sind unter Katastrophenbedingungen die Formen einer individuellen Unfallchirurgie, welche sich an der optimalen Versorgung eines Schwerverletzten orientieren, zu verlassen und das Vorgehen dem akuten Mißverhältnis zwischen dem Massenanfall von Verwundeten und möglicher Hilfeleistung anzupassen:

Am Ort der Katastrophe gilt es, in der ersten Phase („Isolation") die Lage zu erkennen und Meldung zu erstatten [2]. Die erste Hilfe in Form von Bergung und Lagerung geschieht durch Laien. Entscheidend für die Zahl der Überlebenden gestaltet sich vor allem die zweite Phase im Katastrophenraum, die Beurteilung der Lage und das Schaffen von Ordnung. In dieser Phase tritt die chirurgische Tätigkeit erstmals in den Bereich des Möglichen und zwar durch einen Arzt, überwiegend jedoch durch geschulte Helfer in Form lebensrettender Sofortmaßnahmen und die Erstellung der Transportfähigkeit.

Die ersten medizinischen Maßnahmen erschöpfen sich im Katastrophenraum auf Lagerung, mechanische Befreiung der Atemwege, Blutstillung und Ruhigstellung, allgemein soweit möglich unterstützt durch Volumensubstitution und vor allem durch Schmerzbekämpfung.

Auf dem Transport, der wiederum eine absolute Herausforderung an die Organisation darstellt, sind kaum neue medizinische (chirurgische) Maßnahmen möglich, die getroffenen dagegen – wenn überhaupt möglich – zu überwachen.

Entscheidend für den Transport ist neben dem rein verkehrstechnischen Ablauf das „Wohin", das wiederum die Organisation in der Katastrophensituation und vor allem die Planung davor in den Vordergrund stellt.

Es muß das Ziel jeder Versorgungsstufe sein, möglichst günstige Voraussetzungen für den nächsten Behandlungsschritt zu schaffen:
Nach Durchführung lebensrettender Sofortmaßnahmen
- einer ausreichenden Schmerzbekämpfung sowie
- einer sich auf das Notwendigste beschränkenden Diagnostik,

werden sich die primär chirurgischen Maßnahmen in der aufnehmenden Klinik ihrer Häufigkeit nach erstrecken auf
- die Wundbehandlung mit primärem Wunddebridement und verzögertem Wundverschluß;
- die operative Blutstillung und Versorgung von Extremitätenzertrümmerung sowie
- die Behandlung von Verbrannten mit Überlebenschancen.

Daß die Intervention bei stumpfen und offenen Bauchtraumen mit Verletzung parenchymatöser Organe, offenen Thoraxverletzungen, oder penetrierenden Schädel-Hirn-Verletzungen sowie einer zunehmenden Rückenmarkskompressionssymptomatik in das Konzept der frühestmöglichen chirurgischen Behandlung einbezogen werden muß, versteht sich von selbst.

Stets haben sich unter Katastrophenbedingungen die chirurgischen Maßnahmen zu beschränken auf zeiteinsparende einfache Techniken, so daß mit einer Versorgungszeit von 60 bis maximal 90 min pro Einzelfall zu rechnen ist.

Weichteilverletzungen

Da ausgedehnte Weichteilverletzungen beim Massenanfall zahlenmäßig weitaus an erster Stelle stehen, kommt dem Debridement eine entscheidende Bedeutung zu, zumal davon auszugehen ist, daß die Wunden überaltert, d. h., primär infiziert sind, sowie ungünstige Weichteilverhältnisse mit Devitalisation, Fremdkörpereinsprengungen, Hohlräume, Sekret- und Blutansammlungen vorliegen.

Die Haut ist sparsam zu exzidieren, Faszien müssen ausgedehnt inzidiert, nekrotischer Muskel total exzidiert werden. Eventuell sind Gegeninzisionen und Drainagen von Wundtaschen erforderlich. Kleine Knochensplitter sollten nur entfernt werden, wenn sie gänzlich aus ihrer Umgebung herausgelöst sind. Größere Fragmente sind in situ zu belassen.

Nach dem Debridement bleiben die Wunden offen.
Jede Wundnaht ist kontraindiziert, mit Ausnahme bei offenen Hirn-

bzw. Gelenkverletzungen, wobei primär der Verschluß mit Dura bzw. Tunica synovialis anzustreben ist.

Während des Debridements sollten Wundspülungen mit Ringerlactat, evtl. mit Zusatz von Desinfektionsmitteln erfolgen.

In jedem Fall sind die offen belassenen Wunden ruhigzustellen, unabhängig davon, ob eine Fraktur besteht oder nicht.

Bei Frakturen ist die Indikation zur primären Osteosynthese im Katastrophenfall nicht zu stellen. Ihre in der Individualchirurgie unbestrittenen Vorteile werden im Katastrophenfall durch Mangel an Zeit, Asepsis sowie ungenügend ausgebildetes Personal zunichte gemacht, dagegen kommt u. E. die Anwendung eines Fixateur externe zum Tragen, da mit seiner Hilfe die Frakturruhigstellung unter Vermeidung zusätzlicher Freilegung von Frakturteilen ermöglicht wird. Des weiteren bietet dieses schnell zu montierende Fixationsverfahren den Vorteil der offenen Wundbehandlung sowie einer frühfunktionellen Mobilisation.

Es sollten einfach zu handhabende Modelle vorgezogen werden, u. U. lediglich der Einsatz unilateral zu montierender Typen. Die Anwendung einfacher Transfixationsgipse als Ersatz für den Fixateur erscheint uns erwähnenswert.

Blutstillung – Amputation

Die reparative Gefäßversorgung muß beim Massenanfall von Verletzten die Ausnahme bleiben, die Gefäßligatur hingegen die Regel.

Dabei sollten Ligaturen ausschließlich am Ort der Verletzung angelegt werden, auch wenn dadurch das Risiko der Nachblutung über Kollateralen eingegangen wird.

Während die Totalamputationsrate von 36% der Gefäßverletzungen im 2. Weltkrieg auf 3,8% im Vietnamkrieg gesenkt werden konnte, würde sie beim Massenanfall von Verwundeten unter Katastrophenbedingungen mit Sicherheit erheblich ansteigen, da wahrscheinlich die logistischen Voraussetzungen für eine reparative Chirurgie der Gefäße fehlen würden und die Amputation den schnellsten und für die Erhaltung des Lebens des Patienten effektivsten Eingriff darstellt.

Primäre Amputationen sind des weiteren ins Auge zu fassen, wenn sichtbare Veränderungen als Folge einer Ischämie bereits eingetreten sind, oder aber Mehrfachverletzungen es unwahrscheinlich erscheinen lassen, daß durch primäre Maßnahmen eine brauchbare Extremität erhalten werden kann.

Primäre chirurgische Therapie

Unter Katastrophenbedingungen sind Debridement des Amputationsstumpfes bei traumatischer Amputation und Offenlassen der Wunde, auch bei der primären Amputation, von entscheidender Bedeutung.

Dabei sollte unter allen Umständen eine möglichst periphere Amputationshöhe gewählt werden, damit sekundäre Korrektureingriffe ohne Schwierigkeiten möglich werden.

Verbrennungen

Die Überlebenschance läßt sich aus der Indexzahl, welche sich aus dem Alter sowie der Ausdehnung der verbrannten Körperoberfläche zusammensetzt, anhaltsmäßig angeben. Steigt die Indexzahl über 60 Punkte, so nimmt die Überlebenswahrscheinlichkeit rapide ab.

Verbrennungen des Gesichtes und des Perineums trüben darüberhinaus noch erheblich die Überlebenschancen, da einmal bei Verbrennungen des Gesichtes zusätzliche Schädigungen der Luftwege und Lunge durch Hitze und Inhalation toxischer Gase auftreten, zum anderen bei Verbrennungen des Perineums und seiner Umgebung eine zusätzliche Kontaminierung und Infektion der Verbrennungswunden sowie der harnabführenden Wege frühzeitig zu erwarten ist.

Die definitive Behandlung der Verbrennungswunden setzt nach Stabilisierung des Kreislaufes mit dem chirurgischen Debridement durch tangentiale oder totale Exzision der Nekrosen in Allgemeinnarkose ein.

Die Wundflächen sind wohl am günstigsten temporär mit Kunsthaut abzudecken, wobei diese alle 3 Tage zu wechseln ist, bis letztlich Transplantate in Form von Mesh-Grafts aufgezogen werden können.

Extremitäten und Gelenke sind in Funktionsstellung zu lagern. Eine frühzeitige Bewegungstherapie vermeidet Kontrakturen.

Schädel-Hirn-Verletzungen

Das Debridement einer offenen Schädel-Hirn-Verletzung kann jederzeit auch von einem Nichtspezialisten durchgeführt werden. Dabei hat die Exzision von Haut und Knochen zu erfolgen.

Nach Inzision der Dura sind das zerstörte Hirngewebe, Blutkoagula und Fremdkörper abzusaugen. Evtl. sind intracerebrale Knochensplitter zu entfernen, bzw. zugängliche Geschoßsplitter zu exstirpieren. Stets sollte ein Primärverschluß der Dura angestrebt werden, evtl. unter Durchführung einer Duraplastik aus Pericranium oder Temporalfaszie.

Bei Verdacht auf das Vorliegen eines epiduralen Hämatoms, mit Einschränkung auch eines akuten subduralen Hämatoms, mit raumfordernden oder lebensbedrohlichen Blutungskomplikationen muß der erstbehandelnde Chirurg die Indikation zur sofortigen lebensrettenden Nottrepanation sehen, um eine Compressio cerebri zu verhindern.

Gesichtsverletzungen

Ausgedehnte Schnittverletzungen, Gewebszerreißungen sowie Frakturen und Zertrümmerungen des Gesichtsschädels gehen häufig einher mit lebensbedrohlichen tamponaderesistenten Blutungen aus dem Gebiet der A. carotis externa bzw. A. maxillaris und erfordern ebenso die sofortige chirurgische Intervention, wie Unterkiefermittelstückfrakturen mit der Gefahr des Rückfalls der Zungen- und Mundbodenmuskulatur.

Sofortiges Handeln ist ebenso erforderlich bei Meso- und Hypopharynxverletzungen, Kehlkopftraumen und Trachealverletzungen, denn diese haben Atemnot zur Folge. Hier gilt generell, abzuwägen, ob der Intubation oder der Tracheotomie der Vorzug zu geben ist.

Thoraxverletzungen

Beim Massenanfall von Verletzten ist davon auszugehen, daß in 10–20% der Fälle eine Thoraxverletzung vorliegt.

Dabei sind nach Rosetti 80% der Thoraxverletzten polytraumatisiert, in 30% besteht gleichzeitig ein schweres Schädel-Hirn-Trauma.

Die Letalität bewegt sich zwischen 25 und 75%, je nach mitbetroffener Region.

Etwa die Hälfte davon stirbt an den Folgen des Schocks, sowie je ein Viertel an Folgen des Schädel-Hirn-Traumas bzw. einer kardiorespiratorischen Insuffizienz.

Trotz dieser sehr ungünstigen prognostischen Voraussetzungen muß versucht werden, alle mechanisch bedingten Ventilationsstörungen sowie schwere intrathorakale Blutungen zu beseitigen.

An dringlichen und schnell durchzuführenden Maßnahmen sind zu nennen:

– der Verschluß des offenen Pneumothorax durch luftdichten Verband oder Naht der Thoraxwand,
– die Punktion eines Spannungspneumothorax sowie

- die Entlastung eines ausgedehnten Hämatothorax durch eine gutliegende Thoraxdrainage.
- Eine Thorakotomie ist nur unter idealen Bedingungen möglich und verlangt anschließend eine stationäre Überwachung von mindestens 3–7 Tagen, was in der Regel unter Katastrophenbedingungen kaum gewährleistet ist.

Kombinierte thorako-abdominale Verletzungen

Zwei-Höhlenverletzungen haben in der Regel eine ungünstige Prognose, unter Katastrophenbedingungen sind diese Patienten der Versorgungsstufe IV zuzuordnen und als solche mit aufgeschobener Dringlichkeit zu versorgen.

Wenn ausnahmsweise die operative Versorgung durchgeführt werden kann, so ist primär die thorakale Verletzung anzugehen, da die Wiederherstellung der Ventilation vorrangig ist.

Abdominaltraumen

Unter Katastrophenbedingungen hat die Bauchrevision mit einfachster Technik, aber größtmöglicher Effektivität durchgeführt zu werden. Als normaler Zugang ist die nach allen Seiten hin erweiterungsfähige mediane Laparotomie zu wählen.

Ein sorgfältiges Debridement der Bauchwand, der Lendenmuskulatur, des Retroperitoneums und verletzter Knochen an den Beckenschaufeln sind ebenso wichtig wie die intraabdominale Organversorgung.

Beim Vorliegen einer Milzruptur ist die Splenektomie die Therapie der Wahl.

Bei Leberverletzungen ist zu tamponieren, unter günstigen Bedingungen die primäre Segmentresektion durchzuführen.

Bei stärkeren Blutungen ist die präliminäre Abklemmung des Ligamentum hepatoduodenale mit einer weichen Klemme zu empfehlen, um so am nur noch gering blutenden Organ infolge der Retroperfusion über die Lebervenen einen sauberen Überblick zu erreichen.

Besonderes Augenmerk ist auf die isolierte Unterbindung eröffneter Gefäße und Gallenwege, insbesondere in der Tiefe der Ruptur zu legen.

Devitalisiertes Lebergewebe sollte durch Fingerdissektionstechnik entfernt werden, wobei sich das Resektionsausmaß am Verlaufe der Ruptur orientiert.

Die anatomische Leberresektion bei Leberruptur ist nur in Ausnahmefällen angezeigt.

Zur sicheren Blutstillung kann die zusätzliche Lappenarterie des rupturierten Leberlappens unterbunden werden. Die in der Literatur immer wieder empfohlene Ligatur der A. hepatica propria bei ausgedehnten Leberrupturen ist eine Verzweiflungsmaßnahme, die nur als ultima ratio durchgeführt werden sollte.

Eine Drainage der Gallenwege sollte nur bei extrahepatischen Gallengangsverletzungen erfolgen oder wenn Zweifel über den Verlauf und die Intaktheit der größeren intrahepatischen Gallenwege bestehen. Die T-Drainage alleine zur Dekompression der Gallenwege ist nicht erforderlich. Sie fördert im Gegenteil die Möglichkeit örtlich septischer Komplikationen.

Bei Dickdarmverletzungen gilt die kompromißlose Regel, daß der verletzte Darm vorgelagert und nur bei fehlenden Peritonitissymptomen primär übernäht und anastomosiert wird. Colostomien sind regelmäßig bei Verletzungen des linksseitigen Colons anzulegen. Rectumverletzungen werden häufig übersehen, weil sie kombiniert mit anderen Läsionen vorliegen. Eine proximale Colostomie und ein ausgiebiges Debridement des kleinen Beckens mit Drainagen sind dabei lebenswichtig.

Erinnert sei an die Möglichkeit der Hartmann-Operation bei ausgedehnten Resektionen, insbesondere des distalen Sigmas.

Magenrupturen lassen sich durchweg primär übernähen. Stets ist die Hinterwand zu revidieren. Eine Resektion ist nur in einzelnen Fällen erforderlich.

Verletzte Dünndarmschlingen werden entweder primär genäht oder reseziert und reanastomosiert.

Besondere Beurteilungsschwierigkeiten können bei Mesenterialeinrissen auftreten, die aufgrund ihrer Ausdehnung oder des begleitenden Hämatoms die Vaskularisation des Dünndarmes schwer beurteilen lassen. Im Zweifelsfall muß für die Resektion entschieden werden.

Bei retroperitonealen Verletzungen ist exakt zu revidieren und ausgiebig zu drainieren. Für aufwendige Pankreasrekonstruktionen wird kaum die Zeit zur Verfügung stehen.

Letztlich sind Urogenitalverletzungen in aufgeschobener Dringlichkeit zu versorgen. Primär ist in erster Linie für einen freien Harnabfluß über einen Katheter oder aber direkte Blasenpunktion zu sorgen. Die ausgiebige Drainage eines bestehenden Wundgebietes im Urogenitalbereich ist selbstverständlich.

Literatur

1. Lanz R (1979) Grundsätze für die ärztliche Versorgung von Verletzten unter Katastrophenbedingungen. Unfallchirurgie 5:93
2. Lanz R, Rosetti M (1980) Katastrophenmedizin. Enke, Stuttgart
3. Wischhöfer E, et al. (1981) Der Bombenanschlag vom Münchener Oktoberfest. Münch Med Wochenschr 16:123

17 Registrierung und Dokumentation

(H. Contzen)

Bei einem Massenanfall von Verletzten beginnen bereits am Notfallort die Probleme der *direkten Information* sowohl über die Dringlichkeit der Versorgung bzw. des Transportes und über das geeignete Transportziel, als auch der weiterbehandelnden Ärzte über führende Verletzungen und über durchgeführte Maßnahmen. Im Krankenhaus ist eine unverwechselbare Zuordnung von relevanten Untersuchungsbefunden, Labordaten, Röntgenbildern und vorbereiteten Blutkonserven, nicht zuletzt der persönlichen Habe auch beim unbekannten Bewußtlosen erforderlich und schließlich muß hier auch die fortlaufende Auflistung der eingelieferten Verletzten mit ihren führenden Verletzungen erfolgen, um den Anforderungen der Logistik und der administrativen Dokumentation genügen zu können. Als Informationsträger dient üblicherweise ein Verletztenanhänger.

Ein *geeigneter Verletztenanhänger* muß also die Identifizierung des Verletzten, damit dessen Registrierung gewährleisten, Informationen über führende Verletzungen und über die entsprechende Triagegruppe, über relevante Erstbefunde und durchgeführte Maßnahmen enthalten, und er soll schließlich auch retrospektiv die Kontrolle bzw. eine Dokumentation der Vorgänge vom Notfallort bis zur endgültigen Versorgung ermöglichen.

Der durch ministeriellen Erlaß für den Katastrophenfall im zivilen Bereich vorgegebene Verletztenanhänger des DRK ist primär nur für eine zentrale Erfassung von Vermißten entwickelt worden. Abgesehen vom damit verbundenen, am Notfallort nur bedingt praktizierbaren Durchschreibeverfahren weist dieser Verletztenanhänger des DRK, wie auch der vom Bund-Länder-Ausschuß am 19./20.12.1982 als Alternative empfohlene NATO-Anhänger, außer zu vielen administrativen Fragen als Identifikationsmerkmal nur den Namen, die Adresse des Verletzten und dessen Erkennungsmarken-Nummer auf.

Bei einem Massenanfall von Verletzten muß mit bewußtlosen bzw. bewußtseinsgetrübten (im Schock befindlichen), insgesamt mit zahlreichen Personen gerechnet werden, deren *umgehende Identifizierung* nicht möglich ist (Kleinkinder, Ausländer u.a.). Im zivilen Bereich sind Erkennungsmarken nicht üblich.

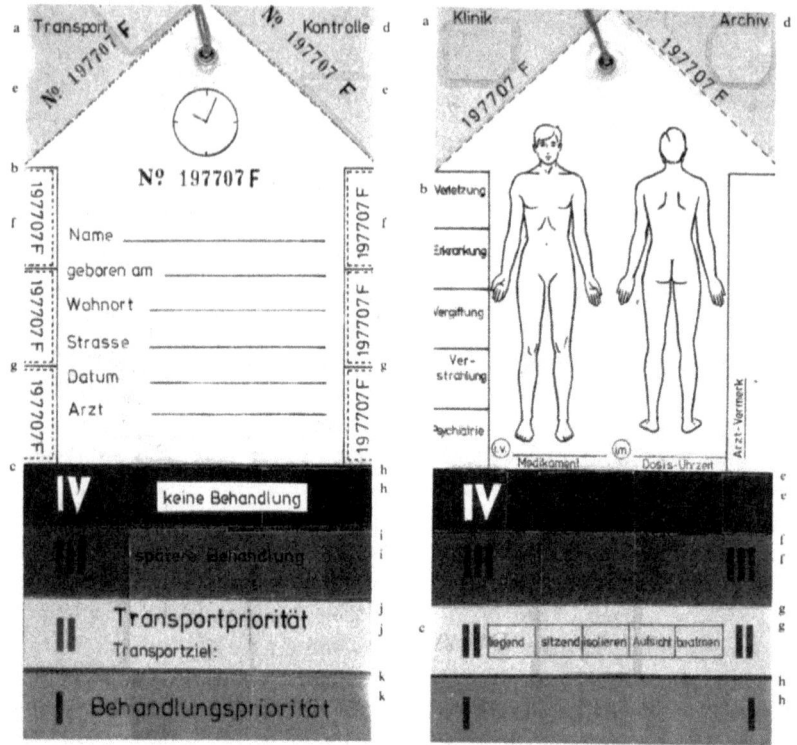

Abb. 1a.
Verletzten-Anhänger, Vorderseite

Abb. 1b.
Verletzten-Anhänger, Rückseite

Die *sofortige* Zuteilung eines *individuellen Identifikationsmerkmales* ist aber sowohl für die Bedingungen am Notfallort, hier vor allem zur Registrierung des Erstbefundes, der Erstversorgung und zur Festlegung der Triage, als auch für den Verletztentransport (Anweisung und Kontrolle des Transportzieles), insbesondere aber für die Versorgung im Krankenhaus mit erforderlicher unverwechselbarer Zuordnung von Befunden, Blutkonserven usw., und schließlich für eine zentrale Erfassung der Verletzten auch für die Vermißten-Kartei unumgänglich.

Es sollte somit ein widerstandsfähiger, übersichtlicher Verletztenanhänger zur Verfügung stehen, der den Bedingungen am Notfallort, für den Verletztentransport, im Krankenhaus und für eine zentrale Registrierung der Verletzten/Vermißten genügt.

Registrierung und Dokumentation

Fußnoten zu Abb. 1a

[a] Der Abschnitt „Transport" verbleibt in dem Sanitätsfahrzeug, das den Verletztentransport durchgeführt hat. Die Identifikationsnummer ist mit folgenden Angaben in eine „Übersicht über durchgeführte Transporte" zu übernehmen:

Lfd. Nr.	Name (soweit bekannt)	Triage Gruppe	Aufnahme Krkh.	Uhrzeit
197707F	–	II	Markus	18.07

[b] Die 6 Identifikationsnummern an den Seiten des Verletztenanhängers dienen dem Krankenhaus zur Markierung der Labor- und Röntgenaufträge, der vorzubereitenden Blutkonserven usw. Sie müssen abziehbar und auf der Rückseite mit einer Klebstoffschicht versehen sein.

[c] Der untere Abschnitt enthält in farblicher Abgrenzung die 4 Triage-Gruppen. Der Arzt stellt die jeweilige Gruppe durch Abreißen der sich darunter befindlichen Abschnitte dar. Bei Gruppe II „Transportpriorität" kann durch den Arzt oder den Einsatzleiter des Sanitätsdienstes das Zielkrankenhaus eingetragen werden.

[d] Der Abschnitt „Kontrolle" verbleibt bei der Einsatzleitung/Verbandplatz. Die Identifikationsnummer ist mit folgenden Angaben in eine „Übersicht über angeordnete Transporte" zu übernehmen:

Lfd. Nr.	Name (soweit bekannt)	Triage Gruppe	Ziel Krkh.	Uhrzeit
197707F	–	II	Markus	17.45

[e] In das Uhrensymbol ist einzutragen, zu welcher Uhrzeit die Triage durchgeführt wurde.

[f] An der Schadenstelle oder dem Verbandplatz sind soweit möglich die persönlichen Daten des Verletzten aufzunehmen.

[g] Darunter ist neben dem Datum auch der Name des Arztes, der die Triage durchgeführt hat, einzutragen.

[h] schwarz

[i] grün

[j] gelb

[k] rot

Fußnoten zu Abb. 1b

[a] Der Abschnitt „Klinik" verbleibt im Krankenhaus bei den Kleidern und dem sonstigen persönlichen Habe des Verletzten.

[b] Die aufgeführten möglichen Gesundheitsschäden und die Symbole des Menschen dienen dem Triagearzt, seine Diagnose als Kurzbefund einzutragen. Außerdem können hier im Verbandplatz durchgeführte erste Therapiemaßnahmen, z.B. Noteingriffe, verabreichte Medikamente usw., notiert werden.

[c] Bei dem Abschnitt für die Triagegruppe II „Transportpriorität" legt der Triagearzt die erforderliche Transportart fest.

[d] Den Abschnitt „Archiv" erhält die Verwaltung des Krankenhauses zur Registratur und Dokumentation. Die Identifikationsnummer ist in eine „Übersicht über aufgenommene Verletzte" mit folgenden weiteren Angaben zu übernehmen:

Lfd. Nr.	Name	Diagnose	Art der Behandlung	Uhrzeit

[e] schwarz

[f] grün

[g] gelb

[h] rot

Nach dem derzeitigen Erkenntnisstand kann das notwendige, für die verschiedenen Bereiche der Rettungskette erforderliche Identifikationsmerkmal nur in einer *vorgegebenen, auf dem Verletztenanhänger aufgedruckten Nummer* bestehen, die sich jedoch auf keinem weiteren Verletztenanhänger wiederholen darf. Solche Verletztenanhänger müßten somit zentral hergestellt und mit fortlaufender, sich nicht wiederholender Nummer bedruckt werden. Die Zahlenkombination könnte z. B. in Verbindung mit dem, dem jeweiligen Hauptverwaltungsbereich zugeteilten Kraftfahrzeug-Kennzeichen die Zuordnung zur ausgebenden, zentralen Katastrophen-Einsatzleitstelle ermöglichen. Auf jeden Fall aber sollte ein solcher Anhänger mehrere Abreißer bzw. Aufkleber mit der identischen Nummer enthalten, die dann zur Registrierung und individuellen Zuordnung während des gesamten Versorgungsweges bis hin zur listenmäßigen Erfassung im Krankenhaus bzw. in der zentralen Verletzten-/Vermißten-Kartei dienen.

Die Gestaltung und Anwendung eines solchen, als geeignet erscheinenden Verletztenanhängers soll hier nun beispielhaft erläutert werden: In der am Notfallort einzurichtenden Verletzten-Sammelstelle wird der ggf. Bewußtlose mit dem Verletztenanhänger versorgt, auf diesem die für die vitalen Funktionen führende Verletzung markiert und die entsprechende Triagegruppe bestimmt; diese entspricht immer dem untersten Abschnitt. Eine eventuelle Rückstufung der Triagegruppe kann nur durch den Arzt erfolgen, der entsprechende Vermerke – wie auch andere Arzt-Informationen – in dem zur Verfügung stehenden freien Raum handschriftlich anbringt.

Bei Einstufung in die Triagegruppe II (= Transport-Priorität) wird auf dem entsprechenden Abschnitt auch die Art des Transportes angekreuzt. Der RTW-Fahrer erhält vor dem Verlassen der Verletzten-Sammelstelle über Funk von der zentralen Einsatzleitung das Transportziel; ist die Organisation am Notfallort (noch) nicht einsatzbereit, so wird das Transportziel vom Triage-Arzt auf dem Triage-Abschnitt II vermerkt.

Der RTW-Fahrer gibt beim Verlassen der Verletzten-Sammelstelle der dortigen Kontrolle mit einem der dreieckigen, entsprechend gekennzeichneten Nummern-Aufkleber des Verletztenanhängers das Transportziel an; beides wird hier mit Uhrzeit registriert. Ein am Anhänger verbliebener Aufkleber beweist, daß am Notfallort dann keine Registrierung erfolgt ist.

Im Krankenhaus wird das dort übliche Aufnahmeformular benutzt, dieses ggfs. zunächst mit einem der gekennzeichneten, dreieckigen Nummern-Aufkleber versehen. Die weiteren Nummern-Aufkleber dienen zur Markierung der Labor- und Röntgenaufträge, des Sackes mit der persönlichen Habe, ggfs. der vorzubereitenden Blutkonserve usw.; der entsprechend markierte dreieckige Nummern-Aufkleber kann im Krankenhaus zunächst als Identifikations-Merkmal für die dort aufzustellenden Verletzten-Listen benutzt werden. Diese, ggfs. zunächst nur mit Nummern-Aufkleber markierten Registrierungslisten für Verletzte werden dann nach und nach mit den inzwischen bekannt gewordenen Personenstandsdaten vervollständigt und schließlich der zentralen Katastrophen-Einsatzleitung zur weiteren Auswertung (Verletzten-/Vermißten-Register) überstellt.

Mit diesem Verfahren könnte jede Situation der Rettungskette im Bedarfsfall rückverfolgt werden.

Zusammenfassung

Im Katastrophenfall dient als Informationsträger sowohl zur Identifizierung und zur Registrierung relevanter Daten eines Verletzten als auch für dessen Versorgung im Krankenhaus und ggfs. zur Erstellung von Verletzten-Registern ein sog. Verletztenanhänger. Da die vorhandenen Muster den Bedingungen am Notfallort, für den Krankentransport und des Krankenhauses nicht entsprechen, wird ein geeignet erscheinender Verletztenanhänger vorgestellt und erläutert.

18 Medizinische Aufgaben beim Transport
(E. G. Suren)

Zur exakten Definition gilt es, das Thema zunächst einzugrenzen und zwar auf Transportprobleme, die in der Bundesrepublik Deutschland bei zivilen Großschadensereignissen und Katastrophen auftreten können.

In der Literatur sind nur spärliche Hinweise zum Thema zu finden, so daß den vorliegenden Ausführungen eigene Übungserfahrungen sowie Erkenntnisse aus engagiert geführten Diskussionen mit praxiserfahrenen Notärzten, verantwortlichen Mitarbeitern der Rettungsorganisationen, Feuerwehren und verschiedener Rettungsleitstellen zugrunde gelegt werden sollen.

Die Wirksamkeit medizinischer Hilfsmaßnahmen und damit die Prognose für die Katastrophenopfer wird wesentlich von Organisation, Art und Schnelligkeit erster Hilfsmaßnahmen am Katastrophenort, quantitativen und qualitativen Transportbedingungen sowie Kapazität der Verletztenaufnahme regionaler Krankenhäuser bestimmt. Da die Katastrophenschutzgesetze der Länder – mit Ausnahme von Rheinland-Pfalz – noch nicht einmal Hinweise zur Aufgabe und Stellung von Krankenhäusern und Ärzten geben, nimmt es nicht Wunder, daß die Probleme medizinischer Versorgung beim Verletztentransport nirgends angesprochen oder diskutiert werden. Dabei fungiert der „Verletzten-Transport" im weitesten Sinne als wichtigstes Bindeglied zwischen Primärversorgung am Katastrophenort und Definitivversorgung im Krankenhaus (Abb. 1). Daraus folgt, daß Störungen im organisatorischen- und Versorgungsablauf am Katastrophenort sowie im Krankenhaus zwangsläufig schwerwiegende Rückwirkungen auf Ablauf und Kapazität des Verletztentransportes haben müssen.

In fast allen Regionen der Bundesrepublik ist aufgrund des hervorragend ausgebauten Rettungsdienstes auch im Katastrophenfall die Zahl der Rettungsfahrzeuge und damit die Transportkapazität ausreichend und gesichert. Dennoch gibt es medizinische und organisatorische Probleme beim Verletztentransport unter den Bedingungen des Massenanfalles. In erster Linie bestehen diese aus medizinischer Sicht im *Organisieren* von logistischen und sanitätstaktischen Voraussetzungen für einen geregelten Abtrans-

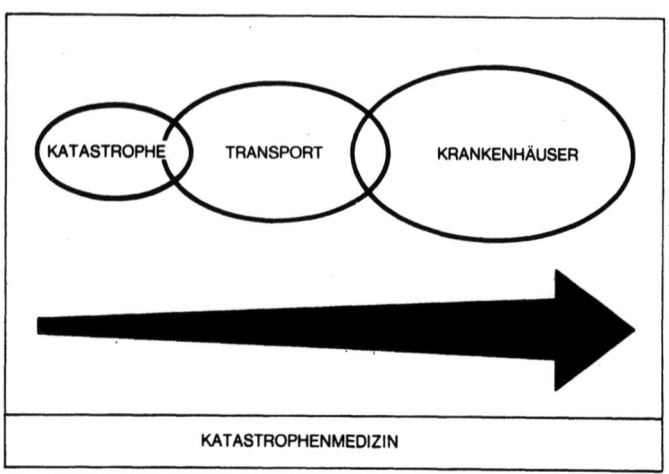

Abb. 1. Kontinuierlicher Abtransport der Verletzten vom Katastrophenort bei funktionierender Rettungskette

port. Dies ist Aufgabe des dem leitenden Notarzt unterstellten „*Einsatzleiters Rettungsdienst*".

Die Organisation einer qualifizierten Verletztensichtung für Bestimmung von lebensrettenden Erstmaßnahmen, Transportpriorität und Transportziel ist dagegen Aufgabe des „*Leitenden Notarztes*". Die Herstellung der Transportfähigkeit muß als Voraussetzung für den Abtransport gewährleistet sein, wozu genügend notfallmedizinisch erfahrene Ärzte und qualifizierte Sanitäter sowie eine ausreichende Menge von Sanitätsmaterial am Einsatzort erforderlich sind (Abb. 2).

Zur Kapazitätsfreisetzung von Rettungsfahrzeugen und Sanitätern muß die rasche, organisierte Abnahme der Verletzten in den Krankenhäusern gewährleistet sein, was praktikable und geübte Krankenhausalarmpläne sowie eine frühzeitige Alarmierung der Krankenhäuser durch die Leitstelle voraussetzt. Die eigentliche medizinische Versorgung auf dem Transport wird vorwiegend durch den Mangel an qualifiziertem Begleitpersonal und Materialengpässen auf den nach DIN ausgestatteten RTW und KTW zum Problem.

Zusammenfassend bestehen die medizinischen Aufgaben für den Verletztentransport unter Bedingungen des Massenanfalles bzw. bei Katastrophen in erster Linie und überwiegend in der Bewältigung organisatorischer und erst in zweiter Linie medizinischer Versorgungsaufgaben (Abb. 3).

Medizinische Aufgaben beim Transport

Verletztentransport bei Katastrophen

Problematisch:

1. **Organisation Verletztensichtung**
2. **Herstellung der Transportfähigkeit**
   - qualifizierte Ärzte, Rettungssanitäter,
   - Quantität u. Qualität Versorgungsmaterial
3. **Organisation der Krankenhausaufnahme**
   - Leitstellenkontakt, Kapazitätserweiterung Krkh.
4. **Medizinische Transportversorgung**
   - Mangel an Begleitpersonal (Ärzte, Sanitäter)
   - Quantität u. Qualität Versorgungsmaterial

Abb. 2. Problembereiche für einen kontinuierlichen Verletztenabtransport bei Massenunfällen und Katastrophen

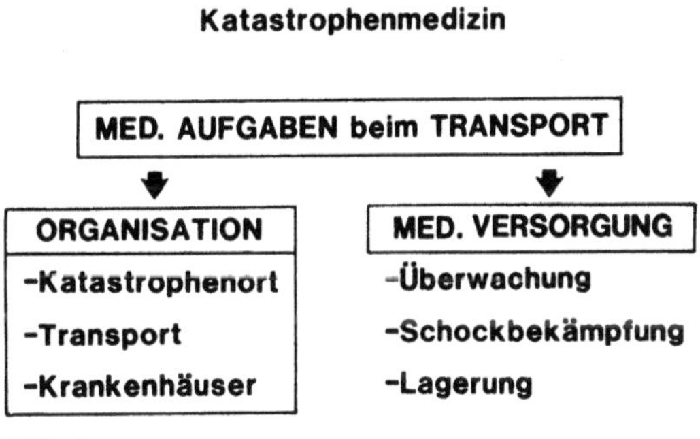

Katastrophenmedizin

MED. AUFGABEN beim TRANSPORT	
ORGANISATION	**MED. VERSORGUNG**
–Katastrophenort	–Überwachung
–Transport	–Schockbekämpfung
–Krankenhäuser	–Lagerung

Abb. 3

Durch sinnvolle Organisation am Katastrophenort ist von allen Beteiligten dafür Sorge zu tragen, daß die Akutversorgungsprobleme nicht vom Schadensort auf die Transportmittel und von dort auf die regionalen Akutkrankenhäuser übertragen werden. Dies bedeutet, daß eine *fachgerechte* Sichtung der Verletzten hinsichtlich lebenserhaltender Sofortmaßnahmen und Transportpriorität bzw. Transportziel durchgeführt wird. Dabei muß dem die Infrastruktur und Kapazität der regionalen Krankenhäuser kennenden *Sichtungsarzt die Bestimmung des Transportzieles* überlassen bleiben und nicht – wie immer wieder gefordert – der Leitstelle. Warum?

1. Jeder, der in der Praxis den „Funksalat" bei einem Masseneinsatz miterlebt hat, weiß, daß die Rettungswagenfahrer unmöglich Verletzungsschweregrade oder gar Verletzungssymptome an die Leitstelle durchgeben, geschweige denn ein Zielkrankenhaus von einem auf der Leitstelle vorhandenen – oder auch nicht vorhandenen – mehr oder weniger notfallmedizinisch erfahrenen Arzt erhalten können.
2. Eine ständig akutalisierte statistische Aufschlüsselung über die Zahl der eingelieferten Verletzten in den einzelnen Krankenhäusern ist aus den genannten melde- und übermittlungstechnischen Problemen unmöglich.
3. Eine gleichmäßige, kapazitätsorientierte Krankenhausbelegung und die Disziplinierung der Rettungswagenfahrer hinsichtlich des Transportzieles ist von der Leitstelle aus nicht durchführbar.
4. Die Akutalitätsprobleme des sog. zentralen Bettennachweises sind jedem Insider ebenso bekannt wie die Meldungen bestimmter, meist einschlägig bekannter Krankenhäuser über einen Belegungsstop bereits beim Eintreffen des ersten schwerer Verletzten – aus welchen Gründen auch immer.
5. Nicht zuletzt macht der erstrebenswerte und auch wahrscheinliche Einsatz von Krankenwagen der Bundeswehr bei zivilen Katastrophen mit fehlenden Kommunikationsmöglichkeiten auf zivilen Funkkanälen (FuG 7b) eine Verletztenverteilung durch die Leitstelle unmöglich, so daß unseres Erachtens der im folgenden vorgeschlagene, einfache Verteilungsmodus standardisiert werden sollte.

Als Voraussetzung müßten für den Sichtungsarzt im Katastrophenplan zwei Helfer eingeplant werden, von denen einer eine Strichliste über das Transportziel führt. Der andere fungiert mit seinem Funkgerät im 2m-Band als Kontaktperson zur örtlichen technischen Einsatzleitung und ggfs. zur Leitstelle.

Dabei können vorbereitete Krankenhaus- und Sichtungsgruppenlisten, die auf allen Rettungsmitteln deponiert werden müssen, die gleichzeitige Triage in der Vertikalen – hinsichtlich Verletzungsschwere – und in der Horizontalen – Transportzielbestimmung – erleichtern. Damit ist annähernd sichergestellt, daß die Verletzten mit dem am besten geeigneten Rettungsmittel das für sie am besten geeignete Krankenhaus erreichen. Dieses Verteilungssystem ist in Hamburg bereits in der Endplanung [9] und hat bei uns bereits positive Übungserfahrungen erbracht (Abb. 4).

Weitere Vorteile dieser kapazitätsorientierten Aufnahme etwa gleich Schwerverletzter in die regionalen Akutkrankenhäuser ergeben sich aus den Möglichkeiten, dort erweiterte, lebenserhaltende Sofortmaßnahmen unter ungleich besseren Bedingungen als am Katastrophenort durchzuführen und damit die rasche Rückführung der Rettungsmittel zum Katastrophenort zu

VERLETZTENVERTEILUNG bei KATASTROPHEN				
Sichtung / Krankenhaus	T_2		T_3	T_4
	A	B		
MHH				
Nordstadt				
Oststadt				
Siloah				
Vinzenz				
Laatzen				
Sichtung in der vertikalen und horizontalen Ebene				

Abb. 4. Vorschlag einer Prioritätenliste für eine leitstellenunabhängige Verletztenverteilung in die Krankenhäuser

garantieren. Zusätzlich wird hierdurch eine Überlastung der nächstgelegenen Spezialabteilungen – z. B. der Neurochirurgie – vermieden, die bei gleichzeitiger Einlieferung von 4 oder 5 operationspflichtigen Schädel-Hirnverletzten einfach dekompensieren muß. Vielmehr kann bei Bedarf in den regionalen Akutkrankenhäusern nach Herstellung der Transportfähigkeit – nunmehr unter Einschaltung der Leitstelle – eine gezielte Sekundärverteilung der Verletzten in entferntere Spezialabteilungen und Zentren erfolgen – mit für derartige Transporte geeigneten und angeforderten Rettungsmitteln (Abb. 5).

"Vertikale" Sichtung → Verletzungsschwere-Gruppen
"Horizontale" Sichtung → Transportziel

Vorteile:
1. Rasche Rückführung Rettungsmittel
2. Rasche "erweiterte" dringliche Sofortmassnahmen
3. Rasche Herstellung Transportfähigkeit
4. Entlastung nahegelegener Spezialabteilungen
5. Gezielte Verteilung auf entferntere Spezialkliniken

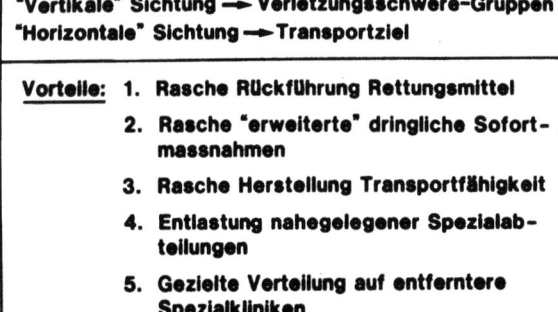

Abb. 5. Vorteile einer kapazitätsorientierten, leitstellenunabhängigen Verletztenverteilung in regionale Akutkrankenhäuser

Ein weiteres organisatorisches Problem am Katastrophenort stellt die unbedingt notwendige *Einrichtung eines Verletztenversorgungsplatzes bzw. Verbandplatzes* sowie eines *Halteplatzes für die Rettungsmittel* dar, da sonst ein geordneter Abtransport im Chaos der Rettungsfahrzeuge und der Helfer zusammenbricht. Der Verbandplatz sollte unmittelbar an den Sichtungsraum anschließen, um unnötige Wege für die limitierte Zahl von Krankenträgern und Helfern zu vermeiden. Dagegen ist der Landeplatz für Rettungshubschrauber aus Gründen der Lärmbelästigung, Schmutzaufwirbelung und Gefährdung der Helfer in deutlicher räumlicher Distanz einzurichten. Verbandplatz, Halteplatz der Rettungswagen und Hubschrauberlandeplatz sind deutlich zu kennzeichnen und nachts gut zu beleuchten. Ein möglichst kreuzungsfreier Kreisverkehr der Rettungswagen ist einzurichten. In diesen Funktionsräumen hat strengste Disziplin zu herrschen. Deren Organisation obliegt am besten dem auch unter Normalbedingungen vorhandenen „Einsatzleiter Rettungsdienst".

Die in der *I. Phase* eintreffenden Rettungswagen sind als Behandlungsorte für lebenserhaltende Notmaßnahmen zu bestimmen und einzurichten. Da zunächst eine Diskrepanz zwischen Behandlungsbedürftigkeit und Behandlungsmöglichkeiten besteht, sind die erfahrenen Rettungssanitäter für lebensrettende Notmaßnahmen einzusetzen. Es ist streng darauf zu achten, daß kein Verletzter ohne Registratur und Transportzielbestimmung bzw. ohne ausreichende Herstellung der Transportfähigkeit abtransportiert wird.

In der *II. Phase* ist zumindest ein Notarzt eingetroffen, der die ärztliche Einsatzleitung übernimmt. In dieser Phase besteht zunächst für den allein anwesenden Arzt im Interesse der Vielzahl zu versorgender Verletzter unbedingt die Organisationspflicht vor der Behandlungspflicht, d. h., die Priorität zur Verletztensichtung hinsichtlich Behandlungs- und Transportdringlichkeit. Erst bei Anwesenheit mehrerer Ärzte ist eine Aufgabenteilung in Verletztensichtung, Notbehandlung und evtl. Transportbegleitung möglich. Grundsätzlich ist hierzu anzumerken, daß unter Katastrophenbedingungen mit Sicherheit nicht jeder intubierte Verletzte mit Arztbegleitung transportiert werden kann. Daraus ergibt sich die Forderung nach einer über die DIN-Norm hinausgehenden Ausstattung der Rettungsmittel mit Beatmungsgeräten, die auch von Rettungssanitätern bedient werden können, wie z. B. den Oxylog.

In dieser II. Phase können die zusätzlich eintreffenden Rettungswagen zum Abtransport bereits versorgter Verletzter dienen, wobei zu erwägen ist, jeweils einen erfahrenen Rettungssanitäter zur Verletztenversorgung am Schadensort zu belassen und als Fahrer der Rettungsfahrzeuge mittlerweile alarmierte und eingetroffene freiwillige Helfer der Rettungsorganisationen bzw. der Feuerwehrreserve einzusetzen. Eine derartige Organisation würde die kompetente Transportbegleitung erlauben und sichert ebenso eine ausreichende Zahl von Rettungssanitätern zur Versorgung am Schadensort. In diese II. Phase fällt auch der vom „Einsatzleiter Rettungsdienst" zu organisierende *Sammeltransport der Leichtverletzten* möglichst zu niedergelassenen Ärzten oder entfernten Leichtverletzten-Sammelstellen. Dies kann vorzugsweise durch Busse der Stadtwerke, die mit Funk ausgestattet sind, oder Taxen erfolgen – allerdings sind die Alarmierungsmodalitäten bereits bei der Erstellung des örtlichen Katastrophenplanes festzulegen.

Erst in der *III. und letzten Phase* nach Abtransport der Verletzten mit Sichtungsgruppe II – Transportpriorität – kann an die Verteilung der am schwersten Verletzten mit Arztbegleitung gedacht werden, wozu vorzugsweise Notarztwagen und Rettungshubschrauber einzusetzen und aus Kapazitätsgründen als Transportziel größere Kliniken der Zentralversorgung anzusteuern sind.

Für die *medizinische Transportversorgung* gilt, daß sie sich aus Mangel an Ärzten, Rettungssanitätern und geeignetem Material bzw. Fahrzeugausstattung auf ein Minimum zu beschränken hat, d. h., auf die Überwachung der Vitalfunktionen, Fortsetzung der Schockbekämpfung und Lagerungsmaßnahmen.

Alle Verletzten der Sichtungsgruppe II mit Transportpriorität sowie I mit Behandlungspriorität am Schadensort sind daher am Verbandplatz so zu versorgen, daß *Transportfähigkeit* besteht. Es gilt das gleichermaßen in der Individual- wie Katastrophenmedizin gültige notfallmedizinische Prinzip: „Keine Transportgefährdung durch unzureichende oder fehlende Notversorgung!"

Hierzu gehört die Behandlung lebensbedrohlicher Zustände mit Freimachen und Freihalten der Atemwege, Entlastung eines Spannungspneumothorax, Stillung erreichbarer, starker Blutungen sowie Einleitung von Maßnahmen der Schockbekämpfung einschließlich Lagerung. Außerdem sollten Frakturen und Luxationen reponiert bzw. geschient und Wunden insbesondere über Frakturen steril verbunden werden. Alle therapeutischen Maßnahmen am Katastrophenort müssen ausschließlich einer effektiven lebensrettenden „Ersten Hilfe" sowie der Herstellung der Transportfähigkeit dienen. Zu warnen ist vor einer unsachgemäßen Früh- und Anbehandlung der Verletzten im Übereifer und durch Unerfahrenheit unter unzureichenden Bedingungen mit unzureichenden Mitteln und unzulänglichem Können.

Ein letztes, wiederum organisatorisches Problem betrifft die *Verletztenabnahme im Krankenhaus*, die bei Verzögerungen empfindliche Einbußen der Transportkapazitäten nach sich ziehen kann. Ursachen für eine Abnahmeverzögerung können in zu später Alarmierung der Krankenhäuser, unzureichender Verkehrsregelung im Bereich der Verletztenaufnahme sowie durch organisatorische Mängel im Notfall- und Klinikbereich bei Fehlen eines internen Katastropheneinsatzplanes bedingt sein.

Schlußfolgerung

Desorganisation am Katastrophenort mit fehlender Verletztensichtung, Registratur und Transportzielbestimmung sowie unzureichender Notfallversorgung führt unweigerlich über ein Chaos des Verletztenabtransportes und Verminderung der Transportraum-Kapazität zu unüberwindlichen Versorgungsschwierigkeiten in den regionalen Krankenhäusern und entfernteren medizinischen Zentren (Abb. 6).

Umgekehrt bedingt eine Desorganisation in den Krankenhäusern mit fehlender Alarmplanung, unzureichender Verletztenübernahme aus den Rettungswagen und chaotischen Verkehrsverhältnissen auf dem Klinikgelände eine Kapazitätsverminderung der Rettungsmittel mit negativen Rückwirkungen bis an den Schadensort, wo sich die Verletzten auf dem Verbandplatz stauen (Abb. 7).

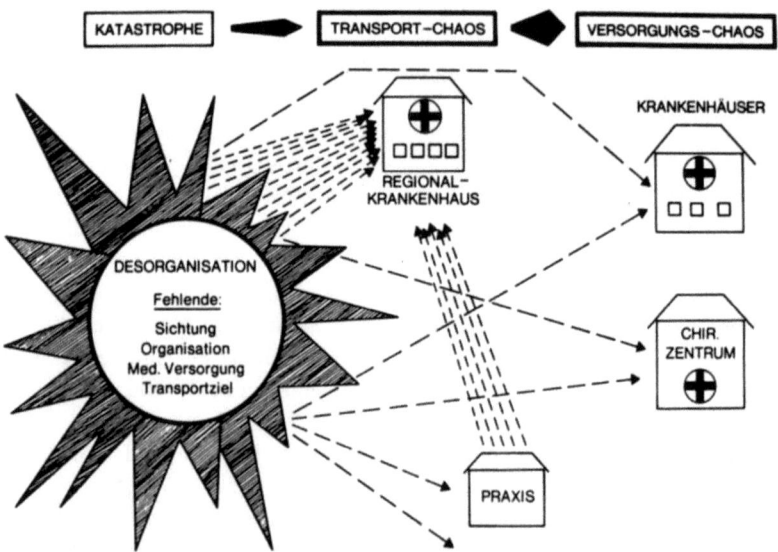

Abb. 6. Desorganisation am Katastrophenort führt über ein Transportchaos zum Versorgungschaos in den Krankenhäusern

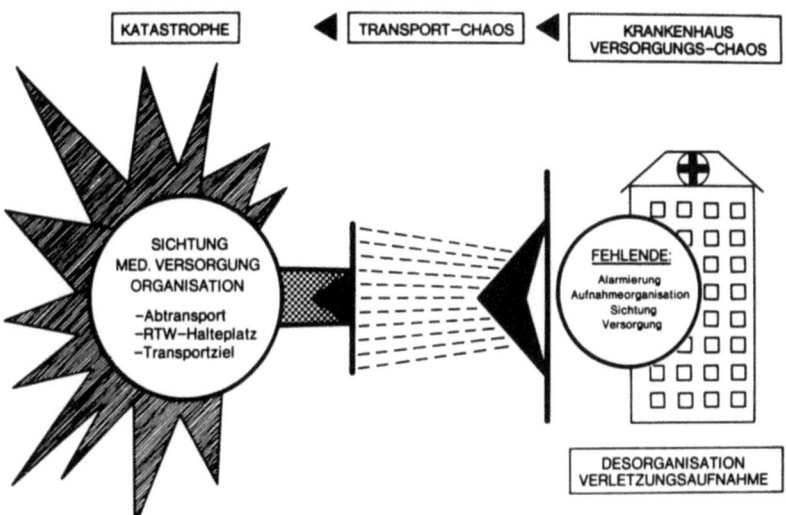

Abb. 7. Desorganisation in den Krankenhäusern bedingt rückwirkend über ein Transportchaos Versorgungsschwierigkeiten am Katastrophenort

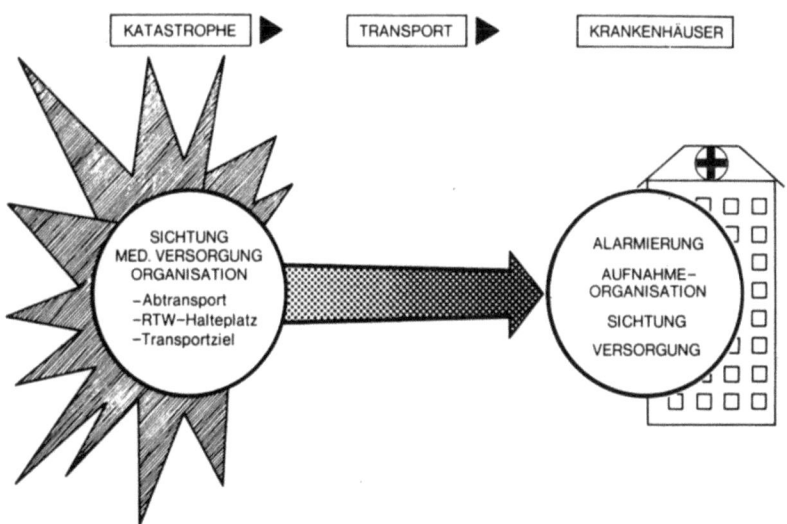

Abb. 8. Kontinuierlicher, zielgerichteter Verletztenabtransport bei praxisorientierter, fachgerechter Katastrophenabwehrplanung

Nur die reibungslose organisatorische Abwicklung und fachgerechte Notfallversorgung der Verletzten am Katastrophenort nach katastrophenmedizinischen Prinzipien *und* eine reibungslose Verletztenübernahme in den regionalen Akutkrankenhäusern und überregionalen Zentren kann einen kontinuierlichen und zielgerichteten Verletztenabtransport vom Schadensort garantieren (Abb. 8).

Allerdings sind hierzu rechtzeitig *regionale Planungen* zur Bewältigung von Großschadensereignissen mit entsprechender *Fortbildung aller Beteiligten* einschließlich *realistischer Übungen* notwendig. Ausschließlich Übung und Planung, niemals Improvisationstalent alleine, schaffen die im Ernstfall notwendigen organisatorischen und notfallmedizinischen Voraussetzungen, die für einen raschen, fachgerechten und ungehinderten Verletztenabtransport notwendig sind. Es gilt die berechtigte Forderung, daß umfassende Kenntnisse in der Notfallmedizin und zumindest die Grundzüge über die Besonderheiten der Katastrophenmedizin zum Standardwissen aller approbierten Ärzte gehören müssen!

Literatur

1. Birkenbach PT (1979) Traumatologie im Katastrophenfall: Das Transportproblem. Langenbecks Arch Chir 349:209
2. Burghard H (1982) Sanitätseinsatz bei Großunglücken. Brandschutz/Deutsche Feuerwehrzeitung 4:104
3. Huber H (1983) Rettungsleitstelle Karlsruhe. Pers. Mitt.
4. Konzert-Wenzel J, Wischhöfer E, Seegerer K (1981) Bombenattentat Oktoberfest München – Verlauf, Analysen, Resultate. Fortschr Med 99:1423
5. Kuner EH (1980) Die Eisenbahnkatastrophe von Rheinweiler. Z Allgem Med 56:846
6. Rosetti M (1971) Organisatorische und chirurgische Aspekte der Katastrophenmedizin. Therapeut Umschau 28:794
7. Suren EG (1982) Einsatzhinweise bei Massenunfällen und Katastrophen – ein Merkblatt. Buchbeilage in: ÄK Niedersachsen (Hrsg) Wegweiser Medizinische Katastrophenhilfe – Handbuch für den Katastrophenschutz. Schlütersche Verlagsanst., Hannover
8. Theoret JJ (1970) Erfahrungen mit einer Katastropheneinsatzübung in einer kanadischen Großstadt. Langenbecks Arch Chir 349:213
9. Voeltz P (1983) AK Altona, Hamburg. Pers. Mitt.

19 Zusammenarbeit der Rettungsdienste
(P. Sefrin)

Bei einem plötzlich eintretenden Großschadensfall sind die Folgelasten vom Beginn frühzeitiger, organisierter Hilfe abhängig. Das Ausmaß einer eingetretenen Krisensituation wird wesentlich bestimmt durch den äußeren Rahmen, durch die Infrastruktur des Rettungswesens und durch das vorhandene oder zerstörte soziale bzw. wirtschaftliche Gefüge einer betroffenen Region. Der Rettungsdienst in der Bundesrepublik Deutschland wird durch die einzelnen Rettungsdienstgesetze, Verordnungen oder durch Feuerwehrgesetze geregelt und ist primär auf die Versorgung von Kranken, Verletzten oder Hilfsbedürftigen im Sinne der Individualmedizin ausgerichtet. Damit ist im Katastrophenfall seine Leistungsfähigkeit begrenzt.

In den Rettungsdienstgesetzen eindeutig geregelt ist das Zusammenarbeiten der verschiedenen Hilfsorganisationen auf dem Gebiet des Rettungswesens, wo sie in den meisten Fällen nicht in eigener Initiative und Verantwortung tätig werden, sondern im Auftrag, z.B. eines Rettungszweckverbandes. Da der Rettungsdienst eindeutig als eine öffentliche Aufgabe im Bereich der Daseinsvorsorge deklariert ist, deren Regelung nach dem Grundgesetz (Artikel 30, 66, 70, 83) den Ländern obliegt, ist eine Konkurrenz in der Zusammenarbeit durch die zentrale Einsatzleitung von Rettungsleitstellen von vornherein ausgeschlossen.

Die Vergangenheit hat gezeigt, daß beim Massenanfall von Verletzten und im Katastrophenfall der etablierte Rettungsdienst als Basis einer Katastrophenhilfe angesehen werden muß. Die in den verschiedenen Katastrophenschutzgesetzen festgelegten Organisationsabläufe können meist erst dann einsetzen – abgesehen von spontanen Hilfeleistungen – wenn sich die Katastropheneinsatzleitung etabliert hat. Dies kann in einzelnen Fällen Stunden dauern. Die medizinische Versorgung muß aber unabhängig, ob der K-Fall amtlich festgestellt ist oder nicht, unverzüglich beginnen. Da der Rettungsdienst in jedem Fall als erster über die noch bestehenden Notrufmeldeeinrichtungen von dem Schadensereignis unterrichtet wird, wird ihm auch zumindest die erste Bewältigung zukommen. Diese primäre Aufgabe betrifft sowohl die Alarmierung der ersten Einsatzkräfte wie auch die Erstversorgung vor Ort bis zur Übernahme durch die Kräfte des Katastrophenschutzes.

Zur Steuerung des Rettungsdienstes wurden bundesweit in den vergangenen Jahren Leitstellen als gemeinsame Einsatzzentralen für den Krankentransport und Rettungsdienst für alle im jeweiligen Zuständigkeitsbereich tätigen Sanitätsorganisationen geschaffen. Die Rettungsleitstelle ist dabei Einsatz-, Führungs- und Fernmeldebetriebszentrale für den gesamten Rettungsdienst. Sie steuert und koordiniert den Einsatz aller in diesem Aufgabenbereich eingesetzten Einsatzkräfte. Sie leitet bei Hilfeleistungsaktionen die einzelnen Maßnahmen ein und übernimmt die Führung der Einsatzkräfte bis – sofern erforderlich – eine örtliche oder überörtliche Einsatzleitung gebildet wird.

Erhält der Rettungsdienst von einem Großschadensereignis Kenntnis, so werden als erstes alle verfügbaren Krankentransportwagen und Rettungswagen sowie Notärzte zur Einsatzstelle entsandt. Darüber hinaus werden die Ersatzkräfte des Rettungsdienstes, die z. T. über Funkmeldeempfänger verfügen, alarmiert, um die außerhalb des Schadensgebietes anfallenden Einsätze abzuwickeln. Bei zusätzlichem Bedarf werden Fahrzeuge aus den angrenzenden Rettungsdienstbereichen nachgezogen, die entweder direkt zur Schadensstelle beordert werden oder in Gebiete nachrücken, aus denen zunächst Fahrzeuge abgezogen wurden. Diese Regelung ist in den einzelnen Rettungsdienstgesetzen bereits jetzt verankert. Aufgabe der Rettungsleitstelle ist es darüber hinaus, die umliegenden Krankenhäuser zu alarmieren, damit diese den betriebsinternen K-Plan anlaufen lassen können. Je nach Schadenslage sind auch Spezialkliniken sowie größere Kliniken in der weiteren Umgebung in die Alarmierung mit einzubeziehen.

Die Schadensbewältigung vor Ort beginnt mit der Gesamtbeurteilung durch das zuerst eintreffende Personal des Rettungsdienstes. Dazu gehört insbesondere die Abschätzung der benötigten Einsatzkräfte und des notwendigen Materials. Voraussetzung für eine reibungslose Zusammenarbeit vor Ort ist dann ein funktionsfähiges Führungssystem. Dazu müssen im voraus die Befugnisse, Zuständigkeiten und Unterstellungsverhältnisse klar geregelt sein. Aus diesem Grunde bereitet das Bayerische Staatsministerium des Inneren momentan eine Bekanntmachung vor, die die Frage der Führungsverantwortung und die Einordnung im Sinne einer straffen und sinnvollen Lenkung des Einsatzgeschehens regelt (AZ: I/DI 3041-81/1). Diese Bekanntmachung sieht die Schaffung einer Sanitätseinsatzleitung vor.

Das Führungssystem ist umso eher erforderlich, je mehr Kräfte zur Versorgung von Verletzten zusammenwirken. Die Sanitätseinsatzleitung besteht aus einem "Leitenden Notarzt" und einem organisatorischen Leiter, der aus den Reihen der freiwilligen Hilfsorganisationen kommt. Sie sorgt für eine geordnete Versorgung der Verletzten am Schadensort und arbeitet eng mit den am Schadensort tätigen Kräften anderer Fachdienste, der Polizei und sonstigen Einsatzkräften zusammen. Der Sanitätseinsatzleitung unterstehen

- alle eingesetzten Ärzte, gleich welcher Fachrichtung;
- das Personal des Rettungsdienstes und
- die Einheiten und Helfer des Sanitätsdienstes der Hilfsorganisationen.

Aus ärztlicher Sicht kommt damit dem Leitenden Notarzt eine zentrale Bedeutung zu. Er hat die Aufgabe, die Schadenslage aus medizinischer Sicht festzustellen und zu beurteilen, sowie den ärztlichen Einsatz zu leiten. Er ist in medizinischen Fragen gegenüber dem Hilfspersonal des Rettungsdienstes, den Helfern der Sanitätseinheiten bis hin zum Laienhelfer weisungsbefugt. Um den erforderlichen Aufgaben gerecht zu werden, müssen jedoch andererseits an diesen Arzt Anforderungen gestellt werden, die über die Qualifikation des Notarztes im Rettungsdienst hinausgehen (Tabelle 1–3). Klar widersprochen werden muß, wenn nach diesem Organisationsschema verfahren werden soll, der Diktion, daß jeder Notarzt in der Lage sei, beim Auftreten eines Massenanfalles von Verletzten die Position des Leitenden Notarztes zu übernehmen und durch eine besondere typische Kennzeichnung, optisch hervorgehoben, den Einsatz zu leiten. Die Aufgaben des Leitenden Notarztes sind derart umfangreich und umfassen keineswegs nur Maßnahmen der äztlichen Hilfeleistung, sondern in viel weiterem Rahmen medizinische Führungsaufgaben. Neben einfachen Handgriffen kann der Leitende Notarzt sich nicht selbst aktiv in die ärztliche Versorgung einschalten, sondern wird

Tabelle 1. Voraussetzungen für den Einsatz als leitender Notarzt

1. Fundierte Kenntnisse und praktische Erfahrungen im Bereich Notfallmedizin (Mindestvoraussetzung Empfehlung DIVI zur Qualifikation des Arztes im Rettungsdienst)
2. Fundierte Kenntnisse des Bereiches Katastrophenmedizin, insbesondere praktische Erfahrung in der Sichtung
3. Ausbildung und Erfahrung in dem Bereich: Einsatzführung
4. Psychologische Kenntnisse zum Verhalten in Ausnahmesituationen (Panik)
5. Einsatztaktische Kenntnisse und Einblick in die K-Organisation der freiwilligen Hilfsorganisationen
6. Kenntnisse und Verständnis für technische Rettung (Einsatz verschiedener Rettungsmittel)
7. Überblick und Einblick in die regionalen medizinischen Versorgungskapazitäten und die regionalen Verkehrsverhältnisse
8. Technisches Verständnis für die Einleitung von Sicherheitsmaßnahmen

Tabelle 2. Aufgaben des leitenden Notarztes

1. Feststellung und Beurteilung der Schadenslage aus medizinischer Sicht:
   - voraussichtliche Anzahl der Verletzten
   - Art und Schweregrad der Schädigungen
   - Anzahl der benötigten Hilfskräfte, insbesondere Ärzte
   - Bedarf an Sanitätsmaterial, Medikamenten und medizinischen Geräten
2. Leitung des ärztlichen Einsatzes
   - Entscheidung über die Anforderung von Ärzten, anderen Einsatzkräften und Sachbedarf
   - Einsatzweisung an alle anwesenden Ärzte
   - Organisation der Sichtung
   - Festlegung der Transportprioritäten unter Berücksichtigung der Schadenslage und der Kapazität der aufnehmenden Krankenhäuser
3. Leitung des Einsatzes der Kräfte des Rettungsdienstes und des Sanitätsdienstes in medizinischen Fragen

(nach BStMI)

Tabelle 3

Einsatzführung bedeutet

- Planen
- Entscheiden
- Organisieren
- Kontrollieren

durch gezielte Anweisungen, die erforderliche Hilfestellung gewähren. Aufgrund der Tatsache, daß Katastrophen und der Massenanfall von Verletzten nicht zu den täglichen Erlebnissen und Tätigkeitsbereichen eines Arztes zählen, muß ein Großteil des Wissens theoretisch erworben, mit praktisch erlernbaren Fertigkeiten und einem ausreichenden Maß an Vorstellungsvermögen für derart außergewöhnliche Situationen verbunden werden.

Dem Leitenden Notarzt muß zur Unterstützung ein organisatorischer Leiter zur Seite gestellt werden, der ihn in allen Fragen der organisatorischen, technischen und taktischen Einsatzführung entlastet. Seine Aufgabe wird es weiterhin sein, Lagemeldungen und Anforderungen an die Rettungsleitstelle weiterzugeben und für die Einrichtung von Patientenablagen, Versorgungsplätzen, Patientensammelstellen und Krankenwagenhalteplätzen zu sorgen.

Diesen Führungs- und Organisationsplänen liegt, wie bereits betont, ein Entwurf des Bayerischen Staatsministerium des Inneren (BStMI) zugrunde, der augenblicklich als Diskussionsgrundlage dient. Es kann allerdings nicht übersehen werden, daß momentan die Voraussetzungen dafür noch nicht vorhanden sind, weder von der personellen oder materiellen noch organisatorischen Seite. Um nur einen Gesichtspunkt aufzuzeigen, sind von Seiten des Rettungsdienstes im allgemeinen keinerlei Vorkehrungen getroffen, entsprechendes Material für die Erstversorgung einer Vielzahl von Verletzten zur Verfügung zu halten. Sehr bald wird es zu einer Erschöpfung des vorhandenen Materials, vor allem der Arznei- und Verbandsmittel kommen. Während durch die Ausweitung bestehender Alarmpläne es möglich sein wird, ein ausreichendes Personalkontingent von Rettungssanitätern, Notärzten und freiwilligen Helfern zu mobilisieren, ist die materielle Seite der Notfallversorgung bisher nicht abgedeckt. Ungeklärt ist die Frage, wie mit den Fahrzeugen des Rettungsdienstes, die nur für die Versorgung eines einzelnen Patienten ausgerichtet sind, entsprechendes Material an den Schadensort verbracht werden kann. Die Konzipierung eines „Rettungs-Containers" scheint hier eine Möglichkeit zu sein, eine bestehende Lücke zu schließen. Er zeichnet sich durch schnellen und leichten Transport (Leichtmetall), von vorher eingelagerten Materialien und Geräten mit den disponiblen Rettungsfahrzeugen aus. Die Zweimann-Besetzung eines Fahrzeuges kann mit wenigen Handgriffen den bestückten Container auf die Trage aufsetzen und mit zwei Spanngurten fixiert zum Schadensort ausrücken. Die Vorteile dieses Systems sind offenkundig:

– Der Container ist nicht an ein spezielles Fahrzeug gebunden, sondern kann von jedem Kranken- und Rettungswagen mit einer Trage aufgenommen werden.
– Die Trage ist am Ort des Geschehens wieder frei und kann direkt dem vorgesehenen Verwendungszweck des Patiententransportes zugeführt werden.
– Für den Transport des Containers sind kein zusätzliches Material und keine Fahrzeuge erforderlich.
– Die einzelnen Container lassen sich beliebig bestücken, entweder im Kompaktsystem, d. h. für die Versorgung einer bestimmten Anzahl von Verletzten (z. B. Sets für Verbrennungen, ABC usw.) oder im Baustein-System, wobei durch entsprechende Ergänzungsbestückung für eine große Zahl von Personen verschiedene Hilfsmittel bereit gehalten werden können.

Durch die Wahl des Werkstoffes ist der Container praktisch wartungsfrei und erlaubt eine individuelle Raumaufteilung durch flexible Zwischenwände. Der in Skandinavien eingesetzte Container hat sich dort bei der Entsendung medizinischer Teams zu Großunfällen und bei Alarmübungen bewährt. Die Lagerung des Containers ist durch die Stapelbarkeit unproblematisch und platzsparend. In großen Depots könnten die Behälter zusammengestellt und auf Paletten mit Gabelstaplern verladen werden.

Ein gut funktionierendes Rettungssystem mit gut ausgebildeten Kräften von Rettungssanitätern und Notärzten sowie leistungsfähigen Leitstellen kann die Basis einer effektiven Katastrophenhilfe sein. Um das vorgestellte

Konzept verwirklichen zu können, bedarf es aber in Zukunft weiterer Anstrengungen. Es müssen daher folgende Forderungen erhoben werden:

1. Unterweisung *aller* Ärzte in medizinischer Katastrophenhilfe schon im Bereich des Medizinstudiums.
2. Verabschiedung der rechtlichen Grundlagen für ein Organisationsschema des Einsatzgeschehens und Erweiterung der Rettungsdienstgesetze der einzelnen Bundesländer.
3. Systematische Unterweisung des Personals im Rettungsdienst in den Grundzügen der Katastrophenmedizin, verbunden mit einer Verpflichtung zur Weiterbildung.
4. Vorbereitung der einzelnen Rettungswachen durch Bereitstellung von Sanitätsmaterial zur Erstversorgung (Rettungs-Container).
5. Obligatorische Unterweisung der Notärzte in den Prinzipien der Katastrophenmedizin im Rahmen der Fortbildung (z. B. Sichtungskurse, Sanitätstaktik).
6. Gesonderte Schulung des Leitenden Notarztes und Festlegung der Auswahlkriterien für diese Funktion.

Der Sinn eines derartigen Organisationsrahmens kann es nicht sein, die Katastrophe zu verwalten und in neue Vorschriften zu pressen, sondern zu einem reibungslosen Ablauf und Kooperation zweier bestehender Hilfssysteme beizutragen, um dadurch einem konkurrierenden Bemühen um die Katastrophenopfer zu begegnen.

Der Rettungsdienst wird, auf die Dauer gesehen, den Katastrophenschutz nicht ersetzen können, genauso wenig wie die Anzahl der kurzfristig erreichbaren Notärzte auch unter günstigsten Bedingungen nicht ausreichen kann, um die Situation zu bewältigen.

Literatur

1. Huber J (1983) Die Einsatzführung im Rettungsdienst bei Großeinsätzen. Rettungssanitäter 6:369
2. Oehler H (1983) Einsatz des Rettungdienstes, insbesondere der Rettungsleitstellen in Katastrophenfällen. S 191 In: Analysen, Berichte, Ergebnisse. 5. Rettungskongreß des DRK, Schriftenreihe Nr. 59
3. Rossi R (1983) Situationsbeurteilung am Schadensort aus medizinischer Sicht. S 197 In: Analysen, Berichte Ergebnisse. 5. Rettungskongreß des DRK, Schriftenreihe Nr. 59
4. de Pay AW, Kern M (1983) Konsequenzen für die Ausbildung des nicht ärztlichen und ärztlichen Rettungsdienst-Personals. S 207 In: Analysen, Berichte, Ergebnisse. 5. Rettungskongreß des DRK, Schriftenreihe Nr. 59
5. Rebentisch E (1983) Notwendigkeit der Aus- und Fortbildung in Katastrophenmedizin aus ärztlicher Sicht. Z Allgem Med 59:856

20 Bedeutung der Flugrettung
(B. Domres, P. Dürner, H. P. Moecke)

Entwicklung der Flugrettung

Die große Bedeutung, die heute der Luftrettung Verletzter und Kranker im Katastrophenfall zukommt, wurde bereits mehrere Hundert Jahre vorausgesehen, bevor der Traum vom Fliegen Wirklichkeit wurde.

Leonardo da Vinci (1452–1519), der u.a. den Vogelflug und die Strömungen in Luft und Wasser untersucht hatte, war mit seinen genialen Konstruktionen und ausführlichen Zeichnungen von Flugkörpern für den Transport und die Evakuierung von Verletzten seiner Zeit weit vorausgeeilt. Im Jahre 1871 während der Belagerung von Paris evakuierten die Franzosen 160 Verletzte mit Ballonen über die deutschen Linien hinweg [1]. Die Geschichte der Flugrettung ist also älter als die ersten geglückten Gleitflüge Otto von Lilienthals im Jahre 1895.

Die Erfahrungen aus den Katastrophen und Kriegen dieses Jahrhunderts zeigen, daß die Überlebensrate Verwundeter und das Ausmaß bleibender Verletzungsfolgen wesentlich von der Art und Geschwindigkeit der Rettung abhängen und durch die Einführung der Luftrettung wesentlich verbessert wurden.

Auf amerikanischer Seite starben im Ersten Weltkrieg noch 8,5% aller lebend geborgenen Kriegsverletzten, im Zweiten Weltkrieg noch 4,5%, im Koreakrieg 2,3% und im Vietnamkrieg 1967 starben nur noch ca. 1% der Verwundeten.

Die Zeit vom Moment der Verwundung bis zur endgültigen chirurgischen Versorgung dauerte für amerikanische Soldaten während des Zweiten Weltkrieges in 78,6% der Fälle länger als 5 h. Im Vietnamkrieg war die amerikanische Armee in der Lage, fast alle Verwundeten innerhalb von 40 min nach der Verletzung mit Sanitätshubschraubern in ein für die Verletzung entsprechend geeignetes Hospital zu fliegen. Die Besatzung der Sanitätshubschrauber war ausgebildet, Reanimationsmaßnahmen vor und während des Fluges durchzuführen. Damit konnte ein verletzter amerikanischer Soldat in Vietnam im Jahre 1967 auf eine zum Teil schnellere und qualitativ bessere Rettung hoffen als ein Verunfallter auf den Straßen der Bundesrepublik, wo ca. 15% der Schwerverletzten bis zur Einlieferung in ein Krankenhaus verstarben [5].

Iststand der Flugrettung für den Katastrophenfall im Inland

Seit dieser Zeit wurde in den vergangenen 15 Jahren das bodengebundene Rettungswesen der Bundesrepublik wesentlich verbessert. Mit dem Ziel, das therapiefreie Intervall für Notfallpatienten durch rasches Heranfliegen des Notarztes und Rettungssanitäters zu verkürzen, wurde die Luftrettung mit zur Zeit 34 Rettungshubschrauberstationen in das bodengebundene Rettungswesen integriert.

Untersuchungen der Effizienz von Reanimationsmaßnahmen ergeben, daß zur Zeit das therapiefreie Intervall für den Notfall nur durchschnittlich 10 min dauert. Im Katastrophenfall ist allerdings mit Stunden oder auch wie bei einem Erdbeben jetzt in der Türkei mit Tagen zu rechnen, bis organisierte ärztliche Hilfe zu den Katastrophenopfern gebracht werden kann.

Achtzehn der Rettungshubschrauberstationen der Bundesrepublik werden vom Katastrophenschutz betrieben, 6 Stationen von der Bundeswehr, 5 von der Deutschen Rettungsflugwacht, 4 von der ADAC Luftrettungs-GmbH und 1 von der Polizei Niedersachsen. Die Zahl der zur Verfügung stehenden Hubschrauber liegt über der Zahl der Rettungshubschrauberstationen, so betreibt die Deutsche Rettungsflugwacht ihre 5 Zentren mit 8 Hubschraubern.

Als Hubschraubertypen werden die Bell UH-1D des Such- und Rettungsdienstes SAR der Bundeswehr mit ihrem großzügigen Raumangebot, die vom ADAC eingesetzte BO 105 und ihre verlängerte Version BO 105 CBS der Deutschen Rettungsflugwacht verwendet.

Der definierte Aktionsradius eines Rettungshubschraubers beträgt 50 km. Im Katastrophenfall können die Rettungshubschrauber über diesen Radius hinaus am Katastrophenort weiter entfernter Regionen eingesetzt werden mit folgenden Aufgaben:

1. Einfliegen der vor Ort arbeitenden Einsatzleitung mit Triageärzten zur Sichtung der Gesamtlage sowie der einzelnen Verletzten und Ärzte für die Erstversorgung vor dem Transport.
2. Herstellen einer Kommunikation mit der Katastropheneinsatzleitung im Verwaltungsbereich, mit der Polizei und den aufnahmebereiten Krankenhäusern.

3. Heranführen von medizinischer Ausrüstung und technischen Rettungsgegenständen.
4. Verletztentransport.

Die Reihenfolge und das Ziel des Verletztentransportes richten sich nach der Sichtung. Verletzte mit der Transportpriorität I werden vordringlich mit dem Hubschrauber transportiert, besonders wenn das aufnehmende Krankenhaus weiter als 10 km entfernt ist. Wirbelsäulenverletzte sollen ausschließlich über den Luftweg transportiert werden. Auch im Katastrophenfall soll der Verletztentransport unter qualifizierter Begleitung erfolgen, um den häufigsten Gefahren wie Schock und Verlegung der Atemwege während des Transportes zu begegnen. Unter diesen Bedingungen gibt es keine Kontraindikation gegen den Lufttransport mit Rettungshubschraubern. Die Transporte werden über die Rettungsleitstelle koordiniert und gelenkt, um ein Chaos bzw. die Verlagerung der Katastrophe auf die Hospitäler zu vermeiden. Für Großkatastrophen und wenn die Bergung der Verletzten länger als etwa 10 h dauert, kann als effektive Katastrophenhilfe auch ein mobiles Nothospital eingeflogen werden, wie L. Star vom Kennedy Airport in New York empfiehlt. Sein Konzept für ein mobiles Nothospital besteht aus Containern, die sich mit eigenem Antrieb selbst bewegen oder mit Flächenflugzeugen und Hubschraubern im Katastrophengebiet abgesetzt werden können.

Flugrettung bei Katastrophen im Ausland

Erfahrungen nach der Explosionskatastrophe in Los Alfaques am 11.7.1978 mit 250 Brandverletzten, davon 48 deutschen Urlaubern, waren der Anlaß, einen Rahmen-Katastrophenabwehrplan zu entwickeln. Dieser soll gewährleisten [6], alle notwendigen Maßnahmen in Zusammenarbeit mit dem Auswärtigen Amt, anderen zuständigen Behörden, Verbänden und Organisationen zu koordinieren.

Das Vorpostenflugzeug

Frühzeitig müssen möglichst genaue Informationen über das tatsächliche Ausmaß der Katastrophe gesammelt werden, um zweckmäßige Hilfsmaßnahmen einzuleiten. Wie auch bei dem jüngsten Erdbeben in der Türkei wurde zunächst nur von 80 Toten berichtet, deren Zahl inzwischen bei über 1000 liegt, anstatt von Faktoren wie Bebenstärke, Bauweise, Einwohnerzahl der betroffenen Region und Augenschein zu einer frühzeitigen Schätzung zu kommen. Daher war es auch bei dieser Erdbebenkatastrophe erforderlich, daß das Auswärtige Amt ein Vorpostenflugzeug des Deutschen Roten Kreuzes in die Türkei entsandte. Dieses Team besteht aus einem Arzt, einem Suchdienstexperten, einem Dolmetscher und einem Funker. Seine Ausstattung beinhalten Funkgerät, Zelte und Einrichtungsgegenstände für das Team. In Ergänzung der Konzeption [4] kann auch eine medizinische Erstausstattung für 100 Verletzte mitgeführt werden. Als Vorpostenflugzeug eignet sich der im Dienst des DRK stehende Lear-Jet.

Medizinische Schnelleinsatzgruppe

Steht frühzeitig fest, daß ein medizinisch-technisches Team vor Ort sofort Hilfsmaßnahmen durchführen soll, wird als Schnelleinsatzgruppe ein Chirurg, ein Anaesthesist, eine Krankenschwester sowie ein Pfleger mit der medizinischen Materialausstattung für 100 Verletzte eingeflogen. In der ersten Phase des Libanonkrieges im Juni 1982 wurden 4 solche Schnelleinsatzgruppen vom Internationalen Komitee des Roten Kreuzes mit Linienmaschinen über Syrien bzw. Israel eingeflogen, davon 1 Gruppe des Deutschen Roten Kreuzes [3].

Katastrophenmedizinischer Einsatz bei dem Erdbeben in Algerien 1980

Die algerische Erdbebenkatastrophe vom 10.10.1980 mit 2600 Toten und 8250 Verletzten machte weltweite umfangreichere Hilfsaktionen notwendig. In gemeinsamer Aktion der Deutschen Rettungsflugwacht und des DRK Karlsruhe sowie Ärzten aus Karlsruhe, Stuttgart und von der Universität Tübingen wurde innerhalb von 4 h ein Team aus 14 Ärzten und 23 Schwestern und Technikern mit dem Material zur Errichtung eines Nothospitals aufgestellt und mit 2 Flugzeugen vom Typ Metroliner und BAC-1-11 nach Algier geflogen. 123 Verletzte der akuten Phase wurden nach operativer Versorgung stationär behandelt. Das in einer landwirtschaftlichen Schule eingerichtete Hospital erwies sich als so zweckmäßig, daß es noch 1/2 Jahr weiterbetrieben wurde.

Der Verletztentransport mit Flächenflugzeugen im Katastrophenfall

Für den Transport von Verletzten mit Flächenflugzeugen gelten im Katastrophenfall grundsätzlich dieselben Richtlinien wie für den individualen Notfall. Diese Richtlinien wurden 1976 von dem Ministerium für Jugend, Familie und Gesundheit erlassen, um Mindestanforderungen für einen medizinisch qualifizierten Transport einschließlich medizinischer Überwachung und Behandlung festzulegen. Zu berücksichtigen sind die Einwirkungen des Fluges auf den Verletzten wie: Verminderter Sauerstoffgehalt, Luftdruckänderungen, Vibrationen, Eigenbewegungen des Flugzeuges, positive und negative Beschleunigungskräfte und niedrige Luftfeuchtigkeit. Ein unbehandelter Pneumothorax stellt z. B. eine absolute Kontraindikation dar, nach Thoraxdrainage darf der Verletzte transportiert werden.

Transport von Material zur Rettung und medizinischen Versorgung

Bei dem Katastropheneinsatz des Erdbebens in Süditalien im November 1980 wurden speziell ausgebildete Rettungshunde mit ihren Hundeführern zum Einsatzort nach Lioni mit Flugzeugen des Typs Metroliner und Fokker-Friedship 27 eingeflogen. Für den Transport von Hilfsgütern, Nahrungsmitteln, Zelten, Medikamenten, Einsatzteams und Verletzten ist unter den größeren Flächenflugzeugen die Transall C-160 besonders geeignet, da sie vergleichsweise geringe Anforderungen an die Landepisten stellt.

Von medizinischem Material treten unter Katastrophenbedingungen vor allem Engpässe bei der Versorgung mit Blutplasma, Volumenersatzmittel, Antibiotika auf und auf chirurgischem Gebiet fehlt es an Verbandmaterial, Operationsinstrumenten und regelmäßig am Fixateur externe, Material zur Stabilisierung von Knochenbrüchen. Oft lassen sich logistische Engpässe vor Ort durch Improvisation [2] lösen, andererseits bleibt der Lufttransport unverzichtbares Glied der Versorgungskette im Katastrophenfall.

Zusammenfassung

Katastrophenmedizin verlangt das Arbeiten mit einfachen Mitteln. Andererseits ermöglichen uns heute die modernsten Mittel der Luftrettung, rasch die notwendige und zweckmäßige Hilfe in das Katastrophengebiet zu bringen, um das therapiefreie Intervall zu verkürzen, das sonst Stunden oder gar Tage betragen kann.

Literatur

1. Dangel P (1972) Die Bedeutung des Lufttransportes von Verwundeten und Kranken im Sanitätsdienst. Juris Druck, Zürich
2. Domres B Fixateur externe aus Holz, als Beispiel angepaßter Technologie. Vortrag Deutscher Chirurgenkongreß 1984
3. Domres B, Koslowski L (1983) Chirurg, Anaesthesist und Op-Schwester auf dem Kriegsschauplatz Libanon. Zivilverteidigung 3:39–43
4. Hoffmann B (1983) Vorpostenflugzeug – Ablaufschema für die Alarmierungsphase. DRK, Bonn
5. White MS (1968) Medical aspects of air evacuation of casualties from southeast asia. Aerospace Med 39:1338–1341
6. Zöllick H (1981) Koordination des Einsatzes von Ambulanzflugzeugen bei Großkatastrophen im Ausland. ADAC Schriftenreihe Straßenverkehr, 25. Die Luftrettung. S 241, 242

21 Aufgaben niedergelassener Ärzte im Katastrophenfall

(P. J. Birkenbach)

Die Katastrophensituation, deren Definition als bekannt gelten darf, ist für den Arzt letztendlich die extreme Steigerung der Notfallversorgung in qualitativer wie quantitativer Hinsicht. Sie stellt einen Teil der ärztlichen Gesamtversorgung dar und ist mit dieser unlösbar verbunden.

Mit der Niederlassung, insbesondere als Kassenarzt, geht erstens jeder die Verpflichtung ein, im Rahmen des sog. Sicherstellungsauftrages dafür Sorge zu tragen, daß seine Patienten rund um die Uhr ärztlich betreut werden [1].

Zweitens hat der Kassenarzt am Notfallvertretungsdienst teilzunehmen [2], und sich drittens ständig so fortzubilden, daß er im Stande ist, unter allen Umständen Notfallpatienten ausreichend zu versorgen [3].

Viertens darf er nach § 323 StGB und nach hippokratischer Eidesverpflichtung seine ärztliche Hilfe in keinem Notfall verweigern, ganz gleich, wodurch dieser entstanden ist, folglich auch nicht im Katastrophenfall [4].

[1] RVO § 368,3: Ziel der kassenärztlichen Versorgung ist es, ... eine ... ärztliche Versorgung in zumutbarer Entfernung ... zur Verfügung zu stellen
RVO § 368 e: Der Versicherte hat Anspruch auf die ärztliche Versorgung...
Berufsordnung § 20,3: Die Einrichtung eines Notfalldienstes entbindet den Arzt nicht von seiner Verpflichtung, für die Betreuung seiner Patienten ... Sorge zu tragen

[2] Notfallvertretungsdienstordnung § 2: Jeder niedergelassene Arzt ist zur Teilnahme am ärztlichen Notfallvertretungsdienst verpflichtet
Berufsordnung § 20: Der niedergelassene Arzt ist verpflichtet, am Notfalldienst teilzunehmen
RVO § 363,3: ... ärztliche Versorgung, die auch einen ausreichenden Not- und Bereitschaftsdienst umfaßt

[3] Ärztekammergesetz § 18: Die Mitglieder der Ärztekammer, die ihren Beruf ausüben, haben insbesondere die Pflicht 1. Sich beruflich fortzubilden... 2. Grundsätzlich am Notfall- und Bereitschaftsdienst teilzunehmen und sich dafür fortzubilden.
Berufsordnung § 20,4: Der Arzt hat sich auch für den Notfalldienst fortzubilden

[4] StGB § 323 c: Wer bei Unglücksfällen oder gemeiner Gefahr oder Not nicht Hilfe leistet, obwohl dies erforderlich und ihm ... zuzumuten ... ist, wird mit Freiheitsstrafe ... bestraft.
Dazu im Kommentar von Cramer: Die Strafe wird durch die Verletzung dieser Hilfepflicht begründet, ohne daß es darauf ankommt, ob durch die Unterlassung ein Schaden entstanden ist oder nicht

Wenn er, fünftens, diesen Grundpflichten nicht nachkommt, so ist die Zulassung eigentlich verwirkt [5]. Hierauf sollten Ärztekammern und kassenärztliche Vereinigungen einmal etwas achten.

Der Sicherstellungsauftrag ist nicht teilbar in „Schönwetter- und Schlechtwetterperiode". Er kann also nicht nur für ruhige und friedliche Zeiten gelten, sondern ebenso, und eigentlich noch mehr, für echte Notzeiten, also die Katastrophensituation.

Katastrophen können verursacht werden durch

- Naturereignsse;
- personelle und technische Mängel;
- politische Unzulänglichkeiten.

Deshalb ist auch der Verteidigungsfall eine mögliche Katastrophenursache.

Zur Bewältigung einer Katastrophensituation ist es erforderlich, daß von der alltäglichen *Individualmedizin*, die die jederzeitige optimale Versorgung eines jeden Einzelnen zum Gegenstand hat, auf die *Solidarmedizin* umgedacht wird, wobei das Wohl der Gemeinschaft der Betroffenen Vorrang hat vor dem Wohl des Einzelnen.

Dies hat zur Folge, daß sanitätstaktisch in anderen Dimensionen geplant und vorgegangen werden muß, und daß die *Indikationsstellungen* sich ändern.

Katastrophenmedizin ist eine Frage „des richtig Organisieren- und Improvisieren-Könnens", das mit ärztlichen Fähigkeiten einhergehen muß.

Und dennoch bleibt der leidende Mensch, der „patiens", der „Seigneur malad" der alten Malteser-Ritter, derselbe: Ganz gleich, ob es sich um eine Gallenkolik, einen bei einem Verkehrsunfall Eingeklemmten, ein Katastrophenopfer oder einen verwundeten Soldaten handelt. Die ärztliche *Verantwortung* ändert sich nicht. Und die persönliche Zuwendung muß immer gleich sein, auch wenn die praktizierbaren Methoden unterschiedlich sein mögen.

Die Malteser, die übrigens im Jahre 1048 die erste organisierte Sanitätsversorgung einführten, als erste einen Lazarettzug und als erste ein Sanitätsflugzeug eingesetzt haben, haben in Vietnam neun Jahre lang jedem in gleicher Weise Hilfe zuteil werden lassen. Obwohl in einem Akt der Unmenschlichkeit Malteserhelferinnen und Helfer entführt und getötet wurden, haben die Malteser ihre humanitäre Tätigkeit nicht eingestellt. Und einer, der nach qualvoller und jahrelanger Gefangenschaft Überlebenden,

---

5 RVO § 368a,6: Die Zulassung (zur Kassenarzttätigkeit) kann entzogen werden, wenn ihre Voraussetzungen nicht oder nicht mehr vorliegen ... der Kassenarzt seine kassenärztlichen Pflichten gröblich verletzt

betreut heute mit großer Liebe Vietnamesen. Das ist eine wahrhaft friedvolle und christliche Lebenshaltung!

Trotz der Möglichkeit, daß die ärztliche Hilfe im Katastrophenfall nicht den gleichen Erfolg haben kann wie in ruhigen Zeiten, darf im ärztlichen Bemühen kein Unterschied und insbesondere keine Hilfeverweigerung eintreten. Verweigerung ärztlicher Hilfe würde die Perversion des Arztberufes bedeuten.

Aber nur der wird helfen können, der dies erlernt und immer wieder geübt hat. Dies bezieht sich sowohl auf Taktik und Logistik, wie auf die Beurteilung der Krankheiten und Verletzungen, nämlich die Triage.

Deshalb ist schon die Ablehnung einer Fortbildung in Katastrophenmedizin mit der Berufung als Arzt unvereinbar. Für den niedergelassenen Arzt kann dies einen Grund darstellen, seine Zulassung zu überprüfen [5].

In der Bundesrepublik Deutschland werden mehr als 90 % aller Krankheitsfälle durch niedergelassene Ärzte betreut.

Auch im Katastrophenfall gibt es nicht nur Verletzte, sondern auch die üblichen Krankheiten, die 85 % aller Behandlungen gegenüber 15 % Unfallversorgungen ausmachen, werden bleiben, sich häufen und verschlimmern: Dem Diabetiker fehlt das Insulin, der Koronarpatient hat kein Nitro mehr, die Kinder husten und haben Durchfall, bei den Schwangeren drohen Fehlgeburten und die vegetativ-dystonen Störungen gleiten in die Psychose ab.

Es besteht somit überhaupt kein Zweifel daran, daß die niedergelassenen Ärzte von äußerster Wichtigkeit sind, insbesondere gute Ärzte für Allgemeinmedizin.

Bei den Streitkräften aller Länder, und für den Zivilschutz im medizinischen Bereich in praktisch all unseren Nachbarländern, hat sich längst die Erkenntnis durchgesetzt, daß der Sanitätsdienst nur von Ärzten geleitet werden kann. Auch die Bundeswehr hat dies erkannt, leider jedoch nicht die zivile Seite des Katastrophenschutzes und dessen Vorstufe, der Rettungsdienst.

Dies ist sicher mit ein Grund dafür, daß in beiden Bereichen noch erhebliche Mängel bestehen.

Es kann aber leider auch nicht bestritten werden, daß viel zu wenig Ärzte, insbesondere niedergelassene Ärzte, sich bislang mit diesen Fragen befaßt haben und als Fachleute zur Verfügung stehen. Doch werden bedauerlicherweise auch die vorhandenen ärztlichen Kenner der Materie kaum gefragt.

Im Katastrophenfall werden Ärzte in verschiedenen Aufgabenbereichen benötigt:
- in den K-Stäben der verschiedenen Führungsebenen bei Bund, Ländern und HVB's (Kreise, Städte),

- bei den Hilfsorganisationen in leitender Stellung und bei den Sanitätszügen,
- im Schadensgebiet (evtl. gemeinsam mit den Hilfsorganisationen) zur Organisation, Triage und zur Primärversorgung,
- zur Transportbegleitung, sofern hierfür eine ausreichende Zahl von Ärzten zur Verfügung steht,
- zur ambulanten Versorgung in den Arztpraxen,
- zur stationären Versorgung in Krankenhäusern,
- für Rehabilitationsmaßnahmen im Anschluß an die K-Situation.

Auch in der Katastrophenlage sollte der Grundsatz gelten: „the right man on the right place". Ein irgendwie geartetes „Dienstgrad-Denken" ist gerade im Katastrophenfall sicherlich völlig fehl am Platz!

Auch ein niedergelassener Arzt sollte leitend in einem K-Stab eingeplant und eingesetzt werden können, genauso z. B. wie als Triagearzt (in der Schweiz sind fast ausschließlich nur niedergelassene Ärzte als Triageärzte eingeplant!), wenn er die Voraussetzungen hierfür mitbringt. Dies wäre sicher besser, als in leitenden Funktionen der Stäbe, soweit überhaupt vorgesehen, grundsätzlich Medizinalbeamte vorzusehen, die dies oft nur „von Amts wegen" tun und zu können glauben.

Im Katastrophenfall wird die Zahl der ärztlich zu betreuenden Frauen, Männer und Kinder mit den verschiedensten Krankheiten, Verletzungen und Beschwerden erheblich zunehmen.

Es wäre ein fataler Irrtum, davon ausgehen zu wollen, daß die Klinikärzte ohne die Mitwirkung der niedergelassenen Ärzte diesen Patientenanfall bewältigen könnten.

Die Hauptversorgung, insbesondere die der Mittel- und Schwerverletzten, kann nicht in einer Behelfseinrichtung in der unmittelbaren Nähe des Schadensortes, sondern nur in vorhandenen stationären Einrichtungen vorgesehen werden und erfolgen. Hierfür müssen diese materiell bevorratet sein und personell aufgestockt werden. Deshalb dürfen aus diesen keine Ärzte herausgenommen werden, sondern das Team muß vielmehr durch niedergelassene Ärzte eine Verstärkung erfahren. Ich denke dabei z. B. an ehemalige ärztliche Mitarbeiter des Hauses, die nun in eigener Praxis tätig sind. Damit dies aber im Ernstfall klappt, sind immer wieder Einweisungen und Übungen erforderlich.

Es ist doch wenig sinnvoll, daß man die Vermehrung des Pflegepersonals durch Schwesternhelferinnen vorgesehen hat, ohne im ärztlichen Bereich etwas Ähnliches zu planen.

Auch im K-Fall wird es wichtig sein, daß in den Kliniken, insbesondere bei den operativen Fächern, eine möglichst große Ruhe und Ordnung herrscht. Darum sollten alle nur der ambulanten Behandlung Bedürftigen vorher ausgesiebt und an die niedergelassenen Arztpraxen verwiesen werden.

Das Abklären der Versorgungs- und Transportprioritäten stellt am Notfallort hohe Anforderungen in fachlicher, organisatorischer, allgemein menschlicher und psychischer Hinsicht an den dort als Einsatzleiter oder bei der Triage tätige Arzt. Hier, wo ein „Patientengemisch" von Menschen mit multiplen Krankheiten, nervösen Störungen und Beschwerden ohne großen Krankheitswert, seelisch zu Betreuenden und Verletzten besteht, halte ich aus den nachfolgenden Gründen den erfahrenen Landarzt für den besten Mann.

Nur er muß alltäglich bei allen möglichen Krankheiten und Unfällen zu Hause, auf der Straße, im Bauernhof, im Betrieb etc., auf sich allein gestellt mit einfachen Mitteln Diagnosen stellen, Entscheidungen treffen und Notversorgungen durchführen. Nur er ist tagtäglich die ärztliche Arbeit unter oft primitiven Umständen, bei Wind und Wetter, unter freiem Himmel, bei Tag und bei Nacht, gewöhnt. Dabei hat er auch gelernt, gelassen zu bleiben, wenn Zuschauer ihn argwöhnisch beobachten (wird er wohl die Vene finden?) und „schlaue" Laien ihm Belehrungen erteilen. So wird er also auch im Katastrophenfall in der Lage sein, notwendige Sichtungen, Erstversorgungen und Entscheidungen zu treffen, um die Kranken und Verletzten, soweit erforderlich, auf die Kliniken zu verteilen oder sie der ambulanten Behandlung zuzuführen.

Der ständige Umgang mit dem „Einfachen" in der Medizin befähigt viele niedergelassenen Ärzte, besonders die Allgemeinärzte dazu, in Krisensituationen sinnvoll tätig zu werden, weil komplizierte diagnostische und therapeutische Gerätschaften weder einsetzbar, noch zur Verfügung stehen. In besonderem Maße muß nämlich dann die fachgebietsüberschneidende und eigentlich alle Gebiete betreffende ärztliche Erfahrung die wissenschaftliche Klugheit aufwiegen.

Und wenn wir einmal die Entwicklung der Medizin betrachten, so ist sie immer in hohem Maße eine empirische und nur teilweise eine forschende Wissenschaft gewesen.

Aus den Arztpraxen, die verwaist sind, weil deren Inhaber zu einem Klinikteam gestoßen ist, einem Stab angehört oder Aufgaben bei einer Hilfsorganisation übernommen hat, sollten die Helferinnen zu den Praxen kommen, die weiter die ambulante Versorgung aufrechterhalten. Damit könnte deren Behandlungskapazität erweitert werden. Ärze, die im Schadensgebiet helfen, sollten ihr Praxispersonal mitnehmen, um mit diesem zusammen ein eingespieltes Team bilden zu können.

Die Zahl der in den Einrichtungen der Sanitätsorganisationen mitwirkenden Ärzte ist unzureichend. Und wenn es sich dabei um Krankenhausärzte handelt, die im Falle eines Falles aus dem Klinikbetrieb unabkömmlich sind, auch wenn sie nach § 8 Katastrophenschutzgesetz vom Wehrdienst freigestellt worden sind, um in einer Hilfsorganisation Aufgaben zu übernehmen, so wird die Sache echt problematisch. Also auch hier wird, mehr als bisher üblich, die Mitarbeit niedergelassener Ärzte benötigt. Diese Mitarbeit ist letztendlich aber nur dann von Nutzen, wenn sie sich nicht auf das rein „Ärztliche" begrenzt, sondern echtes Mitarbeiten in allen Fragen der Organisation, der Logistik, der Taktik und der Ausbildung beinhaltet.

Es ist nicht möglich, das Thema der Aufgaben der niedergelassenen Ärzte im Katastrophenfall mit all seinem rechtlichen, berufspolitischen, politischen, praktischen und schließlich auch finanziellen Umfeld in einem kurzen Referat darzustellen. Doch soviel dürfen wir wohl festhalten:

Ohne die Mitwirkung der niedergelassenen Ärzte ist eine wenigstens halbwegs funktionierende ärztliche Versorgung im Katastrophenfall schlicht und einfach unmöglich. Als ganz einfache Unterscheidungsregel darf dabei gelten:

- Katastrophe verlangt Auslösen des K-Alarms;
- es ist ein größeres Gebiet oder eine größere Zahl von Menschen betroffen;
- die lokalen Kräfte des Rettungsdienstes reichen nicht aus;
- die Bewältigung dauert länger als 24 h und benötigt deshalb personelle Reserven.

Doch diese Mitwirkung der niedergelassenen Ärzte muß geplant, organisiert und eingeübt sein. Gerade weil bei einer Katastrophe immer alles anders ist als was im Sandkasten gespielt worden ist, und deshalb immer Improvisationen unumgänglich sind, darf das, was man planen und üben kann, nicht dem Zufall überlassen bleiben.

Um es noch einmal zusammenzufassen: Niedergelassene Ärzte benötigen wir

- in K-Stäben der einzelnen Ebenen in Führungs- und Beratungsaufgaben;
- im K-Gebiet zur Organisation, Primärtriage und Erstversorgung;
- soweit personell machbar und erforderlich zur Transportbetreuung;
- in verschiedenen Aufgaben bei den Sanitätsorganisationen;
- zur personellen Unterstützung der Krankenhäuser (kleine Häuser werden dies notwendiger brauchen als große Kliniken mit Lehrauftrag und vielen Praktikanten);
- zur Sicherstellung der ambulanten ärztlichen Versorgung, von welcher die Kliniken weitgehend entlastet werden müssen.

Im „Strafrecht des Arztes" wird von Bockelmann auf die Verantwortung der Ärzte für die gesamtmedizinische Betreuung der Bevölkerung hingewiesen. Dem Arzt, und nur ihm allein, kommt hier die sog. Garantenstellung, auch im Einzelfall, zu. So tragen wir Ärzte in unserer Gesamtheit auch die Verantwortung dafür, daß in jeder Notlage, ganz gleich, wodurch diese hervorgerufen worden ist und welches Ausmaß sie annimmt, immer das noch eben unter höchstem persönlichen Einsatz Machbare zum Wohle der Kranken und Verletzten geschieht. Hiervon können uns weder Politiker, noch Manifeste und Glaubensbekenntnisse, am wenigsten aber wir selber Befreiung erteilen.

Es ist schon schlimm genug, daß die unumgängliche Notwendigkeit der Mitwirkung der niedergelassenen Ärzte im Katastrophenschutz und in dessen Vorstufe, dem Rettungsdienst, mancherorts von den Verantwortlichen noch verkannt wird. Um es noch einmal ganz unmißverständlich zu sagen: Unsere Verantwortung kann uns weder genommen werden, noch können wir diese, z.B. auf die Rettungssanitäter, delegieren. Und wenn es heute Gegenden gibt, in denen von den Kranken- und Rettungswagenbesatzungen Leute aufgeladen und sogar mit gefährlichen Maßnahmen therapiert werden, ohne daß vorher ein Arzt eine Diagnose gestellt und Verhaltenshinweise gegeben hat, so kann man dies einfach nur als kriminell bezeichnen. Es gibt Länder, in denen dies regierungsseitig nicht nur geduldet, sondern sogar gefördert wird. Wenn sich diese Einstellung auf den Katastrophenfall übertragen sollte, so können wir sicher sein, daß dann, ohne die Mitwirkung der niedergelassenen Ärzte, die Katastrophe wirklich eine vollständige sein wird. Es wäre wünschenswert, wenn die Verantwortlichen einmal einen Blick in die Schweiz riskieren würden, deren Katastrophenfürsorge tatsächlich international doch als vorbildlich und perfekt anerkannt ist. So aber, und das erstaunt mich immer wieder, werden bei uns ärztlich-medizinische Fragen von Juristen entschieden, und die Arbeit der Ärzte, besonders der niedergelassenen, wird in Frage gestellt.

Trotz all dieser unerfreulichen politischen und verwaltungstechnischen Begleitumstände würde es in der Gesamtbeurteilung der Lage viel schlimmer sein, wenn die Mitwirkung der Ärzte deshalb zur gesetzlichen Pflicht werden müßte, weil die aus ethischem Grundverständnis heraus resultierende Freiwilligkeit nicht in ausreichendem Maße vorhanden wäre.

Und das, das hat die Vergangenheit gezeigt, und beweist auch die Gegenwart, ist für die überwiegende Mehrheit unserer deutschen Ärztinnen und Ärzte nicht der Fall.

22 Zusammenarbeit ziviler und militärischer Rettungsdienste

(K.-W. Wedel)

Diese Darlegungen sollen in erster Linie die Möglichkeiten aufzeigen, die sich als sanitätsdienstliche Hilfeleistungen der Bundeswehr bei Naturkatastrophen oder besonders schweren Unglücksfällen und im Rahmen der dringlichen Nothilfe ergeben, wenn geeignete zivile Hilfskräfte und geeignetes Material der zuständigen Behörden und der Hilfsorganisationen nicht, nicht ausreichend oder nicht rechtzeitig zur Verfügung stehen.

Die Zusammenarbeit mit dem zivilen Bereich kann sich ergeben bei Naturkatastrophen, durch die Schädigungen von erheblichem Ausmaß herbeigeführt werden, etwa verursacht durch Erdbeben, Hochwasser, Unwetter, Wald- oder Großbrände. Aber auch besonders schwere Unglücksfälle wie z. B. Verkehrsunfälle mit vielen Beteiligten, Flugzeug- oder Eisenbahnunglücke, die als Schadensereignisse großen Ausmaßes von mehr als lokaler Bedeutung sind, können die Zusammenarbeit zwischen militärischem und zivilem Rettungsdienst erforderlich machen.

Natürlich ist festzustellen, daß der Sanitätsdienst der Bundeswehr originär auf derartige Einsätze nicht vorbereitet ist, sondern, dem Willen des Gesetzgebers folgend, Bestandteil der Streitkräfte ist, die nach dem Grundgesetz zur Verteidigung unseres Landes aufgestellt worden sind. In ihnen hat der Sanitätsdienst die unentgeltliche truppenärztliche Versorgung durchzuführen und notwendige Vorbereitungen für den Verteidigungsfall zu treffen, um dem Ziel, die Gesundheit der Soldaten zu schützen, zu erhalten oder so weit möglich wieder herzustellen, so nahe wie möglich zu kommen.

Darüber hinaus sollte es aber in unserem Staat selbstverständlich sein, in Situationen, wie sie sich bei Naturkatastrophen oder besonders schweren Unglücksfällen ergeben, den Sanitätsdienst der Bundeswehr in die Pflicht zu nehmen oder ihm sogar besondere Aufgaben zuzuweisen. Der Inspekteur des Sanitäts- und Gesundheitswesens der Bundeswehr hat hierfür im März 1983 Richtlinien erlassen, auf die sich die folgenden Ausführungen überwiegend abstützen.

Von dem Grundsatz, daß der Sanitätsdienst der Bundeswehr im zivilen Bereich nur dann eingesetzt wird, wenn dessen Kräfte und Einsatzmittel nach Eintritt einer Naturkatastrophe oder einem besonders schwerem Unglücksfall nicht oder nicht ausreichend zur Verfügung stehen, gibt es Ausnahmen: Regelmäßig beteiligen sich die Bundeswehrkrankenhäuser in Koblenz und in Hamburg mit Notarztwagen und Rettungshubschraubern, das Bundeswehrkrankenhaus Ulm mit Rettungshubschrauber sowie das Bundeswehrkrankenhaus Gießen nur mit Notarztwagen erfolgreich und öffentlich anerkannt am zivilen Rettungsdienst. Daneben darf erwähnt werden, daß zahlreiche Ärzte und andere Angehörige des Sanitätsdienstes der Bundeswehr aktiv in den verschiedenen Hilfsorganisationen tätig sind.

Rechtliche Grundlage für den Einsatz von Truppenteilen oder Dienststellen der Bundeswehr bildet Art. 35 des Grundgesetzes. Danach ist er grundsätzlich nur zulässig, wenn in Fällen regionaler Gefährdung das betroffene Land oder die nach dem jeweiligen Landesrecht mit der Wahrnehmung der Aufgaben des Katastrophenschutzes beauftragte, also zuständige Behörde, die Hilfe der Bundeswehr anfordert, oder, wenn in Fällen überregionaler Gefährdung die Bundesregierung deren Einsatz beschließt und der Bundesminister der Verteidigung eine entsprechende Weisung erteilt.

Dabei gilt, daß durch diesen Einsatz die Zuständigkeit der Länder bzw. der für den Katastrophenschutz zuständigen Behörde ebenso wenig berührt wird, wie ihnen Soldaten oder militärische Einheiten unterstellt werden können. Diese Stellen haben sich mit dem örtlich zuständigen Befehlshaber oder Kommandeur abzusprechen, um den Umfang der einzusetzenden Kräfte und Mittel des Sanitätsdienstes gezielt festlegen zu können. Ausmaß und Größe des Schadensereignisses bestimmen diesen Umfang.

So ist es durchaus denkbar, daß *neben* der Feuerwehr, dem Technischen Hilfswerk, dem Arbeiter-Samariter-Bund, dem Deutschen Roten Kreuz, der Johanniter-Unfallhilfe, dem Malteser-Hilfsdienst auch *Sanitätspersonal* der Bundeswehr eingesetzt wird. Dieses stellen zunächst die der Schadensstelle am nächsten liegenden sanitätsdienstlichen Einheiten oder Einrichtungen. Krankenkraftwagen des Truppensanitätsdienstes stehen zusätzlich für den Abtransport von Verletzten bereit, nachdem deren Transportfähigkeit hergestellt worden ist.

Die in unserem Lande aufgestellten Richtlinien der ärztlichen Nothilfe, der Aufrechterhaltung oder Wiederherstellung vitaler Funktionen, des Verfolgens der Rettungskette usw. gelten gleichermaßen für die Hilfs- bzw. Rettungsorganisationen und den Sanitätsdienst der Bundeswehr, was als Ausdruck einer schon seit vielen Jahren erfolgreich praktizierten Zusammenarbeit zu werten ist.

Zur Erhöhung der Überlebenschancen kann der Abtransport Verletzter mit Hubschraubern der Bundeswehr *gezielt* oder auch *entlastend* eingeplant werden. Dies kommt jedoch nur dann in Betracht, wenn die in einem flächendeckenden Netz in der Bundesrepublik stationierten Rettungshubschrauber für den Abtransport von solchen Verletzten nicht ausreichen. Für den Transport kommen in erster Linie SAR-Hubschrauber in Betracht, d. h. also jene Hubschrauber, die als Alarmhubschrauber innerhalb von 5 min starten können und speziell für Such- und Rettungs-Aufgaben vorgesehen sind. Zusätzlich steht Lufttransportraum von den Heeresfliegerregimentern und den Hubschrauber-/Lufttransportgeschwadern der Luftwaffe zur Verfügung.

Der *entlastende* Hubschraubertransport kommt für jene Verletzte in Betracht, die nach sanitätsdienstlicher Erstversorgung ohne akute Lebensgefahr auf weiter entfernt liegende Krankenhäuser mit für ihren Fall geeigneten Spezialbehandlungseinrichtungen verteilt werden müssen. Es ist kaum bekannt, daß bei den drei deutschen Heereskorps jeweils zwei und in Schleswig-Holstein ein weiterer Hubschrauber täglich von Sonnenaufgang bis Sonnenuntergang bereit gehalten werden, die bei Katastrophen sofort eingesetzt werden können. Aus diesem Grunde war bei dem schweren Schießunglück in Münsingen sehr rasch ein Großraumhubschrauber verfügbar, der immerhin 24 liegende Verletzte gleichzeitig transportieren kann. Mit Bedauern ist allerdings zu vermerken, daß gegenwärtig zwischen diesen Hubschraubern und den verschiedenen Rettungsorganisationen kein Funkverkehr möglich ist, da beiden Bereichen verschiedene Frequenzen zugeteilt worden sind.

Zusätzlich zu den bisher genannten Möglichkeiten wurden in den Bundeswehrkrankenhäusern Koblenz, Hamburg und Ulm spezielle ärztliche Einsatzgruppen gebildet, deren Angehörige Erfahrungen in Notfall- und Katastrophenmedizin haben, und die für den Soforteinsatz mit kleiner Notfallausrüstung über die Inspektion des Sanitäts- und Gesundheitswesens oder das Sanitätsamt der Bundeswehr angefordert werden können. Je nach Lage und Bedarf stehen Einsatzgruppen für Notfallchirurgie, für Schockbekämpfung, Reanimation, Anaesthesie oder für Innere Medizin zur Verfügung, deren Materialausstattung einen bis zu 48 h unabhängigen Einsatz ermöglichen soll. Diese ärztlichen Einsatzgruppen haben sich am Notfallort auf lebensrettende Sofortmaßnahmen zur Abwendung akut lebensbedrohlicher Zustände im Rahmen der ersten ärztlichen Hilfe, die Schock- und Schmerzbekämpfung sowie die Herstellung der Transportfähigkeit zu beschränken.

Sie können aber, immer im engen Zusammenwirken mit den zivilen Rettungsorganisationen und deren ärztlichem Personal, nach Abschluß aller Maßnahmen der ärztlichen Hilfe mit ihrem Material auch zur Unterstützung des nächstgelegenen Krankenhauses bei der fachärztlichen Behandlung dann eingesetzt werden, wenn die Anzahl der dort aufgenommenen

Katastrophenopfer die ärztliche Kapazität dieses Krankenhauses überfordert.

Sollten die vorhandenen Gesundheitseinrichtungen des zivilen Bereichs mit ihren operativen Kapazitäten und den Möglichkeiten einer stationären Weiterbehandlung nicht ausreichen, kann sogar der Einsatz eines Hauptverbandplatzzuges des Sanitätsdienstes der Bundeswehr angeordnet werden. Dieser Einsatz kann mit oder ohne Großgerät, mit Fahrzeugen und speziellen Versorgungs- und Arzttrupps wie z. B. dem Hygienetrupp erfolgen. Für diesen Einsatz hat sich in der Regel die 2. Kompanie des in München stationierten Sanitätslehrbataillons bereitzuhalten. Diese Sanitätskompanie verfügt über zwei Hauptverbandplatzzüge, einen Krankenkraftwagenzug, zwei bewegliche Arzttrupps, einen Veterinärtrupp, ein bewegliches Feldlabor, einen Zahnarzttrupp sowie Führungs- und Versorgungsteile. Es kann allerdings davon ausgegangen werden, daß diese Einheit weniger in der Bundesrepublik selbst als vielmehr im Ausland bei großen Katastrophen eingesetzt werden wird. So hat sich diese Kompanie unter anderem bei den Erdbebenkatastrophen in Italien außerordentlich bewährt.

Es ist selbstverständlich, daß die Hilfeleistung durch Sanitätseinheiten bzw. -einrichtungen der Bundeswehr stets nur so lange erfolgt, bis die zivilen Einrichtungen und Organisationen zur Durchführung der Hilfsmaßnahmen am Katastrophenort ausreichen bzw. einsatzbereit sind.

So sehr die hier vorgestellten Regelungen und Möglichkeiten sich in normalen Zeiten, und das sind Friedenszeiten, bewähren, so nachteilig ist es, daß in einem Verteidigungsfall Aufgaben des Sanitäts- und Gesundheitswesens auf Bundes- wie auf Länderebene in die Verantwortlichkeit verschiedenster Ministerien fallen. Ich scheue mich auch nicht auszusprechen, daß notwendige Entscheidungen immer wieder durch Zuständigkeits- und Prestigedenken beeinträchtigt oder sogar verhindert werden. Verantwortlichkeiten unterschiedlichen Umfangs für das Sanitäts- und Gesundheitswesen sind im Bereich des Bundes aufgeteilt auf den Bundesminister des Inneren, den Bundesminister für Arbeit und Sozialordnung, den Bundesminister für Familie, Jugend und Gesundheit und den Bundesminister der Verteidigung. In den Ministerien der Länder (und auch hier nicht einheitlich) liegen die Zuständigkeiten für den öffentlichen Gesundheitsdienst ausschließlich im Bereich der Gesundheitsämter (Katastrophenschutz, Rettungsdienst, Aufsichtsaufgaben über die Durchführung der gesundheitlichen Betreuung der Bevölkerung). Hierbei hat dann auch noch, gemäß der Reichsversicherungsordnung, die Kassenärztliche Vereinigung in den jeweiligen Ländern den sogenannten Sicherstellungsauftrag zu erfüllen – also mitzureden. Die stationäre Krankenhausbehandlung erfolgt in Krankenhäusern unterschiedlicher Trägerschaft.

Es liegt nahe anzunehmen, daß durch die Vielzahl der hier aufgezeigten Zuständigkeiten Katastrophenschutzplanungen erschwert oder oft sogar unmöglich gemacht werden.

Weiter ist zu bedenken, daß es in einem Verteidigungsfall überhaupt nicht mehr möglich sein wird, streng zwischen einem Sanitätsdienst der Streitkräfte und dem zivilen Sanitäts- und Gesundheitswesen zu unterscheiden. Ich kann mir niemanden denken, der verwundete Militärpersonen von der Tür eines zivilen Krankenhauses zurückweisen wird, wie dies ebenso wenig ein Lazarett tun kann, wenn sich Zivilisten als Verwundete zur Behandlung einfinden. Die unterschiedlichen Strukturen erlauben angeblich oder naturgemäß nicht – oder noch nicht? – die Einrichtung einer weisungsbefugten Koordinierungsbehörde.

Mir ist auch nicht bekannt, daß in Verfolgung jener Möglichkeiten der Genfer Konventionen von 1949, in denen ausführliche Bestimmungen über den Schutz des Sanitätspersonals der Streitkräfte enthalten sind, eine Gleichstellung des Personals des Deutschen Roten Kreuzes und anderer freiwilliger Hilfsgesellschaften dadurch erfolgt wäre, daß es zu denselben Einrichtungen herangezogen wird wie das reguläre Sanitätspersonal und damit den militärischen Gesetzen und Verordnungen unterstellt ist. Obwohl alle vier Rettungsorganisationen durch Erklärung der Bundesregierung ermächtigt worden sind, im ständigen Sanitätsdienst der Bundeswehr mitzuwirken, ist jedoch von dieser Ermächtigung bisher noch nicht Gebrauch gemacht worden.

Es zeigt sich, daß noch manche Möglichkeiten bestehen, die bisher nicht genutzt sind.

So sehr wir uns selbstverständlich aufgefordert sehen, jede Möglichkeit zu nutzen, Vorbereitungen eines Krieges zu verdammen – und ich kann mir nicht vorstellen, daß irgendwo im Osten oder im Westen oder sonst irgendwo jemand sonst sich einen Krieg wünscht oder einen solchen provozieren könnte – und so sehr wir alle der Meinung sind, daß jede Anstrengung unternommen werden sollte, eine weltweite Abrüstung sowohl bei konventionellen Waffen wie bei den sog. Massenvernichtungsmitteln zu erreichen, so können wir uns doch nicht der Vorbereitung entziehen, die für *jede mögliche Katastrophe* von Bedeutung ist. Wir können bei der von uns geforderten ärztlichen und medizinischen Hilfeleistung nicht fragen, wieso und wodurch jemand in Not geraten ist, sondern wir haben uns auf jede Art von Hilfeleistung vorzubereiten. Hierbei hat die zivil-militärische Zusammenarbeit auf dem Gebiet des Sanitätsdienstes ein erhebliches Gewicht.

23 Stationäre Versorgungsmöglichkeiten in Bayern im Katastrophenfall

(R. Ecknigk)

In den 429 Akutkrankenhäusern Bayerns mit rund 78 000 Betten werden in normalen Zeiten durchschnittlich pro Kalendertag 4665 Patienten aufgenommen. Da die Bettenkapazität durchschnittlich mit 80–85% genutzt wird, kann man davon ausgehen, daß das stationäre Behandlungsangebot normalerweise bedarfsgerecht ist.

In einem örtlich nicht eng begrenzen Katastrophenfall, gleich welcher Art, muß mit einem plötzlichen Massenanfall von Patienten gerechnet werden, ein großer Teil dieser Patienten wird einer stationären Krankenhausbehandlung bedürfen. Eine gesonderte Vorhaltung entsprechender Behandlungs- und Bettenkapazitäten ist höchstens theoretisch, aber, weder im militärischen, noch viel weniger im zivilen Bereich praktisch möglich. Die Verantwortlichen haben aber die Pflicht, in normalen Zeiten Konzeptionen zu entwickeln und Planungen zu betreiben, die folgendes zum Ziel haben:

– im Katastrophenfall möglichst überall in Bayern innerhalb von Stunden vermehrte Behandlungs- und Betreuungskapazitäten bereitzustellen;
– innerhalb weniger Tage eine 50%ige Aufstockung der Behandlungs- und Betreuungsmöglichkeiten zu organisieren.

Eine Bereitstellung vermehrter Behandlungs- und Betreuungskapazitäten *innerhalb von Stunden* kann durch folgende Maßnahmen erfolgen:

– Herbeiziehung des gesamten Krankenhauspersonals;
– Unterbrechung des Routine-Operationsprogramms, Absetzung verschiebbarer, nicht dringlicher Operationen;
– Neuzusammenstellung kleinerer, traumatologisch orientierter Operationsteams;
– Anordnung der erforderlichen Überstunden sowie vorübergehende Arbeitszeitverlängerung um mindestens 50% der Normalarbeitszeit (damit kann voller Krankenhausbetrieb auch an den Wochenenden aufrechterhalten werden);
– Aufstellung und Einschiebung zusätzlicher Betten (in der Regel sind dies etwa 10–15% der Normalbettenzahl);

– Entlassung der Patienten, die nicht mehr unbedingt einer stationären Behandlung bedürfen (durchschnittlich dürften dies etwa 30–40% der stationären Patienten sein).

Mit diesen Maßnahmen ist es möglich, innerhalb von Stunden Behandlungs- und Betreuungsmöglichkeiten innerhalb der Akutkrankenhäuser schlagartig für etwa 46 000 Patienten bereitzustellen.

Derartige Maßnahmen können allerdings nicht aus dem Handgelenk heraus in die Wege geleitet werden, sie bedürfen vielmehr einer subtilen und planmäßigen Vorbereitung in Normalzeiten. In Erkenntnis dieses Wissens haben ja auch seit 1979 u. a. die Deutsche Gesellschaft für Chirurgie, die Bundesärztekammer und auch die Verantwortlichen in Bayern, so die Staatsregierung, der Landesgesundheitsrat, die Landesärztekammer und die Krankenhausgesellschaft, allen Krankenhäusern dringend nahegelegt, entsprechende Einsatz- und Alarmpläne für den Katastrophenfall auszuarbeiten. Der Erfolg dieser dringenden Empfehlung ist leider selbst nach einigen Jahren mehr als betrüblich, hat doch derzeit höchstens eines von drei bayerischen Akutkrankenhäusern einen derartigen Einsatz- und Alarmplan.

Das selbst gesteckte Ziel, bis Ende 1983 in allen Akutkrankenhäusern Bayerns einen Einsatz- und Alarmplan ausgearbeitet zu haben, konnte also leider nicht erreicht werden.

Nach dem bayerischen Krankenhausgesetz sind Eingriffe in die innere Struktur eines Krankenhauses untersagt. Dies ist gut so und für normale Zeiten sicherlich richtig. Andererseits erschwert diese Regelung naturgemäß Vorbereitungsarbeiten für außergewöhnliche Zeiten, erfordert unermüdliche Überzeugungsversuche und ein erfolgreicher Fortschritt ist vom guten Willen aller Beteiligten abhängig. Dieser erforderliche gute Wille ist leider nicht immer vorhanden. Dafür ein Beispiel: Die Bitte an den Chefarzt eines etwa 400-Betten-Akutkrankenhauses, die Funktion als Stammkrankenhaus für die Inbetriebnahme eines Hilfskrankenhauses zu übernehmen und dafür Führungs- und Funktionspersonal zu benennen, wird mit der Begründung abgelehnt, sein Personalstand (immerhin über 60 Ärzte, rund 80 medizinisches Assistenzpersonal und fast 200 Pflegekräfte) reiche derzeit bereits nur knapp für die eigene Krankenversorgung; er könne somit auch in einem Katastrophenfall kein Personal für andere Zwecke abgeben.

Die erwähnten Maßnahmen zur schlagartigen Bereitstellung freier Behandlungskapazitäten reichen aber nicht aus bei einer Katastrophe, die nicht nur einen einmaligen Patientenanfall verursacht, sondern fortdauernd neue Patienten hervorbringt. Für eine derartige Situation müssen *zusätzliche Behandlungs- und Bettenkapazitäten* vorbereitet und zur Verfügung gestellt werden.

Als Grundstock für diese zusätzlichen Behandlungs- und Betreuungskapazitäten sind die Zivilschutz-Hilfskrankenhäuser anzusehen, für deren Inbetriebnahme aber einige Tage benötigt werden.

Das Zivilschutz-Hilfskrankenhaus dient, so lautet der STAN-Auftrag, der zusätzlichen Sicherstellung der Krankenhausversorgung im Verteidigungs- und im Katastrophenfall.

In Bayern sind derzeit 44 Hilfskrankenhäuser mit 18 985 Betten vorbereitet, und zwar

8 Hilfskrankenhäuser mit 4100 Betten im Vollausbau,
17 Hilfskrankenhäuser mit 8050 Betten im erweiterten und
19 Hilfskrankenhäuser mit 6835 Betten im einfachen Sofortprogramm.

Im *Vollausbau* wird das gesamte Hilfskrankenhaus, also die Funktions- und Bettenräume, unterirdisch im Grundschutz geschützt untergebracht.

Im *erweiterten Sofortprogramm* werden die Funktionsräume, wie Entgiftungs-, Behandlungs- und Notwirtschaftsbereich sowie die Räume für Frischoperierte, unterirdisch im sogenannten Grundschutz untergebracht.

Im *einfachen Sofortprogramm* werden Betten und Funktionsräume des Hilfskrankenhauses oberirdisch und ungeschützt untergebracht. Es handelt sich im wesentlichen um Klöster, Schulen und Sporthallen, in die bereits jetzt die notwendigen zusätzlichen elektrischen und sanitären Installationen eingebracht sind.

Für die 44 Hilfskrankenhäuser in Bayern sind bis jetzt u. a. an ärztlichem Gerät eingelagert:

240 Operationstische,
240 Grundbestecke chirurgischer Instrumente,
240 Instrumentenkocher,
120 Autoklaven,
26 Röntgengeräte,
72 Narkosegeräte,
120 Beatmungsgeräte,
600 Sauerstoff-Flaschen,
360 Lachgas-Flaschen.

Nach § 14 des Zivilschutzgesetzes sind für Zivilschutzzwecke ausreichend Sanitätsmaterialvorräte anzulegen. In der Bundesrepublik Deutschland ist derzeit ärztliches Gerät für 206 000 Patienten eingelagert, außerdem sind Arzneimittel für 240 000 Patienten und Verbandmaterial für 290 000 Patienten gelagert, wobei die Mengen so berechnet sind, daß sie 3 Wochen ohne Nachlieferung ausreichen. So die neueste Mitteilung der Bundesregierung. Aus bayerischer Sicht muß allerdings folgendes gesagt werden: Verbandstoffe und ärztliches Gerät stehen für alle Hilfskrankenhäuser in Bayern ausreichend zur Verfügung; dieses Material kann bei Bedarf im Verteidigungsfall sogar an Akutkrankenhäuser abgegeben werden. Einrichtungs- und Ausrüstungsgegenstände sowie Arzneimittel und chirurgisches Nahtmaterial sind dagegen derzeit nur für die unterirdisch voll oder teilgeschützten Hilfskrankenhäuser ausreichend vorrätig, während die oberirdisch vorbereiteten Objekte nur etwa zur Hälfte versorgt werden können. Es ist Sache des Bundes, die Fehlbestände auszugleichen.

In Bayern stehen für die Lagerung 11 Zivilschutz-Sanitätslager zur Verfügung; dort werden auch Wartungsarbeiten für ärztliches Gerät und der Medikamentenaustausch vorgenommen. Die für die Hilfskrankenhäuser benötigten Bestände einschließlich der Einrichtungs- und Ausrüstungsgegenstände (z. B. Betten) werden, soweit möglich, in den Stationierungsobjekten selbst gelagert.

Nach dem derzeitigen Stand sind vor Inbetriebnahme der 44 Hilfskrankenhäuser aus den Sanitätsmittel-Lagern zu den Hilfskrankenhäusern noch, über z. T. erhebliche Strecken, zu transportieren·

rund 320 Tonnen Arzneimittel,
rund 340 Tonnen Ärztliches Gerät und
rund 360 Tonnen Verbandstoffe.

Hinzu kommen noch große Mengen an Einrichtungs- und Ausrüstungsgegenständen, da bisher nur in 24 Hilfskrankenhäusern die erforderlichen Einrichtungs- und Ausrüstungsgegenstände, auch die nur teilweise, eingelagert werden konnten.

Bei Inbetriebnahme der Hilfskrankenhäuser sind je nach den örtlichen Verhältnissen weitere Gegenstände entsprechend der Material-STAN zu beordern, d. h. auf dem freien Markt einzukaufen. Hierzu zählen auch die Verpflegungsvorräte für 3 Wochen, die immerhin für 200 Patienten und das zugehörige Personal rund 15 Tonnen ausmachen. Insgesamt müssen demnach innerhalb kurzer Zeit in Bayern über 1200 Tonnen Lebensmittel gekauft, transportiert und eingelagert werden.

Diese und noch manch andere Erfordernisse können im Bedarfsfall nur dann einigermaßen geleistet werden, wenn in normalen Zeiten entsprechende vorbereitende örtliche Planungen bis ins Detail erfolgt sind.

Um die organisatorischen und personellen Möglichkeiten für die Inbetriebnahme eines Hilfskrankenhauses zu schaffen, wird einem bestehenden Akutkrankenhaus die Funktion eines „Stammkrankenhauses" zugewiesen. Noch 1983 werden die zuständigen Landkreise die Zuordnung und Festlegung der Stammkrankenhäuser abgeschlossen haben.

Grundsätzlich ist vorgesehen, daß

– das Stammkrankenhaus durch Abstellung eines Personalkaders (Führungs- und Funktionspersonal nennt man es im militärischen Bereich) den Aufbau und die Inbetriebnahme des Hilfskrankenhauses beginnt;
– das Hilfskrankenhaus durch zusätzliches Personal, zuerst auf freiwilliger Basis, zu einem späteren Zeitpunkt durch Verpflichtung, aufgefüllt wird;
– gleichzeitig aber auch das im Stammkrankenhaus abgezogene und eventuell durch Mob-Beorderung fehlende Personal ergänzt wird.

Insgesamt gesehen reichen die vorhandenen Reserven für das zusätzlich benötigte Personal bayernweit aus, nur die regionale Verteilung und spezielles Fachpersonal kann Schwierigkeiten bereiten.

Als weitere Vorbereitung, die bereits seit Jahren durchgeführt wird, darf ich noch die Ausbildung von *Schwesternhelferinnen* erwähnen. Von den Sanitätsorganisationen sind bislang in Bayern 53 000 Schwesternhelferinnen ausgebildet worden. Sie können im Bedarfsfall zur freiwilligen Mitarbeit in den zivilen Krankenhäusern und Hilfskrankenhäusern sowie in ortsfesten Bundeswehrlazaretten herangezogen, im Verteidigungsfall sogar verpflichtet werden.

Neben den Hilfskrankenhäusern wird es notwendig sein, die Betten und Funktionseinheiten der Akutkrankenhäuser um 50 % aufzustocken. Man kann allerdings davon ausgehen, daß Landkreise, die ein Hilfskrankenhaus betreiben, eine derartige Kapazitätserweiterung zusätzlich nicht mehr vorzunehmen haben. Aber alle anderen Landkreise und die kreisfreien Städte haben eine Erweiterung ihrer Betten- und Funktionskapazitäten organisatorisch vorzubereiten. Bei diesen Überlegungen gehe ich davon aus, daß als Basis für die Kapazitätenerweiterung die für normale Zeiten bedarfsnotwendigen Akutkrankenhausbetten und (vereinfachend) die Operationsräume dienen.

Zur weiteren Unterstützung und um diese Kapazitätserweiterung flexibel der jeweiligen Situation anpassen zu können, ist außerdem beabsichtigt, „mobile Arztgruppen" (ähnlich und mit den gleichen Aufgaben wie die Arztgruppen bei der Bundeswehr) zu bilden. Diese vorwiegend operativ tätigen Arztgruppen sollen nach dem Konzept an Schwerpunkten des Geschehens zum Einsatz kommen, aus eingearbeiteten Teams bestehen und ihre Spezialinstrumente mitnehmen.

Die fachliche Zusammenarbeit der niedergelassenen Ärzte mit den Krankenhäusern ist in Normalzeiten eingespielt, bedarf aber unter den Bedingungen eines Katastrophen- oder gar eines Verteidigungsfalles vorsorglicher Überlegungen. Gerade auf diesem Gebiet sind noch eingehende Absprachen mit allen Beteiligten, insbesondere der Kassenärztlichen Vereinigung Bayerns, notwendig. Näheres kann ich derzeit noch nicht darlegen, sicher ist nur, daß örtlich abgestimmte Regelungen jeder zentralistischen Vereinbarung vorzuziehen sind.

Auch zu der Zusammenarbeit zwischen dem zivilen Gesundheitswesen und den militärischen Sanitätsdiensten können derzeit noch keine Einzelheiten mitgeteilt werden. Fest steht aus ziviler Sicht nur eines: Allen verletzten, verwundeten und hilfsbedürftigen Menschen wird nach Kräften und Möglichkeiten geholfen werden, ohne Beachtung, ob sie Zivilkleidung oder Uniform tragen. Nach meinen Kenntnissen des militärischen Sanitätsdienstes denkt man dort weitgehend ebenso. Wie die Zusammenarbeit zwischen Zivilkrankenhäusern und der Lazarettorganisation der Bundeswehr im einzelnen erfolgen wird, ist noch zu vereinbaren. Dies wird bei den unterschiedlichen Organisationsstrukturen nicht einfach werden, aber sicherlich gelingen.

Das Wissen um die Möglichkeiten und Notwendigkeiten einer Vorbereitung der stationären Krankenversorgung unter erschwerten Bedingungen ist selbst bei Ärzten gering. Dies gilt leider für Ärzte aller Positionen und aller Bereiche, seien es Krankenhausärzte, niedergelassene Ärzte oder Ärzte im öffentlichen Dienst. Bei Krankenschwestern und medizinisch-technischem Personal ist der Wissensstand nicht besser.

24 Definitive Versorgung von Schwerverletzten im Krankenhaus: Diagnostik und klinisches Management

(G. Muhr)

Berücksichtigt man den heute möglichen Standard in Diagnostik und Therapie Schwerverletzter, so entstehen auch in gut organisierten Zentralkrankenhäusern Probleme, wenn drei oder mehr polytraumatisierte Patienten zur gleichen Zeit eingeliefert werden. Vervielfacht sich diese Zahl, wie es in Katastrophensituationen die Regel ist, und damit bestehen für ca. 48 h keine intakten Krankenhausstrukturen mehr, kann die therapeutische Bewältigung nur unter Verzicht gewohnter Standardmaßnahmen geschehen. Schätzungen aus der Militärchirurgie ergeben, daß ca. 20% der Eingelieferten einer Sofortversorgung bedürfen, ein weiteres Fünftel kann in sekundärchirurgische Dringlichkeitskategorien eingeordnet werden.

Welche Konsequenzen ergeben sich nun für ein Krankenhaus in Diagnostik und Erstversorgung Schwerverletzter unter Katastrophenbedingungen:

Es muß ein *Katastrophenorganisationsplan* vorliegen, der es in kürzester Zeit erlaubt, das quantitative Behandlungsspektrum auch extrem auszuweiten, wobei bewußt qualitative Einbußen in Kauf genommen werden müssen. Die therapeutischen Kader müssen durch nichtchirurgisches Personal zu Behandlungsteams ergänzt werden, ohne daß Rückfälle in archaiische Therapieformen auftreten. Die Grundbevorratung, vor allem an Blut und Medikamenten muß maximal ergänzt, Operations- und Intensivräume müssen erweitert werden.

Unabhängig davon, ob die eingelieferten Patienten bereits einer Triage unterzogen wurden, erfolgt bei der Aufnahme im Krankenhaus eine erneute Sichtung. Diese schwierige Prozedur muß von den erfahrensten Ärzten durchgeführt werden, da hiervon die Prognose entscheidend abhängt.

Den Effekt eines derartigen Vorgehens zeigen die Erfahrungen auf israelischer Seite im Oktoberkrieg 1973. Die höchstqualifiziertesten Ärzte waren in den Feldlazaretten zur Sichtung eingeteilt, wo nur 3% aller Verwundeten operiert wurden. Alle anderen Versorgungsbedürftigen wurden verlegt, wobei von über 5900 Verletzten nur 95, die in den Krankenhäusern lebend ankamen, dort später starben; das sind 1,6%.

Aufgabe der *Krankenhaustriage* ist es, vitalgefährdete Patienten einem sofortigen operativen Eingriff zuzuführen.

Es handelt sich dabei um akute Ateminsuffizienz jeglicher Genese, um massive Blutungen, zunehmenden Hirndruck und einfache Herzverletzungen. Vor jedem Eingriff muß ein Pneumothorax ausgeschlossen werden, wenn er nicht ohnedies die Ursache der Ateminsuffizienz ist. Bereits liegende Endotrachealtuben sind auf ihren korrekten Sitz hin zu überprüfen, auf alle Fälle wird eine Magensonde gelegt.

Während der Triage hat die *Akuttherapie* parallel zu laufen. Das Hauptgewicht liegt im Volumenersatz zur Schockbekämpfung und in der Schmerztherapie. Um rasch große Mengen von Blutersatzmitteln zuzuführen, werden mehrere flexible Kanülen appliziert, auch in zentrale Venen. Im schweren Schock oder bei Kindern ist die Venae sectio im Bereich der vena saphena eine ideale Möglichkeit, in kürzester Zeit große Volumenmengen zuzuführen.

Synchron zur Schock- und Schmerztherapie laufen diagnostische Verfahren ab, die schnell, optimal und aussagekräftig sein müssen.

Neben der klinischen Untersuchung und dem Messen einfacher Kreislaufparameter steht die Röntgenuntersuchung im Vordergrund. Rasch kann nur mit einem fahrbaren Röntgengerät gearbeitet werden. Weitere diagnostische Maßnahmen sind Punktionen, besonders der Bauchhöhle und das Anlegen eines Blasenkatheters. Im Gegensatz zur Sonographie, die in der Primärphase sicherlich aussagekräftig ist, deren Beurteilung jedoch entscheidend vom Untersucher abhängt, ist die Peritoneallavage einfacher, da sie über Stunden kontinuierlich liegen gelassen werden kann.

Bei der Diagnostik von Gefäßverletzungen hilft die Ultraschalluntersuchung, in der Neuro-Traumatologie steht neben dem Echoenzephalographen die Computertomographie im Vordergrund. Nur einfache Labordaten, wie Blutbild, Blutgaswerte und Elektrolyte sind in Katastrophenfällen relevant. Weitergehende diagnostische Parameter haben erst in der Sekundärphase auf der Intensivstation Bedeutung.

Die chirurgische Therapie der nächsten Behandlungsstufe umfaßt jene Körperhöhlenverletzungen, die weder einer Soforttherapie unterzogen wurden, noch als hoffnungslos klassifiziert sind. An dieser Stelle ist anzumerken, daß die Triage ein kontinuierlicher Prozeß ist, so daß die Behandlungskategorien wechseln.

Die primäre Letalität von *Thoraxverletzungen* ist mit ca. 40% hoch. Dennoch können über 90% der offenen und geschlossenen Traumen durch Drainagen behandelt werden. Wichtig ist, daß die Thoraxdrainagen ausreichend dick gewählt sind, wodurch die Dekortikationsrate deutlich gesenkt werden kann.

Ein Spannungsausgleich kann über ein angeschlossenes Heimlichventil erfolgen. Bei Bedarf können auch mehrere Drainagen gelegt werden, um die notwendige Entlastung zu erreichen. Der offene Pneumothorax wird durch Naht verschlossen, der Brustwanddefekt durch einen Rotationslappen. Immer ist wegen der gleitenden Lungenverletzung eine Drainage notwendig.

Die Mediastinotomie ist ein lebensrettender einfacher Eingriff, der jederzeit und überall ausgeführt werden kann.

Unter Katastrophenbedingungen ist die Thoracotomie ein aufwendiger Eingriff. Sie ist glücklicherweise selten. Sie erfordert eine aufwendige Narkose, entsprechenden Volumenersatz und exakte postoperative Kontrollen.

Thoracotomiert wird bei perforierenden Herzverletzungen, da sie von einer vorderen Inzision aus meist durch einfache Naht versorgt werden können. Weitere Indikationen sind ein massiver primärer oder kontinuierlicher Blutverlust von mehr als 250 ccm/h. Auch der rezidivierende Pneumothorax, als Zeichen einer Bronchialverletzung, kann die operative Versorgung erzwingen, wenn es die Umstände erlauben!

Die Prognose von *Bauchverletzungen* hängt vom Zeitpunkt der Versorgung ab. In der Häufigkeit stehen Dünn- und Dickdarmläsionen an erster Stelle, gefolgt von Leber-, Magen-, Milz- und Nierentraumen. Sicher haben gedeckte Darmverletzungen unter Katastrophenbedingungen eine schlechte Prognose, da sie wesentlich später erkannt werden als Parenchymrupturen.

Die Schwierigkeit liegt in der zeitaufwendigen Revision bei multiplen Perforationen und in der Peritonitis durch die verzögerte Diagnostik mit nachfolgenden septischen Komplikationen.

Wenn auch die Prognose der Bauchverletzungen unter Katastrophenbedingungen schlecht ist, so zeigen doch die Erfahrungen im Oktoberkrieg 1973, daß von den eingelieferten und im Krankenhaus verstorbenen Patienten nur 7% ihrer Abdominalverletzunge erlagen, im Gegensatz zu 45% nach Thoraxtraumen. In der Versorgung können daher keine Prioritäten empfohlen werden. Das Vorgehen muß individuell erfolgen.

Gefäßverletzungen kommen zu 90% an den Gliedmaßen vor. In der Kriegschirurgie konnte durch rekonstruktive Maßnahmen die Amputationsrate von nahezu 50% im 2. Weltkrieg auf 12% im Vietnamkrieg gesenkt werden. Trotzdem sind es gerade amerikanische Kollegen, die bezweifeln, ob der Luxus einer Gefäßrekonstruktion im Katastrophenfall überhaupt tragbar sein wird. Für die Erstmaßnahme ist der Druckverband einer Blutsperre vorzuziehen. In Vietnam hatte jeder amerikanische Soldat einen Tourniquet im Tornister, zusätzliche Nervenschädigungen, periphere Thrombosen oder venöse Stauungsblutungen waren die Folge. Sofort amputiert wird bei begleitenden, ausgedehnten Weichteil- und Knochenverletzungen, Nervenverletzungen und überlanger Ischämiezeit. Der Schwerverletzte ist durch die anderen Traumen in einem derart gefährdeten Zustand, zum Teil wird durch den Schock die periphere Ischämiezirkulation gestört, so daß primär amputiert wird. Amputationsursachen der US-Armee im Zweiten Weltkrieg war zu 70% eine ausgedehnte Verletzung, in 20% eine isolierte Arterienverletzung und in 10% eine Infektion. Zeigt ein Kapillarpuls oder das Geräusch mit dem Ultraschallsondengerät eine ausreichende Kollateralisierung an, wird knapp oberhalb und unterhalb der Verletzung eine Gefäßligatur durchgeführt und abgewartet. Eine Rekonstruktion wird, wenn überhaupt, innerhalb von 4–6 h nur bei guter Krankenhausinfrastruktur möglich sein, in örtlicher oder Regionalanästhesie. Unbedingt müssen Fasziotomien durchgeführt werden.

Offene Frakturen gehören ebenfalls in diese Versorgungsphase. Neben der Schock- und Schmerzbekämpfung besteht das Ziel in der Verhinderung eines zusätzlichen Weichteilschadens und in der Infektionsprophylaxe. Das Behandlungsprinzip ist die zweiphasige Weichteilversorgung. Diese beinhaltet zunächst eine sparsame Hautexzision, die großzügige Inzision von Faszien- und Faszienlogen, die radikale Entfernung aller nekrotischen, gequetschten oder verschmutzten Weichgewebe und die Entfernung isolierter Corticalissplitter. Auf mehrfache Spülungen ist Wert zu legen. Stabilisationsverfahren unter Katastrophenbedingungen müssen rasch anwendbar sein, keine zusätzlichen Schäden hervorrufen und spätere rekonstruktive Maßnahmen zulassen.

Diese Forderungen erfüllt nur die externe Fixation. Dies wird durch die Erfahrungen auf israelischer Seite im Jom-Kipur-Krieg unterstrichen. Bei den Schußbrüchen zeigten sich nach der Stabilisation mit internen Fixationsmaßnahmen in 35% Komplikationen, davon in 13,8% Infektionen. Wurde dagegen ein externes Fixationssystem verwendet, war die Gesamtkomplikationsrate 6,2%, die Infektionsrate 2,1%. Diese Zahlen sprechen für sich.

Wichtig ist, daß einfache Montagetechniken- und Formen gewählt werden, die eine sekundäre Weichteilrekonstruktion durch Verschiebelappen oder andere Techniken zulassen und unter Umständen den Wechsel des Fixationsverfahrens nach Abklingen der Infektionsgefahr nicht verbieten. Auch Oberschenkelfrakturen gehören dringlich versorgt, da sie wegen des großen Blutverlustes und dem infektgefährdeten Weichteilschaden die schwerste Form der Extremitätenverletzung darstellen.

Alle anderen Knochenbrüche, Weichteilverletzungen und auch Gesichtsverletzungen rangieren in der *zweiten Dringlichkeitsstufe*. Die Behandlung der offenen Knochenbrüche deckt sich mit dem vorher beschriebenen Vorgehen, bei geschlossenen Frakturen sind Gips- oder Transfixationsverbände hervorragende Techniken, da sie rasch angelegt sind, als externer Stabilisator wirken und je nach Situation weitere operative Maßnahmen gestatten. Unbedingt muß auf das Kompartementsyndrom geachtet werden.

Nach Gefäßverletzungen, stumpfen Weichteiltraumen und geschlossenen Mehrfragmentbrüchen kann es nach Stunden auftreten und durch Ischämie oder Infektpotenzierung bis zum Verlust der Extremität und vitalen Gefährdung führen.

Erst wenn die Infektionsgefahr beherrscht ist, dürfen die Weichteilwunden verschlossen werden. Da dies unter Katastrophenbedingungen nicht immer zum richtigen Zeitpunkt geschieht, erfolgt nicht selten die Heilung durch Granulation.

Ist es in der Normalsituation die Regel, daß der Schwerverletzte nach Versorgung auf die *Intensivstation* verlegt wird, so ergibt sich in Katastrophenfällen das Problem der ausreichenden Intensivplätze. Zirka 10% aller Patienten müßten in Katastrophenfällen kürzer oder länger auf einer Intensivstation behandelt werden. Die notwendige Ausrüstung mit Respiratoren, Monitoren und Blutgasapparaten muß bis an die Grenze der Belastung ausgeschöpft werden. Eine Ergänzung bietet die ausreichende kontinuierliche Schmerzbehandlung durch Regionalanästhesie und die gleichzeitige Sauerstoffgabe. Sicher ist jedoch die notwendige Intensivbehandlung ein eher quantitatives als qualitatives Problem.

Erst nach Versorgung aller angelieferten Patienten können die sekundären konstruktiven Maßnahmen durchgeführt werden, die sich praktisch ausschließlich auf Weichteilprobleme und Knochendefekte zu konzentrieren haben.

Während sich der Verlauf bei Patienten mit Körperhöhlenverletzungen in der Regel rasch abzeichnet, zur positiven oder negativen Seite, sind Patienten mit schweren Extremitätenverletzungen oft noch lange Zeit hospitalisiert. In dieser Periode sind die Behandlungsmaßnahmen in der Regel auf den üblichen Standard gebracht worden.

Eine *Antibiotikaprophylaxe* ist in Katastrophenfällen an die Verfügbarkeit gebunden. Sie sollte bei schweren Weichteilverletzungen, offenen Frakturen und Darmperforationen verabfolgt werden. Gleichzeitig macht sich im Bereich der Infektprophylaxe der Vorteil der offenen Wundbehandlung deutlich, da die Möglichkeit der täglichen Inspektion und sofortigen Nachrevision bei sich abzeichnenden Komplikationen besteht. Unbedingt ist die Wundstarrkrampfimpfung durchzuführen; der beste Schutz gegen Gasbrand ist die Exzision des toten Gewebes und das Offenlassen der Wunde.

Die Definitivversorgung Schwerverletzter unter Katastrophenbedingungen hat zunächst durch eine maximale Ausweitung des Versorgungsangebotes der Krankenhäuser in erster Linie für das Überleben und danach für die unbehinderte Möglichkeit späterer rekonstruktiver Maßnahmen zu sorgen. Diese Aufgabe ist organisatorisch schwierig, verantwortungsvoll und zeitweilig sicher deprimierend.

25 Prioritäten bei der interdisziplinären Versorgung von Schwerverletzten

(K. L. Lauterjung, H. Dittmer)

Im Zeitraum vom 1.1.1978 bis zum 31.7.1982 wurden 524 polytraumatisierte Schwerverletzte in die Chirurgische Univ.-Klinik, Klinikum Großhadern, verlegt. Von diesen Patienten waren entweder tot bei der Ankunft oder starben innerhalb der ersten 2 h trotz Reanimationsbemühungen 94 Patienten. Von den primär überlebenden 433 Patienten kam der überwiegende Teil, nämlich 234 Patienten sekundär in die Klinik, d. h. nach einer Primärbehandlung z. B. in einem anderen Krankenhaus (Tabelle 1).

Bezüglich des Verletzungsmusters ergab sich, daß die meisten Verletzungen im Bereich der Extremitäten zu finden waren. Die zweithäufigste Verletzung betraf das Schädel-Hirn-Trauma, gefolgt vom Thoraxtrauma, dem Abdominaltrauma, Verletzungen der Wirbelsäule und des Beckens, dann Verletzungen der Gefäße.

Wir halten uns hinsichtlich des Therapieplanes der polytraumatisierten Schwerverletzten strikt an den von Wolff et al. [1] vorgeschlagenen 5-Phasen-Plan. Gerade in der 1. Phase, der Reanimationsphase, ergibt sich für den Chirurgen die Notwendigkeit zur interdisziplinären Zusammenarbeit, da der Patient in dieser ersten und kritischen Phase grundsätzlich von einem erfahrenen Chirurgen und Anästhesisten versorgt wird (Tabelle 2).

Von den 433 primär überlebenden Patienten starben in der Folgezeit 78 Patienten (18%), die Hälfte an den Folgen des Schädel-Hirn-Traumas. Im Zusammenhang mit dem Versagen eines (Lunge) oder mehrerer Organe

Tabelle 1. Polytraumatisierte Schwerverletzte, die im Zeitraum vom 1.1.1978–31.7.1982 der Chirurgischen Klinik und Poliklinik der Universität München, Klinikum Großhadern zuverlegt wurden

Polytraumatisierte Schwerverletzte	527
Tod bei Ankunft oder innerhalb 2 h	94
Primär Überlebende	433
Direkt zuverlegt	199
Sekundär zuverlegt	234

Tabelle 2. Therapieplan, „5-Phasenplan" (Wolff et al. [1])

1. Reanimationsphase	(Sicherstellung von Atmung und Kreislauf)
2. Erste Operationsphase	(akut lebensrettende Operationen)
3. Stabilisierungsphase	(aggressive Intensivtherapie zur Herstellung der Operabilität so früh wie möglich)
4. Zweite Operationsphase	(definitive chirurgische Versorgung)
5. Rehabilitationsphase	(Entwöhnung vom Respirator, Mobilisation, Krankengymnastik)

verstarben 34 Patienten. Schlüsselt man das Patientenkollektiv nicht hinsichtlich ihrer Einzelverletzung, sondern hinsichtlich der Kombination ihrer Verletzungen auf, so zeigt sich, daß die am häufigsten vorkommende Kombination von Verletzungen das Skelett und den Thorax betraf, gefolgt von der 3er-Kombination einer Skelett-Abdomen- und Thorax-Verletzung, weniger häufig war die Verletzung, die das Skelett und das Abdomen betraf. Am seltensten waren gleichzeitig Abdomen und Thorax betroffen. In den einzelnen Gruppen dieser Kombinationsverletzungen mit abdominaler Beteiligung zeigte sich eine statistisch hoch signifikant höhere Letalität als in den anderen Kombinationsgruppen (Abb. 1). Als Ursache dafür ist eine in

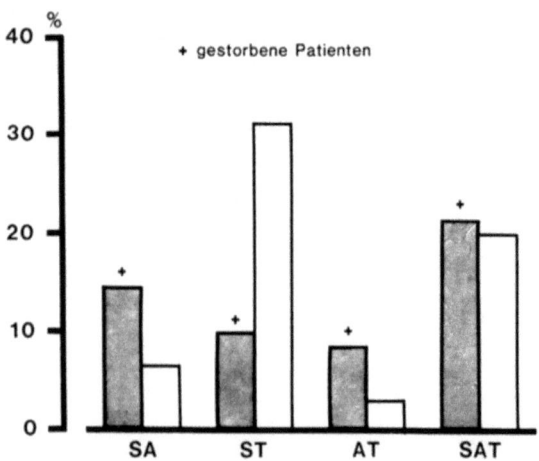

Abb. 1. Prozentuale Verteilung der Verletzungskombinationen. S bezeichnet Verletzungen des Skeletts, A Verletzungen des Abdomens, T des Thorax. Die Höhe der offenen Säulen entspricht dem prozentualen Anteil der Kombinationsverletzungen am Gesamtpatientengut

Tabelle 3. Im Organversagen gestorbene Patienten mit verzögerter Diagnose und Therapie eines Schockzustands

Tod durch Organversagen	34
Verzögerte Diagnose und Therapie der intraabdominalen Blutung	11
Verzögerte Diagnose und Therapie des Spannungspneumothorax	6

Tabelle 4. Abdominalverletzungen bei 433 polytraumatisierten Schwerverletzten

Milzruptur	53
Leberruptur	46
Zwerchfellruptur	11
Pankreaskontusion	10

diesen Gruppen höhere Inzidenz eines traumatisch-hämorrhagischen Schocks anzunehmen. Die Bedeutung einer frühzeitigen Diagnose und Therapie des Schockzustands verdeutlicht sich weiter durch die Beobachtung, daß von 34 der im Organversagen gestorbenen Patienten in 11 Fällen anamnestisch eine verzögerte Diagnose und Therapie der intraabdominalen Blutung und 6mal eine verzögerte Diagnose und Therapie des Spannungspneumothorax festzustellen war (Tabelle 3).

Als Ursache der intraabdominalen Blutung fanden wir in unserem Patientengut 53mal eine Milzruptur und 46mal eine Leberruptur. Daneben konnten bei 11 Patienten eine Zwerchfellruptur und bei 10 Patienten eine Pankreaskontusion intraoperativ diagnostiziert werden (Tabelle 4).

Wegen der Häufigkeit des Schädel-Hirn-Traumas in unserem Krankengut und der Dringlichkeit der Diagnose und Therapie einer intrakraniellen Drucksteigerung ist die Mitbehandlung bei der Erstversorgung der Patienten durch andere Fachdisziplinen besonders häufig durch Kollegen der Neurochirurgie anzutreffen (Tabelle 5). Wegen der hohen Inzidenz nicht

Tabelle 5. Mitbehandlung bei der Erstversorgung durch andere Fachdisziplinen

Neurochirurgie	248	57%
HNO-Kieferchirurgie	147	34%
Neurologie	108	25%
Urologie	46	11%
Ophthalmologie	41	9%
Innere Medizin	21	5%
Orthopädie	9	2%

erkannter intraabdominaler Blutungen führen wir aber vor oder während der neurochirurgischen Erstdiagnostik eine diagostische Peritoneallavage durch. Wir halten diese diagnostische Maßnahme für gleich dringlich wie die durchzuführende Computer-Tomographie zum Ausschluß einer intrakraniellen Drucksteigerung. Darüber hinaus hat sich diese diagnostische Methode als schnell, sicher und billig erwiesen (Tabelle 6).

Tabelle 6. Wertigkeit der diagnostischen Peritoneallavage (DPL)

CCT	218	
DPL	206	
Positiv	98	48,0%
Falsch positiv	4	1,9%
Falsch negativ	1	0,5%

Als nächst dringlich werden die Gefäßverletzungen im Rahmen der Mehrfachverletzung angesehen. So fanden sich nunmehr bis zum August 1983 in unserem Krankengut 55 Patienten mit begleitenden Gefäßverletzungen. Die Letalität mit 18,2% in dieser Patientengruppe unterscheidet sich nicht signifikant von der Letalität der mehrfach verletzten Patienten ohne Gefäßverletzungen. Von den 55 Patienten waren bei 21 Patienten Gefäße der unteren Extremität, bei 13 Patienten Gefäße der oberen Extremität, und bei weiteren 21 Patienten intrathorakale Gefäße betroffen. Die klinischen Leitsymptome einer Gefäßverletzung sind relativ einfach und schnell feststellbar: Im Bereich der Extremitäten die Zeichen der Ischämie und der Blutung, im Bereich der thorakalen Gefäße das breite Mediastinum im Röntgenbild und der Hämatothorax.

Zur Behandlung der peripheren Gefäßverletzungen ist die Stabilisierung der Fraktur die erste chirurgische Maßnahme, der die gefäßchirurgische Versorgung folgt. Nicht nur in Anbetracht des technischen und zeitlichen Aufwandes, sondern auch hinsichtlich des Erfolges im eigenen Patientengut erscheint allerdings beim Massenanfall die subtile gefäßchirurgische Versorgung gefäßverletzter polytraumatisierter Patienten problematisch. So mußte eine primäre Amputation bei 4 Patienten und eine sekundäre Amputation bei 5 Patienten durchgeführt werden. Bei nur 9 Patienten kam es zu einer Restitutio ad integrum. Von den im Zeitraum operierten 17 Aortenrupturen überlebten 13. Obwohl die chirurgische Therapie der thorakalen Aortenruptur wegen der exponentiell mit der Zeit nach dem Unfall abfallenden Überlebenswahrscheinlichkeit eine dringliche Indikation ist, muß wegen des personellen, apparativen und zeitlichen Aufwands die Praktikabilität der Versorgung beim Massenanfall in Frage gestellt werden.

Die nächstdringlichen diagnostischen und therapeutischen Maßnahmen betreffen Verletzungen des Urogenitalsystems. So wurde bei 11% der Verletzten ein Vertreter der urologischen Fachdisziplin zur Mitbehandlung unserer Patienten hinzugezogen. Als einfache und schnell feststellbare Leitsymptome einer urologischen Verletzung sind das Hämatom in der Flanke, Frakturen der 10./11. Rippe, Frakturen der Lendenwirbel, des Beckens, ein Hämatom im Bereich des Perineums, die Hämaturie und die Blutung am Meatus urethrae anzusehen.

Tabelle 7. Durchgeführte Primäreingriffe, nach deren Dringlichkeit geordnet

Laparotomie	125
Neurochirurgisch	55
Gefäßchirurgisch	39
Urologisch	35
Osteosynthesen	429
HNO – Kieferchirurgisch	53

Hinsichtlich des Behandlungsablaufs des polytraumatisierten Patienten nach dem 5-Phasen-Plan von Wolff et al [1] haben wir uns bemüht, schon in der ersten Operationsphase eine „Rundumversorgung" des Patienten im Hinblick auf seine vielfältigen Verletzungen durchzuführen (Tabelle 7). Dieses setzt eine reibungslos funktionierende interdisziplinäre Zusammenarbeit der Vertreter aller Fachdisziplinen und dadurch auch unter Umständen die Verwendung zeitintensiver und personalintensiver diagnostischer Maßnahmen voraus. Im Massenanfall, der Katastrophe, wird man sich dagegen mit wenigen und einfachen, schnellen Maßnahmen zur Therapie der akut lebensbedrohlichen Situation des polytraumatisierten Patienten begnügen müssen. Dazu gehören vorrangig:

1. Diagnose und Therapie einer intrakraniellen Drucksteigerung;
2. Ausschluß und Therapie des Spannungspneumothorax;
3. Diagnose und Therapie einer intraabdominalen Blutung;
4. Diagnose und Therapie einer urogenitalen Verletzung.

Literatur

1. Wolff G, Dittmann M, Rüedi Th, Buchmann B, Allgöwer M (1978) Koordination von Chirurgie und Intensivmedizin zur Vermeidung der posttraumatischen respiratorischen Insuffizienz. Unfallheilkunde 81:425

26 Neurochirurgische Aspekte bei der definitiven Versorgung von Schwerverletzten im Krankenhaus

(W. R. Lanksch)

Bei Unfallopfern eines Katastrophenfalles können in Abhängigkeit von der Art der mechanischen Gewalteinwirkung auf den Schädel, gedeckte und offene Schädelhirnverletzungen auftreten. Die gedeckten Schädelhirnverletzungen werden in der Regel durch stumpfe Gewalteinwirkung auf den freibeweglichen oder fixierten Schädel verursacht. Neben den intrakraniellen Traumafolgen können die Schädelweichteile und die Schädelkapsel verletzt sein. Zu diesen gedeckten Läsionen werden die Gehirnerschütterungen, die Hirnkontusionen sowie extracerebrale, d. h. epidurale und subdurale Blutungen gerechnet. Offene Schädelhirnverletzungen werden durch scharfe oder spitze Gewalteinwirkung hervorgerufen, so daß die Schädelweichteile, die Schädelkapsel, die harte Hirnhaut und das darunter liegende Hirnparenchym verletzt werden. Bei diesen offenen Schädelhirnverletzungen liegt eine freie Kommunikation zwischen extra- und intraduralem Raum vor, wodurch ein Höchstmaß an Infektionsgefährdung der liquorführenden Räume einerseits und des Hirnparenchyms andererseits gegeben ist.

Die Dringlichkeit der neurochirurgischen Versorgung von gedeckten und offenen schweren Schädelhirnverletzungen richtet sich nach dem Grad der bereits bestehenden oder zu erwartenden vitalen Gefährdung. Soweit es sich um polytraumatisierte Patienten handelt, müssen die Prioritäten bei der interdisziplinären Behandlung sofort nach der Aufnahme in die Klinik geklärt werden. Bei schädelhirnverletzten Patienten mit vitalbedrohlichen Verletzungen im Bereich des Thorax und des Abdomen, bei denen eine sofortige allgemeinchirurgische Intervention erforderlich ist, sollte vor dem operativen Eingriff Ausmaß und Art der cerebralen Läsion klinisch und neuroradiologisch abgeklärt werden. Aufgrund unserer eigenen Erfahrung hat sich nur selten die Notwendigkeit ergeben, in einer Sitzung eine intrakranielle raumfordernde Blutung und gleichzeitig eine vitalbedrohliche, extrakranielle Verletzung zu versorgen. Die neurochirurgische Entlastungsoperation besitzt immer dann Priorität, oder muß zumindestens gleichzeitig mit nicht aufschiebbaren Eingriffen in anderen Körperhöhlen durchgeführt werden, wenn eine raumfordernde intrakranielle Blutung zu beginnenden Einklemmungserscheinungen geführt hat. Eine primär anhaltende oder sekundär auftretende Bewußtseinsstörung, die Entwicklung einer Anisokorie und der Nachweis von neurologischen Halbseitensymptomen weisen in der überwiegenden Mehrzahl der Verletzten auf eine derartige posttraumatische Komplikation hin [2]. Die Symptome einer allgemeinen Hirnschädigung (Bewußtseinsstörung, Störung des Atemantriebes und Störungen der Pupillenfunktion) können bei schädelhirnverletzten Patienten mit Verletzungen der Extremitäten und/oder Körperhöhlenverletzungen auch auf einer cerebralen Minderperfusion im Kreislaufschock oder einer Hypoxämie bei respiratorischer Insuffizienz beruhen, und damit sekundärer Natur sein. Der Kreislaufschock bei Erwachsenen weist in der Regel auf eine zusätzliche extrakranielle Verletzung hin; bei Säuglingen und Kleinkindern sollten die Symptome des hämorrhagischen Schocks allerdings immer an die intrakranielle Blutung, vornehmlich an das epidurale Hämatom denken lassen [1]. Polytraumatisierte Patienten, bei denen eine Schädelhirnverletzung mit sog. aufgeschobener Dringlichkeit versorgt werden darf, können vorrangig allgemeinchirurgisch behandelt werden. Bei größeren chirurgischen Eingriffen im Bereich des Thorax, des Abdomen oder der Extremitäten darf jedoch nicht außer acht gelassen werden, daß unter Operationsbedingungen eine Überwachung der Bewußtseinslage, der Reaktionsfähigkeit und der Pupillenreaktion unmöglich bzw. erschwert ist. Im Hinblick auf mögliche zusätzliche kreislaufbedingte Belastungen des primärgeschädigten Gehirns sollte die Indikation zur operativen Versorgung nicht lebensbedrohlicher Begleitverletzungen zurückhaltend gestellt werden.

Vor der definitiven operativen Versorgung schadelhirnverletzter Patienten steht die klinisch-neurologische und neuro-radiologische Abklärung. Nach der Sicherung der Vitalfunktionen muß der Patient neurologisch untersucht werden. Dabei kann man sich auf folgende gezielte Untersuchungen beschränken.

1. Untersuchung der Bewußtseinslage. Der ansprechbare Patient kann bewußtseinsklar, verhangen oder somnolent sein. Der nicht ansprechbare, bewußtlose Patient zeigt gezielte Reaktionen auf Schmerzreiz, ungezielte Reaktionen auf Schmerzreiz und schließlich keine Reaktionen auf Schmerzreiz. Im letzteren Stadium können Reflexe noch auslösbar oder erloschen sein.
2. Die Untersuchung der Pupillenreaktion soll zeigen, ob die Pupillen bds. normal weit sind und auf Lichteinfall prompt reagieren oder ob eine einseitige oder doppelseitige Pupillenerweiterung mit noch vorhandener oder bereits erloschener Lichtreaktion vorliegen.
3. Die Untersuchung der Motorik erfolgt beim nicht ansprechbaren Patienten durch das Setzen von Schmerzreizen und die Beurteilung der unter-

schiedlichen Reaktion. Durch diese orientierende neurologische Untersuchung können hämatomverdächtige Symptome erfaßt werden: die primär anhaltende Bewußtlosigkeit bzw. der progrediente Bewußtseinsverlust, die Anisokorie sowie die Halbseitenlähmung. Untersuchungen am eigenen Krankengut haben allerdings gezeigt, daß Patienten mit verschiedenartigen intrakraniellen Blutungen innerhalb der ersten 6–8 h nach dem Unfallereignis einen ähnlichen klinischen Verlauf zeigen, so daß eine Unterscheidung von epiduralen und subduralen oder intracerebralen Hämatomen nicht möglich ist. Besonders muß darauf hingewiesen werden, daß auch wache Patienten lebensgefährliche intrakranielle Blutungen haben können; in unserem Untersuchungsgut wiesen immerhin 31% der Patienten innerhalb der ersten 6 h keine Störungen des Bewußtseins auf [3].

Da klinische Untersuchungen keinen hinreichenden Aufschluß über den Zustand des Patienten geben, müssen weitergehende diagnostische Maßnahmen erfolgen. Röntgenaufnahmen des Schädels in 2 Ebenen sollten, soweit die Zeit dazu reicht, stets angefertigt werden. Jede Frakturlinie, die eine der Hauptäste der A. meninges media kreuzt, muß als Hinweis auf ein epidurales Hämatom gesehen werden. Das Ausmaß von Impressionsfrakturen, insbesondere über dem S. sagittalis superior oder dem S. transversus, geben wichtige Informationen für das operative Vorgehen.

Das Echoencephalogramm stellt auch heute im Zeitalter der Computer-Tomographie in der Hand des Geübten eine gute Methode zum Aufsuchen von intrakraniellen posttraumatischen raumfordernden Prozessen dar. Im Not- oder Katastrophenfall ist die Indikation zur operativen Probefreilegung gegeben, wenn die klinische Untersuchung das Vorliegen hämatomverdächtiger Symptome, die röntgenologische Untersuchung den Nachweis einer Kalottenfraktur im Bereich der Hauptäste der A. meningea media und die echoencephalographische Untersuchung eine Verlagerung des Septum pellucidum ergeben haben.

Die Angiographie der Hirngefäße ist im Notfall indiziert, wenn eine computer-tomographische Untersuchung nicht durchgeführt werden kann, oder die vorgenannten Untersuchungen keinen Aufschluß über die intrakraniellen Verletzungsfolgen ergeben. Unter Zeitdruck ist keine Serienangiographie sondern lediglich eine Darstellung der Hirngefäße im AP- und seitlichen Strahlengang erforderlich.

Das Untersuchungsverfahren der Wahl stellt die Computer-Tomographie dar. Durch sie ist die Diagnostik der Schädelhirnverletzungen wesentlich verbessert und vereinfacht worden. Dies beruht vor allem auf der direkten Darstellung intrakranieller Blutungen, parenchymatöser Läsionen und auch des posttraumatischen Hirnödems, sowie deren Folgen im CT-

Schichtbild. Unsere Erfahrungen haben ergeben, daß die erste computertomographische Untersuchung von Patienten mit gedeckten Schädelhirnverletzungen gelegentlich keinen pathologischen Befund ergibt. Es ist deshalb ratsam, in diesen Fällen nach wenigen Stunden, in jedem Fall innerhalb von 24 h eine Kontrolluntersuchung durchzuführen, da sich sowohl intracerebrale Blutungen, als auch epidurale Blutungen erst sekundär manifestieren.

Die Indikation zur computer-tomographischen Untersuchung ist in der Akutphase bei allen Schädelhirnverletzten gegeben, die Bewußtseinsstörungen und/oder herdneurologische Symptome aufweisen. Der Nachweis raumfordernder epi- oder subduraler Blutungen erfordert ausnahmslos die sofortige Entlastungsoperation, sofern die klinischen Symptome nicht bereits den Hirntod anzeigen (Bewußtlosigkeit, Reaktionslosigkeit, gestörter oder erloschener Atemantrieb, bds. übermittelweite lichtstarre Pupillen von länger als 45 min Dauer) [4]. Kleinere extracerebrale Blutungen ohne bedeutsamen raumfordernden Effekt erfordern keine unverzügliche Operation; die Patienten müssen jedoch klinisch-neurologisch exakt beobachtet und in ihrer Bewußtseins- und Reaktionslage sorgfältig kontrolliert werden. Gegebenenfalls sind computer-tomographische Kontrolluntersuchungen angezeigt. Schädelhirnverletzte Patienten, deren initiales Computer-Tomogramm keinen pathologischen Befund zeigt, sind wie oben angedeutet, besonders kritisch zu beobachten; bei Verschlechterung des klinischen Zustandes sind computer-tomographische Kontrolluntersuchungen erforderlich, um sekundär aufgetretene Blutungen aufzudecken und gegebenenfalls zu operieren.

Die Indikation zur operativen Ausräumung von intracerebralen Kontusionsblutungen stützt sich in erster Linie auf den klinischen Befund und sollte nicht vom Computer-Tomogramm allein abhängig gemacht werden. Ausgedehnte operable, solitäre Kontusionsblutungen werden nur dann operiert, wenn die klinischen Symptome eine beginnende oder bereits manifeste Einklemmung im Mittelhirnschlitz, bzw. im Hinterhauptsloch anzeigen. Große intracerebrale Kontusionsblutungen bei bewußtlosen Patienten ohne herdneurologische Symptomatik rechtfertigen den operativen Eingriff, wenn die Hirnmassenverschiebung zu einer Verlagerung des Septum pellucidum von mehr als 6 mm geführt hat oder die Werte der intrakraniellen Druckmessung mehr als 20 mmHg erreicht haben. Diese Richtwerte stellen keine absoluten und stets verbindlichen Kriterien für die Indikation operativer Maßnahmen bei Kontusionsblutungen dar, es sind Kriterien, die sich aus unseren eigenen Erfahrungen ergeben haben. Letztlich wird in jedem Einzelfall die schwierige Indikationsstellung unter Beachtung aller klinischen und paraklinischen Befunde individuell entschieden werden müssen.

Das neurochirurgische Behandlungsprinzip offener Schädelhirnverletzungen besteht darin, jede offene in eine geschlossene Verletzung zu verwandeln. In der Regel besteht keine vitale Indikation zu einem akuten operativen Eingreifen, sodaß bei Patienten mit offenen Schädelhirnverletzungen abgewartet werden kann, bis optimale Operationsbedingungen gegeben sind und der Eingriff mit sog. „aufgeschobener Dringlichkeit" durchgeführt werden kann. Nach einer sorgfältigen Wundtoilette müssen Knochendefekte osteoklastisch oder osteoplastisch so erweitert werden, daß darunter gelegene Verletzungen der Dura mater, des Hirngewebes und größerer Gefäße gesehen werden können. Fremdkörper, Knochensplitter, Blutkoagel und Hirndetritus müssen radikal entfernt werden. Die sicherste Barriere gegen pathogene Keime stellt die intakte Dura dar, deshalb muß ein wasserdichter Verschluß der Dura mater, gegebenenfalls mit einem freien Transplantat aus der Fascia lata oder dem Periost des Schädeldaches vorgenommen werden.

Schußverletzungen können zu umschriebenen Impressionsfrakturen mit penetrierender Hirnverletzung führen. Sie sind grundsätzlich wie offene Schädelhirnverletzungen zu behandeln. Die operative Versorgung richtet sich nach dem Allgemeinzustand des Patienten und den mutmaßlich intrakraniellen Verletzungen, die durch das Computer-Tomogramm aufgezeigt werden. Eine unverzügliche Revision des Schußkanals ist jedoch indiziert, wenn die Verletzung zu einem raumfordernden, intrakraniellen Hämatom geführt hat. Eine prophylaktische antibiotische Therapie ist bei offenen Schädelhirnverletzungen nicht angezeigt.

Zur definitiven Versorgung schwer schädelhirnverletzter Patienten gehört selbstverständlich auch die postoperative intensive Überwachung und Versorgung. Die Diagnose und Behandlung postoperativer intrakranieller Drucksteigerungen stellen das Hauptproblem dar. Deshalb sollten schädelhirnverletzte Patienten, die nach einem Trauma länger als 24 h bewußtlos bleiben, mit einer intrakraniellen Druckmessung versorgt werden. Die Implantation eines Ventrikelkatheters, über den der intraventrikuläre Druck kontinuierlich gemessen werden kann, bietet den Vorteil, daß bei intraniellerDruckerhöhung zur Druckentlastung Liquor abgelassen werden kann. Zur intrakraniellen Druckmessung allein eignen sich gleichermaßen epidurale Drucksonden, insbesondere dann, wenn die Punktion der verlagerten oder komprimierten Ventrikel operationstechnisch schwierig ist. Nur die kontinuierliche Erfassung der intrakraniellen Druckwerte läßt eine gezielte Therapie zur Senkung des erhöhten intrakraniellen Druckes zu, bzw. eine Polypragmasie vermeiden. Neben der Überwachung der intrakraniellen Druckwerte, der Puls- und Atemfrequenz, sowie der Körpertemperatur ist eine exakte, fortlaufende klinisch-neurologische Überwachung dieser Patienten notwendig.

Der wichtigste neurochirurgische Aspekt zur definitiven Versorgung von Schwerverletzten im Krankenhaus stellt das gute Zusammenspiel von präoperativer Diagnostik, rascher Entlastungsoperation und intensiver postoperativer Betreuung mit strikter Einbindung in eine lückenlose interdisziplinäre Versorgung dar.

Literatur

1. Lanksch W, Kazner E (1971) Notfallsituationen bei Schädelhirnverletzungen im Kindesalter. Therapiewoche 21:3607–3609
2. Lanksch W (1982) Diagnostische und therapeutische Konsequenzen beim Schädelhirntrauma polytraumatisierter Patienten. In: Peter K, Lawin P, Jesch F (Hrsg) Der polytraumatisierte Patient, Thieme, Stuttgart New York, S 35–40
3. Lanksch W (1984) Schädel-Hirn-Traumen. In: Kirchhoff R (Hrsg) Triage im Katastrophenfall. Perimed, Erlangen, S 105–109
4. Marguth F, Lanksch W (1973) Klinische Symptome im Vorfeld des Hirntodes. In: Krösl W, Scherer E (Hrsg) Die Bestimmung des Todeszeitpunktes. Maudrich, Wien, S 71–74

27 Die Versorgung des Brandverletzten

(P. R. Zellner)

Bevor auf die Versorgung des Brandverletzten im Massenanfall im Krankenhaus eingegangen wird, müssen zunächst organisatorische Fragen angesprochen werden. Es kann nicht oft genug betont werden, daß bei einem Massenanfall von Brandverletzten dem Triage-Arzt eine besondere Bedeutung zukommt, da es bei dieser Verletzung aus pathophysiologischen Gründen keine „Nach-Triage" geben kann. Die Auswahl der therapiewürdigen Patienten hat am Unfallort und nicht, wie zum Teil irrtümlich angenommen wird, in der Eingangshalle eines Krankenhauses zu erfolgen; jedoch ist eine erneute Sichtung der Verletzten bei der stationären Aufnahme wertvoll.

Weiterhin steht fest, daß nicht nur Krankenhäuser mit Brandverletztenstationen, sondern jedes Krankenhaus zur chirurgischen Versorgung dieses Verletztenkollektivs herangezogen werden muß. Der Triage-Arzt soll ein auf dem Gebiet der Therapie der Brandverletzungen erfahrener Arzt sein und die Annahme, daß ein im Rettungsdienst tätiger Arzt diese Aufgabe in gleicher Weise übernehmen kann, muß in Frage gestellt werden. Das Programm dieses Kongresses zeigt eindeutig auf, daß die Verantwortlichen erkannt haben, daß Katastrophe nicht gleich Katastrophe ist und beim Massenanfall von Verletzten zwischen Vergiftungen, mechanischen Verletzungen und Brandverletzungen zu unterscheiden ist.

Der am Unfallort befindliche Arzt muß die Verletzten in Abhängigkeit von Ausdehnung und Tiefe ihrer Verletzung auf die umliegenden Krankenhäuser verteilen, wobei nach Kategorien eingeteilt folgende Krankenhäuser zur Verfügung stehen.

1. Krankenhäuser mit Spezialstationen für Brandverletzte;
2. Krankenhäuser mit allgemeinen Intensivstationen;
3. Krankenhäuser der Erstversorgung.

Ahnefeld hat anläßlich der 1. Tagung der Deutschen Gesellschaft für Katastrophenmedizin bereits darauf hingewiesen, daß in allen Ländern Brandschutzgesetze vorliegen und es nunmehr die Aufgabe der Ärzteschaft ist, diese mit Leben zu erfüllen. Dementsprechend sollte auch der dirigierende Arzt am Unfallort einen guten Überblick über die Katastrophenpläne der Gemeinde bzw. des Landes haben und darüber informiert sein, wie viele Brandverletzte von den einzelnen Krankenhäusern aufgenommen werden können. Besteht eine Diskrepanz zwischen Nachfrage und Angebot, so müssen die Patienten gleichmäßig auf die zur Diskussion stehenden Krankenhäuser verteilt werden. Im Rahmen von Übungen sollte dieses Zusammenspiel zwischen Triage-Arzt und den Krankenhäusern als Verbundsystem, wie es bereits in Münster besteht, geprobt werden, und es ist bereits darauf hingewiesen worden, daß besonders gefährdete Industrieanlagen sich mit den umliegenden Krankenhäusern ins Benehmen setzen sollten, um unter Berücksichtigung der Spezifität der zu erwartenden Verletzungen Katastrophenpläne auszuarbeiten.

Beim Massenanfall mit mechanischen Verletzungen kann gesagt werden, daß die Bundesrepublik über eine große Anzahl von Traumatologen verfügt, die im Notfall zusammengezogen werden können; jedoch wird sich bei der Versorgung der Brandverletzten der Mangel an ausgebildeten Ärzten spürbar ungünstig auswirken. Auf dieses Problem hat der Autor bereits im Jahre 1978 hingewiesen.

Von den Maßnahmen der üblichen Regelversorgung werden beim Massenanfall nur noch die Aufrechterhaltung der vitalen Funktionen, d. h. Freihaltung der Atemwege und Kreislaufauffüllung im Vordergrund stehen. Dabei sollte nicht unberücksichtigt bleiben, daß im Interesse des weiteren Verlaufes zumindest genügend Blut zur Bestimmung der wesentlichen Parameter zu entnehmen ist. Sicher wird entsprechend der Logistik des Krankenhauses eine Aufarbeitung dieses Materials nicht sofort durchführbar sein.

Andere Maßnahmen, die zeitaufwendig sind, wirken sich nur ungünstig auf die Versorgung einer größeren Zahl von Verletzten aus. Aus der Erfahrung kann gesagt werden, daß ein geschulter Arzt für die Regelversorgung eines Brandverletzten mindestens 30 min benötigt, und zwar unter der Voraussetzung, daß ihm genügend geschultes Pflegepersonal zur Verfügung steht.

Bisherige Erfahrungen aus Explosionsverletzungen lehren, daß in einem hohen Prozentsatz mit Inhalationsschäden gerechnet werden muß. Da im Katastrophenfall technisch aufwendige Verfahren zur Diagnostik nicht zur Anwendung kommen können, sollte zumindest bei Gesichtsverbrennungen, bei denen es durch die starke Ödembildung zu einer Verlegung des Atemweges kommen kann, die nasale Intubation angestrebt werden; hieraus ergibt sich die Notwendigkeit, daß jeder ausgebildete Chirurg in der Lage sein muß, eine Intubation durchzuführen.

Die andere Maßnahme zur Aufrechterhaltung der Vitalfunktion ist die Infusionstherapie. Auf keinen Fall darf ein Zugang gewählt werden, der technisch kompliziert ist und zu Komplikationen führen kann. So wird sich der Subklaviakatheter nicht für den Massenanfall anbieten, sondern man wird, wenn möglich, dem peripheren Zugang den Vorzug geben.

Die Wertigkeit von kolloidalen Lösungen oder Elektrolytlösungen zur Schockbehandlung des Brandverletzten ist immer wieder diskutiert worden. Vergleichende Untersuchungen wurden in der Spezialabteilung der Berufsgenossenschaftlichen Unfallklinik in Ludwigshafen erarbeitet – und auf dem Unfallchirurgenkongreß im November 1982 in Berlin vorgetragen. Die bisherigen Untersuchungen haben ergeben, daß in den ersten 24 h bei der Gabe von Elektrolytlösungen der Hämatokrit ansteigt, der Gesamteiweißwert des Blutes und auch der onkotische Druck deutlich abfallen. Obwohl dieses bei den eiweißhaltigen Lösungen nicht der Fall ist, konnten bei Verwendung von Elektrolytlösungen keine negativen Auswirkungen auf den Gesamtverlauf beobachtet werden, wenn hämodynamische Parameter wie onkotischer Druck, Gesamteiweißspiegel im Serum, Herzzeit-Volumen, Wedge-Druck und Pulmonalarteriendruck Berücksichtigung finden. Es ist darauf hinzuweisen, daß bei der Elektrolyttherapie nach Ablauf von 18–24 h die Eiweißsubstitution einsetzen muß. Eine nachträgliche Verabreichung der in den ersten 18–24 h nicht gegebenen Eiweißmenge ist nicht erforderlich. Mit einer entsprechenden Formel kann nach weiteren 24 Stunden ein Ausgleich des Gesamteiweißspiegels erreicht werden. In diesem Zusammenhang ist im Hinblick auf die Logistik zu erwähnen, daß zur Versorgung der auf einem Campingplatz in Spanien Verletzten und in Barcelona behandelten Patienten Eiweißlösungen aus der Bundesrepublik eingeflogen werden mußten. Bei Verwendung der Elektrolytlösung kommt es also in den ersten Stunden zu einer Einsparung von kolloidalen Lösungen. Dieser Tatsache kommt sicherlich eine Bedeutung zu. Welche Infusionsformel gewählt wird, scheint nicht entscheidend zu sein. Vergleicht man die von uns bevorzugte Schockformel von Muir u. Barclay und die von Baxter, so ist festzustellen, daß unter Berücksichtigung der Addition von Eiweißlösungen und metabolischem Flüssigkeitsbedarf bei Muir u. Barclay das gleiche Volumen in den ersten 24 h gegeben wird wie bei Baxter (Tabelle 1).

Wie bereits oben erwähnt, setzen wir nach den ersten 24 h, für die wir bei Massenanfall die Ringerlaktatlösung empfehlen, unsere Substitutionstherapie nach der Formel von Muir u. Barclay fort, (Tabelle 2).

Therapeutische Möglichkeiten der Plasmaexpander müssen zurückhaltend gesehen werden, da wegen der Nebenwirkungen größere Mengen nicht kritiklos verabreicht werden dürfen.

Die Erstversorgung im Katastrophenfall wird durch die Gabe von Analgetika und die Tetanusprophylaxe ergänzt.

Tabelle 1. Infusionsmenge in den ersten 24 h nach Verbrennung (z. B. 70 kg KG, Verbrennung von 30% der Körperoberfläche)

	Baxter	Muir u. Barclay
	4 ml Ringerlaktat/ kg KG/% verbrannte Körperoberfläche	0,5 ml Humanalbumin 5%/kg KG/% verbrannte Körperoberfläche/Schockphase + 3000 ml isotone Elektrolytlösung
Erste 8 h	4000 ml Ringerlaktat	2000 ml Humanalbumin + 1000 ml EL
Darauffolgende 18 h	4000 ml Ringerlaktat	3000 ml Humanalbumin + 2000 ml EL
Gesamtmenge	~ 8000 ml Ringerlaktat	~ 5000 ml Humanalbumin + 3000 ml EL

Tabelle 2. Schema Formel nach Muir, Barclay u. Zellner

Verbrannte Körperoberfläche × kg KG × 0,5 = XmlPPL

1. Periode
4 h
2. Periode
4 h
3. Periode
4 h
4. Periode
6 h
5. Periode
6 h
6. Periode
6 h
7. Periode
6 h
8. Periode
12 h
9. Periode
24 h

Es ist auch für einen erfahrenen Arzt ohne eine exakte Wundtoilette nicht immer leicht, die Ausdehnung und besonders die Tiefe der Brandverletzung zu bestimmen. Da für die Errechnung der genauen Infusionsmenge aber die Ausdehnung und das Gewicht des Patienten die Grundlage bilden, erscheint es mir nicht angebracht, sich in den ersten Stunden überhaupt mit einer Formel zu befassen. Es soll für viele Patienten eine möglichst ausreichende Versorgung gewährleistet werden, die an dem Versuch, die Infusionsmenge unter Heranziehung von Ausdehnung und Gewicht zu bestimmen mit der entsprechenden Wundtoilette und dem damit verbundenen Zeitaufwand, scheitern kann.

Daher erscheint es vertretbar, in den ersten Stunden mit einer Standardmenge zu arbeiten. Wie in der Tabelle 1 dargestellt, bietet sich die Menge, die einem 70 kg schweren Patienten mit einer 30%igen zweit- oder drittgradigen Verbrennung zu geben ist, an. Die dafür erforderlichen 8 l Flüssigkeit

Die Versorgung des Brandverletzten

können entsprechend der Baxter-Formel in eine erste 8-h- und in eine folgende 16-h-Phase aufgeteilt werden. Auch wenn dieses Vorgehen sehr undifferenziert erscheint, so wird damit eine leichtere Kontrolle der Therapie beim Massenanfall erzielt. Kommt es zu einer Überinfusion oder Unterinfusion, so wird auf die Anzahl der Patienten gesehen sicher mehr erreicht als bei einem zu differenzierten Vorgehen. Im Rahmen einer mehrere Stunden später erforderlichen Evaluation kann dann der individuelle Volumenbedarf exakt berechnet werden.

Erst nach Sicherung der vitalen Funktion, die beim Massenanfall viele Stunden in Anspruch nehmen wird, kann nach Wiederherstellung einer annähernd geordneten Logistik die lokale Wundversorgung mit Reinigung der Wunde und Oberflächentherapie ins Auge gefaßt werden. Im Vordergrund stehen auch hier die Entlastungsschnitte bei zirkulären drittgradigen Verletzungen im Thoraxbereich und an den Extremitäten. Die lokale Wundtherapie mit PVP-Jod, die sich in Ludwigshafen nunmehr an 1600 Fällen bewährt hat, wird neuerlich wegen der Beeinflussung der Schilddrüsenfunktion diskutiert. Eine neuere Studie mit einer Nachkontrolle nach 6 Monaten hat keine zusätzlichen Risikofaktoren erkennen lassen. Das PVP-Jod hat neben seiner guten bakteriziden Wirkung einen deutlichen gerbenden Effekt mit Konservierung der thermisch zerstörten Haut; auch dieser Effekt darf beim Massenanfall nicht übersehen werden, da in den ersten Tagen nach dem Unfall sicherlich nicht an eine chirurgische Versorgung zu denken ist.

Zusammenfassend kann gesagt werden, daß für die Triage beim Brandverletzten gerade der Erfahrendste gut genug ist; auf keinen Fall sollte in den ersten Stunden eine zu differenzierte Therapie angestrebt werden, Quantität hat hier zunächst einmal Vorrang vor Qualität.

Auch wenn im Katastrophenfall nicht alle Probleme vorhergesehen werden können, so ist doch eine Absprache zwischen den verantwortlichen Institutionen erforderlich und sind realitätsbezogene Übungen sicherlich wünschenswert.

28 Die Intensivpflege von Patienten mit schwerem Trauma

(O. Norlander)

Nachdem die Erste Hilfe geleistet und die für eine sinnvolle Fortsetzung der Intensivpflege nötigen chirurgischen Eingriffe korrekt vorgenommen worden sind, kommt die mühevolle und kritische, oft zeitaufwendige Intensivpflege.

Das Konzept der Intensivpflege wird unter Priorität vitaler Organsysteme ausgearbeitet.
1. Luftwege und Atmung,
2. Zirkulation und Gastransport,
3. Therapie mit spezifischer Prophylaxe von ARDS, Infektionen und Sepsis, streßmetabolen Faktoren,
4. Schmerztherapie,
5. Schlußphase der Intensivpflege.

1. Luftwege und Atmung

1.1 Luftwege und Ventilation

Wie schon in vielen Zusammenhängen betont wurde, besteht eine wichtige Voraussetzung für jede weitere Therapie in der sofortigen Versorgung der freien Luftwege und der Etablierung einer adäquaten Ventilation. Auf der Intensivpflegestation wird die Therapie mit mechanischer Beatmung zur Optimierung des Sauerstofftransportes des Patienten angepaßt. Ich meine damit, daß die Behandlung optimiert wird in Hinblick auf eine ausreichende arterielle Sauerstoffsättigung bei möglichst niedrigem Sauerstoffgehalt des Atemgases, d.h. die PA-Pa-Differenz wird minimiert. Die Beatmung wird weiterhin so angepaßt, daß das HZV und somit der Sauerstofftransport möglichst optimal werden. In der Praxis haben alle modernen Respiratoren Möglichkeit zur Einstellung verschiedener Beatmungsformen, um eine individuelle Anpassung und Maximierung der eben genannten atemmechanischen Parameter zu erreichen. Bekanntlich reduziert die mechanische Beatmung das HZV unter anderem durch Verringerung des venösen Rückflusses und bewirkt so eine Senkung des Sauerstofftransportes, den wir als Produkt aus dem HZV und dem arteriellen Sauerstoffgehalt berechnen. Während der einleitenden Phase der Behandlung des traumatisierten Patienten dürfte die „mandatory ventilation" (kontrollierte Beatmung) die hauptsächlich eingesetzte Beatmungsform sein. Sie ermöglicht eine angemessene oder sogar totale Schmerzlinderung, verringert die Atmungsarbeit und erleichtert das Erreichen der im Hinblick auf die Atemtherapie gesetzten Ziele. Die Beatmung wird zur Optimierung der Blutgas- und pH-Werte angepaßt. Nachdem sich Zirkulation, Luftwege und Lunge stabilisiert haben, können auch andere Formen partieller oder völliger Spontanatmung bei angeschlossenem Respirator in Frage kommen – dies zur weiteren Verbesserung der kardiovaskulären Parameter. Solche Beatmungsformen sind IMV (Intermittent Mandatory Ventilation), sowie die in letzter Zeit mehr und mehr eingesetzten MMV (Mandatory Minute Ventilation) und EMMV (Extended MMV).

Über das Hauptziel der mechanischen Ventilation hinaus, nämlich angemessene Beatmung und Sauerstofftransport, erzielt man auch eine spezifische therapeutische Wirkung, die pathophysiologischen Veränderungen der Lunge als Folge des Traumas entgegenwirkt. Die Kombination mechanische Beatmung, Trauma, Bettlägrigkeit usw. reduziert bekanntlich die funktionelle Residualkapazität (FRC) der Lunge. Die Folgeerscheinungen sind Kollaps peripherer Luftwege und Verschlechterung des Ventilations-Perfusions-Quotienten der Lunge. Das Risiko für Shunteffekte im Zusammenhang mit einer Vergrößerung des toten Raumes wächst. Mäßiger kontinuierlicher Überdruck (PEEP) führt im allgemeinen zu ansteigender Sauerstoffspannung und wirkt einem Kollaps der Luftwege entgegen, indem die funktionelle Residualkapazität steigt, beziehungsweise der Luftwegswiderstand sinkt. So kann der Sauerstoffgehalt des Atemgases gesenkt werden und man vermeidet unerwünschte Kombinationseffekte auf das Alveolarepithel, besonders im Hinblick auf die Entstehung des ARDS. Der Einsatz mechanischer Beatmung mit PEEP im Zusammenhang mit instabiler Zirkulation, besonders bei Hypovolämie, erfordert äußerst genaue Überwachung der zirkulatorischen Parameter des Patienten. Im allgemeinen sind für ausreichenden Füllungsdruck sowohl des rechten als auch des linken Herzens Flüssigkeitszufuhren nötig.

Man darf auch die iatrogenen Effekte von hohem PEEP nicht vergessen. Hohe PEEP-Werte von 25–40 cm H_2O können Barotrauma und Pneumothorax zur Folge haben, was in kritischen Situationen von ausschlaggebender Bedeutung für den Patienten sein kann. Besonders bei Patienten mit Lungentrauma ist das Risiko für derartige Komplikationen auch bei relativ geringem PEEP groß. Die große Mehrzahl von Patienten kann jedoch erfolgreich mit kontrollierter Beatmung in traditioneller Form behandelt werden, d. h. mäßige Atemfrequenz (10–20/min), normales Atemvolumen und ein PEEP von ungefähr 5–10 cm H_2O. Bei einzelnen Patienten mit bronchopleuralen Fisteln, verursacht durch Ruptur der Bronchen oder durch infektiöse Prozesse, kann die traditionelle Beatmung auf Grund großer Leckage der Luftwege ungeeignet sein. In diesem Fall hat sich die Hochfrequenzventilation vereinzelt bewährt. Die Hochfrequenzmethoden sind in der Routine jedoch schwer durchführbar und dürften lediglich an Institutionen mit besonderer Erfahrung auf diesem Gebiet in Frage kommen.

1.2. Die spezielle Zielsetzung der Atemtherapie

Bei einer Kombination umfassender Organschäden tritt gewöhnlich auch ein zerebrales Trauma auf. Um das Hirnödem-Risiko zu verringern und die zerebrale Zirkulation zu optimieren, setzt man vielerorts routinemäßig eine gewisse Hyperventilation ein. Das Ödemrisiko wird geringer und die optimierte zerebrale Zirkulation verbessert die Perfusion geschädigter Gebiete ohne Risiko für das sogenannte „steal"-Phänomen. Bei allen Patienten mit festgestellten Schädelverletzungen, also auch nach hypoxischen Episoden auf Grund von Zirkulationsstörungen, sollte diese Hyperventilationstherapie eingesetzt werden.

1.3. Die spezielle Atemtherapie gegen das ARDS – die Konsolidierung der Lunge

Trotz bester primärer Schocktherapie, trotz Infektionsbekämpfung usw. tritt bei einem Teil von Patienten ein ARDS auf und die Oxygenierung des Blutes verschlechtert sich fortlaufend. Nach Daten aus den USA (Pontoppidan et al. 1981) zu urteilen, ist die Mortalität bei ARDS hoch. Der Grundgedanke der Therapie des ARDS besteht darin, die Initiierung der verschiedenen Kaskadensysteme zu verhindern, die als Ursache der ARDS-Symptomatologie betrachtet werden. Kennzeichen des ARDS sind grobe Ventilations-Perfusions-Veränderungen mit unzureichender arterieller Sauerstoffspannung, die unter anderem auf intrapulmonären Shunts beruht, großer toter Raum sowie ungünstige atemmechanische Verhältnisse mit niedriger Compliance und erhöhtem Gefäßwiderstand, verursacht durch strukturelle Veränderungen der Lunge. Die verschiedenen Therapien des ARDS beruhen auf einem Versuch zur Optimierung der V_A/Q-Verhältnisse in der Lunge. Dies kann unter anderem mit differenzierter Beatmung der Lunge erreicht werden. Die Methode ist relativ neu und beruht auf einer getrennten individuellen Beatmung der beiden Lungenhälften. Außerdem erhält diejenige Lunge PEEP, die die beste Perfusion aufweist. Voraussetzung dazu ist, daß sich der Patient in Seitenlage befindet, wodurch man die hydrostatisch-dynamisch bedingte Verbesserung der Perfusion der unteren Lunge ausnutzt, die mit PEEP ventiliert wird. Dadurch wird die Beatmung der Perfusion der Lunge angepaßt und die Sauerstoffspannung wird erhöht bei beibehaltenem oder sogar erhöhtem HZV. Die klinischen Erfahrungen mit dieser Behandlungsform sind bisher relativ gering, jedoch weisen die vorgelegten Ergebnisse auf die Durchführbarkeit der Methode.

Eine andere Methode zur Verbesserung der V_A/Q-Verhältnisse und zur Heilung der pathologischen Prozesse in der Lunge ist die von Gattinoni et al. angewendete Methode der extrakorporalen Kohlensäureelimination und gleichzeitiger Diffusionsatmung im Hinblick auf Sauerstoff. Bei langsamer Perfusion von ungefähr 25–30% des Pulmonalisflusses wird die Kohlensäure mit Hilfe eines Oxygenators vollständig eliminiert. Der Atmungsdrive des Patienten sinkt stark ab, und die Oxygenierung geschieht entweder durch reine Diffusionsatmung von Sauerstoff oder durch mechanische Beatmung mit niedriger Frequenz und geringem Atemvolumen. Dadurch sinken die Anforderungen an die Lunge verglichen mit konventioneller Respiratorbehandlung bei großem Volumen und PEEP. Gattinonis Versuche werden als erfolgversprechend betrachtet und mit großer Aufmerksamkeit verfolgt. Sie haben neues Interesse für diese Behandlungsmethode geweckt.

2. Zirkulation und Gastransport

Die Optimierung und Überwachung der Zirkulation ist die zweitwichtigste Funktion der Intensivpflege. Die initiale Phase der Therapie schwer traumatisierter Patienten ist gewöhnlich mit der Zufuhr großer Mengen Blut, Plasmasubstituten und Kristalloiden verbunden, welche zur Kompensierung akuten Blutverlustes, extravasalen Flüssigkeitsverlustes und extrazellulärer Ödembildung nötig sind. Nachdem sich die Zirkulation stabilisiert hat, sehen wir oft einen Flüssigkeitsüberschuß, der sowohl zu akutem Herzversagen führen kann, besonders bei Patienten mit Myokardschwäche, als auch zu einem interstitiellen lungenödemartigen Zustand, welcher ein guter Nährboden für die Entstehung des ARDS sein kann. Bei vielen traumatisierten Patienten ist aufgrund der Schwere des Traumas auch das Myokard direkt betroffen, und eine Optimierung von Flüssigkeitstherapie und Myokardfunktion ohne genaue kontinuierliche Überwachung der wichtigsten zentralzirkulatorischen Parameter kann schwer sein. Dies geschieht mit einer Kathetermethode nach Swan-Ganz. Man mißt den Füllungsdruck des rechten Herzens, den Lungenarteriendruck sowie den Lungenarterien-

Okklusionsdruck (PAO – pulmonary artery occlusion), welcher dem Füllungsdruck von linkem Herzvorhof und linker Kammer entspricht. Gleichzeitig kann man mit Hilfe von Thermistoren das HZV bestimmen. Die synchrone Registrierung von peripherem Arteriendruck und Herzfrequenz gestatten die Konstruktion eines zirkulatorischen Profils des Patienten, welches die Ausarbeitung einer pharmakologischen Therapie erleichtert. Eine zentralzirkulatorische Überwachung dieser Art ist eine Notwendigkeit in erster Linie bei schwer traumatisierten Patienten mit problematischer Flüssigkeitsbalance oder Myokardschwäche. Besonders wichtig ist sie im Zusammenhang mit Manipulationen der Respiratoreinstellung und verschiedenen PEEP-Werten.

2.1. Übrige Organsysteme – die Beurteilung der Therapie

Akutes Nierenversagen – die Schock-Niere – war früher eine sehr gefürchtete und oft vorkommende Komplikation im Zusammenhang mit schweren Traumata und Flüssigkeitsverlusten. Heute ist dank angemessener Flüssigkeitsbehandlung das Risiko der Schockniere geringer, sie kommt jedoch in gewisser Frequenz in einem späteren Stadium der Behandlung als früher immer noch vor. Eine genaue Überwachung der Nierenfunktion, die Messung der Urinmenge, des Konzentrationsvermögens und der Elektrolytausscheidung ist ein integrierter Bestandteil der Intensivpflege schwer erkrankter Patienten. Bei Patienten mit Oligurie oder einer anderen Form von Nierenversagen hat man oft Schwierigkeiten mit der Zufuhr hinreichender Mengen Flüssigkeit. Hier wurde in letzter Zeit mit gutem Erfolg eine aktive Therapie eingesetzt, die den Flüssigkeitsüberschuß mit Hilfe von Hämoperfusion und Plasmapherese eliminiert. Die etablierte Hämodialyse gehört selbstverständlich ebenfalls zu diesem Therapiearsenal.

3. Streß, Schmerzen und metabole Veränderungen

Das akute Trauma und der damit zusammenhängende therapeutische Eingriff am Patienten sind oft mit maximalen Streßreaktionen vereinigt und bewirken die Ausschüttung von Streßhormonen, Katecholaminen usw. Von größter Bedeutung für den Patienten ist daher eine angemessene primäre Schmerzlinderung. Das Trauma kann auch zu schweren katabolen Zuständen führen, denen schnellstens vorgebeugt werden sollte. Mit Hilfe von Analgetika und Sedativa erreicht man adäquate Schmerzlinderung und Entspannung, am besten in kontinuierlicher Infusion und zur Aufrechterhaltung der peripheren Zirkulation in Kombination mit zentralnervös und peripher wirkenden Pharmaka. Der frühzeitige Einsatz von Epiduralblockaden (PDA) während therapeutischer Eingriffe und zu Beginn der Intensivpflege ist eine sehr wirksame und effektive Methode der Schmerzlinderung, die außerdem einen bedeutenden entspannenden Effekt hat. Die Methode mit kontinuierlichem PDA-Katheter und der Einsatz von Lokalanästhetika in Kombination mit Opiaten wie Morphin, Fentanyl und Pethidin kann dem Patienten außerordentlich effektive und zielgerichtete Schmerzlinderung verschaffen. Sie erleichtert die tägliche Pflege des Patienten, das Umdrehen, die Versorgung unstabilisierter Frakturen usw.

3.1. Die Prophylaxe des ARDS

Wir früher angedeutet, ist bei Traumapatienten das Risiko für ein ARDS groß, und um die Entstehung dieses Syndroms zu verhindern, müssen so früh wie möglich therapeutische Maßnahmen vorgenommen werden. Zu diesem Therapiekomplex gehört der Einsatz von Heparin, um disseminierter intravasaler Koagulation vorzubeugen, frisches gefrorenes Plasma sowie in gewissen Fällen Konzentrate von Koagulationsfaktoren wie Faktor VIII (AHF) oder IX, X und II.

4. Metabole Veränderungen – Katabolismus

Bei großen Gewebeschäden und Trauma in Kombination mit gastrointestinaler Funktionsschwäche muß schon zu Beginn der Intensivpflege auf geeignete Ernährung geachtet werden. Im Prinzip bedeutet dies, daß die Zufuhr von Kohlenhydraten, Fett und Aminosäuren eingeleitet wird, sobald das zirkulatorische Volumengleichgewicht erreicht worden ist. Die Literatur für die Zusammenstellung der parenteralen Nutrition ist umfassend und reichhaltig, und man ist sich heute einig über die Bedeutung einer geeigneten und richtig komponierten Ernährung. Auch wenn die individuelle Zusammensetzung diskutiert wird, ist die Kombination von Fett, Kohlenhydraten und Aminosäuren auf jeden Fall in Europa eine etablierte Behandlung. Betreffs der Energiezufuhr ist man weiterhin unsicher, und es gibt Beispiele von Über- als auch Unterernährung. Eine Ursache dafür ist, daß man bis auf gewisse spezielle Patientengruppen den Energieverbrauch nicht in der Routine messen konnte. Heute haben wir diese Möglichkeit: Ein häufig vorkommender Respirator wurde mit einem sogenannten „metabolic computer" ausgerüstet. Er mißt die Sauerstoffaufnahme, die Kohlensäureelimination und berechnet den RQ während etablierter Respiratorbehandlung. Diese Methode ist so neuartig, daß bisher noch kein umfangreicheres Material über die Korrelation zwischen Trauma, Sauerstoffabsorption, Energieverbrauch und Ernährung vorliegt. Vor kurzer Zeit wurde sie in einer Anzahl von Untersuchungen an unserer Klinik mit konventionellen physiologischen Methoden verglichen. Wir haben gezeigt, daß die Genauigkeit der Methode für die klinische Praxis völlig ausreichend ist und daß die Bestimmung der Sauerstoffabsorption statistisch nicht mehr als 2,5 % von der etablierten Douglas-Methode abweicht. Mit der Möglichkeit, kontinuierlich die Sauerstoffaufnahme und den RQ des Patienten zu bestimmen, können wir nicht nur die parenterale Ernährung der schwer traumatisierten Patienten optimieren, sondern wir haben hier ein Instrument, um den Effekt und den geeigneten Zeitpunkt für die Entwöhnung vom Respirator festzustellen. Damit wird die Rehabilitierung des Patienten erleichtert werden, und man erzielt ein rascheres Überführen des Patienten von der Intensivstation zur chirurgischen Pflegestation.

Mit dieser Übersicht sollten lediglich einige der fundamentalsten Probleme der Intensivpflege aufgezeigt werden, ohne deren Beachtung es unmöglich sein würde, schwer traumatisierte Patienten wiederherzustellen und zu einem sinnvollen Dasein zurückzuführen.

29 Die Versorgung mit Blut und Blutbestandteilen im Katastrophenfall

(S. Seidl)

Die Bereitstellung von Blut und Blutbestandteilen im Katastrophenfall unterscheidet sich insofern von der Bereitstellung anderer Arzneimittel, als es sich beim Blut um ein Arzneimittel mit begrenzter Haltbarkeit handelt. Dies gilt insbesondere für die zellulären Blutbestandteile. Hier sind mit den üblichen Konservierungsverfahren nur Lagerungszeiten von wenigen Tagen bis einigen Wochen möglich (Tabelle 1). Keine größeren Schwierigkeiten bereitet die ausreichende Bevorratung plasmatischer Blutbestandteile. Dies gilt sowohl für Albumin (5% bzw. 20% Lösung) als auch für Gammaglobulin-Lösungen und für die Lagerung von Gerinnungsfaktoren, die heute meist in lyophilisierter Form vorliegen. Diese Präparate können z. T. mehrere Jahre gelagert werden.

Die vergleichsweise kurzfristigen Konservierungszeiten für zelluläre Blutbestandteile ergeben sich aus der relativ kurzen Lebensdauer dieser Blutzellen. So beträgt die Lebensdauer der Erythrozyten 100–120 Tage, die Lebensdauer der Thrombozyten 10–12 Tage, während Granulozyten nur für wenige Tage im Blut zirkulieren. Granulozyten-Konzentrate können deshalb nicht gelagert werden; für die Transfusion kommen nur frisch hergestellte Präparate in Betracht. Ob jedoch Granulozyten-Präparate im K-Fall erforderlich sind, erscheint zumindest fraglich.

Tabelle 1. Lagerung von Blut und Blutbestandteilen

Vollblut	5 Wochen	4 °C
Erythrozyten-Konzentrat	5 Wochen	4 °C
Thrombozyten-Konzentrat	5 Tage	22 °C
Granulozyten-Konzentrat	0 Tage	–
Frisch gefrorenes Plasma	1 Jahr	−30 °C
Prothrombinkomplex[a]	2 Jahre	4 °C
Kryopräzipitat[a]	1 Jahr	4 °C
Faktor VIII-Konzentrat[a]	2 Jahre	4 °C
Albumin, PPL	3 Jahre	RT
Immunglobuline	1 Jahr	4 °C

[a] Lyophilisiert

Tabelle 2. Tiefkühlkonservierung von Blutzellen

	Schutzsubstanz	Temp.
Erythrozyten	15–20% Glycerin	–196 °C
	50% Glyzerin	– 80 °C
Thrombozyten	5% DMSO	– 80 °C
	5% Glyzerin	– 80 °C
Vorteil:	Lagerung für Jahre (evtl. Jahrzehnte)	
Nachteile:	Entfernung der Schutzsubstanz (zeitraubender bzw. konstenintensiver Waschprozeß). Erforderlich sind spezielle Tiefkühltruhen (Stromanschluß) oder Spezialtanks für flüss. Stickstoff (Nachschubprobleme!)	

Sowohl für Erythrozyten als auch für Thrombozyten existieren seit einigen Jahren Tiefkühlverfahren (Tabelle 2). Hier werden die Zellen bei Temperaturen von –80 °C (in einer speziellen Tiefkühltruhe) bzw. bei –196 °C (in einem Spezialtank mit flüssigem Stickstoff) nach Zusatz einer Schutzsubstanz (Glyzerin oder DMSO) eingefroren. Auf diese Weise konservierte Blutzellen können viele Jahre (evtl. Jahrzehnte) konservirt werden. Nachteilig ist jedoch, daß die zugesetzte Schutzsubstanz wieder entfernt werden muß, da die Blutzellen sonst wegen eines osmotischen Ungleichgewichtes nach der Transfusion im Empfängerorganismus zerstört würden. Diese Entfernung ist bei den konventionellen Waschverfahren sehr zeitraubend, bei Verwendung automatisch arbeitender Waschzentrifugen sehr kostenintensiv. Im letzteren Fall können zusätzliche Schwierigkeiten bei der Bedienung durch nicht eingeübtes Personal hinzukommen. Es verwundert deshalb nicht, daß der Tiefkühlkonservierung keine Bedeutung für die Bevorratung von Blutkonserven beigemessen wird.

Somit müssen andere Wege beschritten werden, um auch im K-Fall über eine ausreichende Blutversorgung zu verfügen. Die Blutspendedienste des Deutschen Roten Kreuzes haben hierfür einen flächendeckenden Plan aufgestellt. In jedem Bundesland ist ein DRK-Blutspendedienst tätig, der meist über mehrere Institute verfügt. Auf diese Weise ist die Bundesrepublik Deutschland mit einem Netz von DRK-Blutspendediensten überzogen. Geht man davon aus, daß im K-Fall über das übliche Versorgungsgebiet hinaus ein etwa kreisförmiges Gebiet mit einem Radius von 75–100 km versorgt werden kann, so entstehen mehrere sich überlappende Gebiete, d.h. Gebiete in die mehrere Blutspendedienste Blutkonserven liefern können. Aus dem jeweiligen Konservenvorrat kann je nach Größe der Institute eine bestimmte Menge von Blutkonserven sofort in das benachbarte Gebiet abgegeben werden. Wenn man berücksichtigt, daß täglich etwa 5000–6000 Blutkonserven von den DRK-Blutspendediensten abgenommen werden und daß für dringende Indikationen im eigenen Versorgungsgebiet etwa 50% dieser abgenommenen Blutkonserven benötigt werden, so könnten – bezogen auf die Bundesrepublik – ad hoc etwa 2500–3000 Konserven als Vollblutkonserven zur Verfügung gestellt werden. Werden diese Konserven nicht als Vollblut transfundiert, so lassen sich daraus Thrombozytenpräparate bzw. frischgefrorenes Plasma gewinnen, letzteres auch als Ausgangsmaterial für die Herstellung plasmatischer Blutbestandteile. Hierfür ist allerdings ein Zeitraum von mindestens 24–48 h erforderlich.

In diesem Zusammenhang muß auch erwähnt werden, daß wir über ein Netz staatlicher und kommunaler Blutspendedienste verfügen, die im K-Fall ebenfalls zur Versorgung mit Blut und Blutbestandteilen herangezogen werden.

Schwer einzuschätzen ist die Neigung der Bevölkerung, im K-Fall Blut zu spenden. Die bisherigen Erfahrungen haben allerdings gezeigt, daß eher mit einer höheren Spendefreudigkeit gerechnet werden kann, als daß der umgekehrte Fall eintritt. Sieht man von organisatorischen Problemen ab, die bei der Registrierung der Blutspender sowie bei der Blutgruppenbestimmung auftreten können, so kann ein weiteres Problem die Lagerung dieser Konserven darstellen, entweder weil die Stromversorgung der Kühlräume ausgefallen ist oder weil wegen des großen Spenderandranges die Kapazität der Kühlräume nicht ausreicht. Damit stellt sich die Frage, ob eine Lagerung der Blutkonserven unter den Bedingungen des K-Falles auch ohne Kühlräume möglich ist und – wenn ja – wie lange?

Untersuchungen zur Erythrozytenkonservierung bei verschiedenen Temperaturen (d.h. oberhalb der Kühlschranktemperatur) haben ergeben (Tabelle 3), daß die Überlebensrate transfundierter Erythrozyten nach einwöchiger Lagerung bei 15 °C immer oberhalb des 70%-Wertes liegt, höhere Temperaturen beeinträchtigen jedoch die Lebensfähigkeit ACD-konser-

Tabelle 3. Überlebensrate von Erythrozyten nach Konservierung im ACD bzw. ACD-AG bei verschiedenen Temperaturen

Temp.	Konservierungsdauer	Überlebensrate %	
		ACD	ACD + AG
15 °C	1 Woche	82 ± 8	92 ± 4
20 °C	1 Woche	45 ± 15	75 ± 14
25 °C	1 Woche	–	66 ± 9

mod. nach Strauss u. Raderecht Fol Haematol (Leipzig) 101:232 (1974) vierter Erythrozyten. Bei Verwendung eines Stabilisatorzusatzes, bestehend aus den Purinderivaten Adenin und Guanosin, werden auch nach einwöchiger Konservierung bei 20 °C Überlebensraten gemessen, die über 70 % liegen und selbst nach einer Lagerung bei 25 °C ergeben die Überlebensraten noch einigermaßen befriedigende Prozentsätze (s. Tabelle 3). Daraus ergibt sich, daß in der kühleren Jahreszeit Blutkonserven etwa eine Woche ohne Lagerung im Kühlschrank konserviert werden können, bei Verwendung eines geeigneten Stabilisatorzusatzes können die Erythrozyten selbst während der Sommermonate eine Woche konserviert werden. Somit ist eine kurzfristige Blutkonservierung auch unter ungünstigen Bedingungen (Ausfall der Kühlräume) möglich.

Dies führt zu der Frage, was geschieht, wenn eine oder mehrere Blutspendezentralen nicht mehr funktionsfähig sind. In einem solchen Fall müssen Blutentnahmen in improvisierten Räumen durchgeführt werden. Auch hierfür ist Vorsorge getroffen worden. So wurden in Hessen mit Mitteln der Landesregierung 6 Ausweichstellen eingerichtet (Tabelle 4), in denen jeweils 6000 Blutbeutel, mehrere Zentrifugen, Blutabnahmegeräte sowie Verbrauchsmaterial lagern, d. h. es sind alle Geräte und Materialien vorhanden, die für eine provisorisch einzurichtende Blutbank benötigt werden. Es ist vorgesehen, daß je Ausweichstelle wöchentlich 1000–1200 Blutkonserven abgenommen werden. Bei 6 Ausweichstellen bedeutet dies wöchentlich 6000–7000 Blutkonserven, d. h. etwa die Menge, die zur Versorgung der Krankenhäuser in Hessen benötigt wird. Neben dem schon erwähnten Netz von Blutspendediensten, das die gesamte Bundesrepublik bedeckt, existiert somit auch auf Länderebene ein Netz von Ausweichstellen, die in Blutentnahmestellen umgewandelt werden können.

Art und Umfang einer Katastrophe lassen sich nicht voraussehen. Die zu treffenden Vorsorgemaßnahmen beruhen vielmehr auf der Annahme bestimmter Umstände. Auch das hier vorgestellte System hat seine Schwachstellen. Es soll aber zeigen, daß für das Gebiet der Bundesrepublik Deutschland Maßnahmen getroffen sind, um auch unter den besonderen Bedingungen eines K-Falles eine ausreichende Versorgung mit Blut und Blutbestandteilen sicherzustellen.

Tabelle 4. Blutspendeausweichstellen im Bundesland Hessen als Beispiel für eine auf Länderebene organisierte Maßnahme, um im Katastrophenfall Blut abnehmen zu können

I	Geisenheim-Johannisberg	IV	Wartenberg-Landenhausen
II	Dillenburg (im Bau)	V	Schöneck-Büdesheim
III	Fritzlar (geplant)	VI	Bensheim

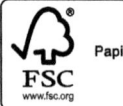

MIX
Papier aus verantwortungsvollen Quellen
Paper from responsible sources
FSC® C105338

If you have any concerns about our products,
you can contact us on
ProductSafety@springernature.com

In case Publisher is established outside the EU,
the EU authorized representative is:
**Springer Nature Customer Service Center GmbH
Europaplatz 3, 69115 Heidelberg, Germany**

Printed by Libri Plureos GmbH
in Hamburg, Germany